T. Bonath

Homöopathie bei ADHS

Thomas Bonath

Homöopathie bei ADHS

Ein integratives Therapiekonzept

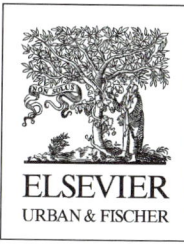

URBAN & FISCHER

Zuschriften und Kritik an:
Elsevier GmbH, Urban & Fischer Verlag, Lektorat Komplementäre und Integrative Medizin, Karlstraße 45, 80333 München

Autor:
Dr. med. Thomas Bonath, Rheinstraße 41, 76185 Karlsruhe

Wichtiger Hinweis für den Benutzer
Die Erkenntnisse in der Medizin unterliegen laufendem Wandel durch Forschung und klinische Erfahrungen. Der Autor dieses Werkes hat große Sorgfalt darauf verwendet, dass die in diesem Werk gemachten therapeutischen Angaben (insbesondere hinsichtlich Indikation, Dosierung und unerwünschten Wirkungen) dem derzeitigen Wissensstand entsprechen. Das entbindet den Nutzer dieses Werkes aber nicht von der Verpflichtung, seine Verordnung in eigener Verantwortung zu treffen.

Bibliografische Information Der Deutschen Bibliothek
Die Deutsche Bibliothek verzeichnet diese Publikation in der Deutschen Nationalbibliografie; detaillierte bibliografische Daten sind im Internet unter http://dnb.ddb.de abrufbar.

Alle Rechte vorbehalten
1. Auflage 2004
© Elsevier GmbH, München
Der Urban & Fischer Verlag ist ein Imprint der Elsevier GmbH.

04 05 06 07 08   5 4 3 2 1

Das Werk einschließlich aller seiner Teile ist urheberrechtlich geschützt. Jede Verwertung außerhalb der engen Grenzen des Urheberrechtsgesetzes ist ohne Zustimmung des Verlages unzulässig und strafbar. Das gilt insbesondere für Vervielfältigungen, Übersetzungen, Mikroverfilmungen und die Einspeicherung und Verarbeitung in elektronischen Systemen.

Um den Textfluss nicht zu stören, wurde bei Patienten und Berufsbezeichnungen die grammatikalisch maskuline Form gewählt. Selbstverständlich sind in diesen Fällen immer Frauen und Männer gemeint.

Planung und Lektorat: Stefanie Regensburger, München
Redaktion: Elisabeth Harth, München
Herstellung: Nicole Ballweg, München
Satz: Mitterweger & Partner, Plankstadt
Druck und Bindung: LegoPrint S.p.A., Lavis
Zeichnungen/Fotos (über): Dr. med. Thomas Bonath, Karlsruhe
Umschlaggestaltung: SpieszDesign, Neu-Ulm
Titelfotografie: Wolf-Nils Malchow, Holzstraße 12, 80469 München

ISBN 3-437-56700-4

Aktuelle Informationen finden Sie im Internet unter www.elsevier.com und www.elsevier.de

Vorwort

Mein Vater ist ein bekannter Tierarzt. Im Vorwort jedes seiner Bücher dankte er uns als seiner Familie für Geduld und Verständnis, die wir für seine mentale Abwesenheit während des kreativen Prozesses des Schreibens aufbrachten. Da ich weiß, dass wir dies teilweise nur zähneknirschend taten, hatte ich eigentlich vor, nie selber ein Buch zu schreiben und so die Notwendigkeit dieser „Entschuldigung" zu vermeiden. Warum also dennoch dieses Buch?
- Weil ADHS die häufigste psychische Erkrankung des Kindes- und Jugendalters ist und sehr viel Leidensdruck bei den betroffenen Kindern, ihren Familien und dem sozialen Umfeld hervorruft.
- Weil die Folgen von ADHS Auswirkungen auf das gesamte Leben haben und weit bis in das Erwachsenenalter reichen.
- Und weil wir Therapeuten mit der Homöopathie bei dieser nur multimodal ausreichend wirksam therapierbaren Störung ein höchst effektives Instrument in der Hand halten.

Dieses Buch ist ein sehr persönliches geworden, es ist mehr Praxis- als Lehrbuch. Wichtig war mir:
- die Grundlagen der Störung und die sich aus der Definition ergebenden Schwierigkeiten zu verdeutlichen und zu diskutieren,
- praktische Hinweise zur Diagnostik zu geben,
- das Behandlungskonzept, das sich im Laufe der Jahre als effektiv herauskristallisiert hat, als „Baukasten" zur Verfügung zu stellen,
- wichtige Arzneimittel zu ADHS zu charakterisieren,
- die homöopathische Behandlung an realen Langzeitverläufen aufzuzeigen und so die Höhen und Tiefen im Patienten- und Therapeutenleben während dieser Zeit empathisch „nacherlebbar" zu machen,
- Stellung zur Stimulanzientherapie zu beziehen und auch hier Tipps und Erfahrungen, positive wie negative, weiterzugeben.

Die Arbeit mit ADHS-Patienten ist aufregend und anregend, frustrierend und beglückend, fordernd, aber immer lebendig und belebend. Ich wünsche mir, dass dieses Buch dem Leser Hilfestellung gibt und Mut macht, sich auf die fruchtbare Arbeit mit diesen besonderen Menschen einzulassen.

Ich danke meiner Frau Martina Thielmann-Bonath für ihre Mitarbeit, meinem Freund Dr. med. Nikolaus Hock für die freundliche Unterstützung und die immer wieder wertvollen Ratschläge, dem Verlag für die Bereitschaft, sich dieses Themas anzunehmen, hier besonders Frau Harth und Frau Regensburger, die freundlich, bestimmt und kompetent bei manchen „Geburtswehen" halfen und dem Buch viel „Feinschliff" gaben – und natürlich meiner Familie für ihre (zähneknirschende) Geduld und ihr Verständnis.

Karlsruhe, im Juli 2004   Thomas Bonath

Für Ibo

Inhaltsverzeichnis

1 Grundlagen 1

1.1 Definition und Diagnosekriterien 2
- 1.1.1 Einleitung 2
- 1.1.2 Definition 3
- 1.1.3 Diagnosekriterien 5
- 1.1.4 Anwendung der Kriterien – kritische Betrachtung 7

1.2 Krankheitsbild und Epidemiologie 8
- 1.2.1 Symptome 8
- 1.2.2 ADHS und die Folgen 11
- 1.2.3 Schwierigkeiten bei der Diagnosestellung 12
- 1.2.4 Epidemiologie 16

1.3 Ursachen 16
- 1.3.1 Störungen in den Transmittersystemen 17
- 1.3.2 Genetische Faktoren 18
- 1.3.3 Umweltreize, allergische Reaktionen 21
- 1.3.4 Perinatale Komplikationen und ADHS 22
- 1.3.5 Psychogene Ursachen 25

2 Diagnostik 37

2.1 Apparative Diagnostik 38
- 2.1.1 Bildgebende Verfahren 38
- 2.1.2 EEG 40
- 2.1.3 Labor 40
- 2.1.4 Andere apparative Verfahren 41
- 2.1.5 Zusammenfassung 42

2.2 Bestandteile der individualisierten homöopathischen Diagnosestellung 43
- 2.2.1 Anamnese und körperliche Untersuchung 43
- 2.2.2 Verhaltensbeobachtung 43
- 2.2.3 Beurteilungsskala und Fragebögen 44
- 2.2.4 Psychologische Testuntersuchung 45

2.3	ADHS im Vorschulalter	47
2.4	ADHS im Erwachsenenalter	48
2.5	Untersuchungsgang zur Eingangsdiagnostik	49
2.5.1	Vorgespräch	49
2.5.2	Untersuchungsgang	49
2.5.3	Nachgespräche	83
2.6	Differentialdiagnostik	92
2.6.1	Entwicklungsbedingte Hyperaktivität	93
2.6.2	Psychische Störungen oder Verhaltensauffälligkeiten	94
2.6.3	Körperliche Ursachen	106
2.7	Begleiterkrankungen	106

3 Homöopathische Behandlung 109

3.1	Behandlungsziel	110
3.2	Arzneimittelwahl	112
3.2.1	Bewertung der Symptome	112
3.2.2	Miasmen-Modell	116
3.3	Heilungshindernisse	117
3.3.1	Schwierige Symptomenauswahl	117
3.3.2	Vorbehalte gegen homöopathische Arzneimittel	118
3.3.3	Krankheitserhaltende Prozesse	119
3.4	Kombinationstherapie mit Methylphenidat	121
3.5	Repertorium	123
3.6	Arzneimittelbilder und Kasuistiken	125
3.6.1	Wichtige Mittel bei motorischer Hyperaktivität	127
3.6.2	Wichtige Mittel bei oppositionellem Verhalten und Aggressivität	163
3.6.3	Wichtige Mittel bei Aufmerksamkeitsdefizit und Entwicklungsverzögerung	181
3.6.4	Wichtige Mittel bei Aufmerksamkeitsdefizit mit Angst und/oder Depression	208

3.7	ADHS im Erwachsenenalter	229
3.7.1.	Diagnostik	229
3.7.2	Behandlungskonzept	230
3.7.3	Kasuistiken	230
3.8	Follow-up und Verlaufskontrolle	256

4	**Tipps zum Umgang mit ADHS-Kindern**	259
4.1	Elternarbeit	260
4.2	Alltagsprobleme	263
4.2.1	„Hausaufgabenkrieg"	264
4.2.2	Der „Mitteilungszwang"	268
4.2.3	Die „Hörstörung"	269
4.2.4	Das „Gedächtnissieb"	270
4.2.5	Geschwisterrivalität	271
4.3	Konkrete Lösungsstrategien	273
4.3.1	Triple P	273
4.3.2	THOP	277
4.3.3	Aufgabenteilung	278
4.3.4	Lernen durch Erfolg	278
4.3.5	Goldene Regeln	279
4.3.6	Loben	280
4.4	Interventionen in der Schule	281

5	**Ritalin® – die Pille für den Zappelphilipp**	285
5.1	Geschichte	286
5.2	Ritalin® – eine Erfolgsstory	289
5.3	Wirkmechanismus und Wirkung	289
5.4	Nebenwirkungen und Gefährdungen durch Ritalin®	293
5.5	Diskussion	294
5.6	Eigene Erfahrungen mit Ritalin®	299

6 Anhang ... 305

6.1 Serviceadressen ... 306
6.1.1 Selbsthilfeorganisationen ... 306
6.1.2 Fachseiten im Internet ... 307
6.1.3 Elterntraining ... 308
6.1.4 Homöopathie ... 309

6.2 Literaturverzeichnis ... 311
6.3 Stichwortverzeichnis ... 315
6.4 Homöopathisches Arzneimittelverzeichnis ... 319

1
Grundlagen

1 Grundlagen

1.1 Definition und Diagnosekriterien

1.1.1 Einleitung

Manche Kinder haben es besonders schwer. Durch entnervende Zappeligkeit, unberechenbares Verhalten oder einen extremen Mangel an Konzentration stehen sie sich ständig selber im Weg.

> **Ralf**
> Ralf war schon im Mutterleib unruhig. Die Geburt verlief protrahiert und schwer, die Dreimonatskoliken gingen nach einem halben Jahr nahtlos in Zahnungsbeschwerden über, sodass er immer einen Grund hatte, sich durch anhaltendes Schreien zu beschweren. Alles, was irgendwie in seine Reichweite kam, wurde zu Untersuchungszwecken in seine Einzelteile zerlegt. Zusätzlich zu seiner Quirligkeit war er sehr ungeschickt, warf alles um, gefährdete sich selbst. Dabei war er auffallend indolent.
> In der Krabbelgruppe fiel auf, dass er große Schwierigkeiten hatte, mit anderen Kindern zu spielen und sich sozial adäquat zu verhalten. Gefürchtet waren seine unberechenbaren Wutanfälle, bei denen er schon aus nichtigem Anlass zuschlug.
> Im Kindergarten war es ihm nicht möglich stillzusitzen und zu warten, bis er mit dem Erzählen drankam. Am liebsten war er im Toberaum. Er schien ständig unter Strom zu stehen. Nach Bericht der Erzieherin „hätte man ihn für die Einhaltung der Mittagsruhe festnageln müssen." Auffällig war seine Geräuschempfindlichkeit, obwohl er sich selbst nur lautstark artikulieren konnte.
> Mit der Einschulung eskalierte die Leidensgeschichte für alle Beteiligten. Im Unterricht konnte er weder Regeln einhalten, noch seine Aufmerksamkeit in erforderlicher Weise auf die Thematik richten. Es gelang ihm nicht, auch nur eine Stunde auf seinem Platz sitzen zu bleiben, für alles brauchte er eine „Extra-Einladung". Ständig redete er ohne Aufforderung dazwischen. Weil er mit seiner Art die Mitschüler „nervte", und die ihn zunehmend ausgrenzten, spielte er den Clown, um wenigstens dafür Anerkennung zu bekommen. Da seine Schulleistungen nicht mit denen seiner Mitschüler mithalten konnten, wurde sehr schnell über eine Umschulung auf eine Förderschule diskutiert.

Andere Kinder scheinen ihre Umwelt nur wie im Traum wahrzunehmen, sind mit ihren Gedanken permanent woanders und stolpern wie „Hans-Guck-in-die-Luft" durchs Leben.

> **Susanne**
> Die neunjährige Susanne verfolgt eben noch mit großem Interesse in Heimatkunde den Ausführungen der Lehrerin zum Nachtleben der Waldkäuze. Plötzlich hört sie sehr deutlich das Martinshorn eines vorbeifahrenden Krankenwagens. Dies löst bei ihr die folgende Gedankenkette aus: „Oh, was da wieder passiert ist! Ob ein kleines Kind mit einem Fahrrad überfahren worden ist? ... Ob Papa mein Fahrrad schon repariert hat? ... Mit dem wollte ich am Wochenende ins Kino. Vielleicht in den Pokemon-Film. Aber der ist ja erst ab sechs. Da kann Carla noch nicht mit. ... Die hat's gut! Die hat immer Ferien. Die muss noch nicht zur Schule. Die nächsten Ferien sind ja erst wieder im Sommer. Ach ja, der Sommer ... Da ist es so schön warm und abends sieht man so schön die Sterne am Himmel. ... Ob es da wohl Ufos gibt? ... Und wo wohnt dann der liebe Gott?" In diesem Moment bemerkt die Lehrerin Susannes anhaltendes Desinteresse am Nachtleben der Waldkäuze. Sie stiert durch die Wand hindurch. Die Lehrerin versucht, Susanne durch Befragen zum Thema wieder in den Unterricht zu integrieren. Susanne hat aber Schwierigkeiten wieder zu Ort und Zeit zurückzufinden.

Diese extrem gegensätzlichen Verhaltensweisen werden unter dem Krankheitsbegriff **Aufmerksamkeits-Defizit/Hyperaktivitäts-Syndrom (ADHS)** zusammengefasst.

1.1.2 Definition

Die gegenwärtige Bezeichnung **ADHS** ersetzt frühere Bezeichnungen wie **HKS** (Hyperkinetisches Syndrom), **MCD** (Minimale Cerebrale Dysfunktion) oder **POS** (Psychoorganisches Syndrom) – eine Bezeichnung, die im deutschsprachigen Teil der Schweiz heute noch verwendet wird.
Diese Bezeichnungen waren teilweise unzutreffend, da nicht jede Aufmerksamkeitsstörung mit motorischer Hyperkinese einhergeht, nicht in jedem Fall eine hirnorganische Ursache auszumachen ist. Außerdem werden sie heute als diskriminierend empfunden. Mit der Durchsetzung der Abkürzung ADHS erfolgte zudem eine Angleichung an den amerikanischen Sprachraum. Die alten Bezeichnungen finden sich aber immer noch in vielen Bereichen wieder, z.B. im ICD-10, der noch unter F 90 die Formen des Hyperkinetischen Syndroms darstellt (☞ Tab. 1-1).
Das Aufmerksamkeits-Defizit/Hyperaktivitäts-Syndrom (ADHS) wird durch drei Hauptsymptome gekennzeichnet:
- **mangelnde Konzentrationsfähigkeit**
- **erhöhte Ablenkbarkeit**
- **gesteigerte Impulsivität**

Eine **motorische Hyperaktivität** kann, muss aber nicht zu den Symptomen der Aufmerksamkeitsstörung hinzukommen.

> **Definition nach Leitlinien der Deutschen Gesellschaft für Sozialpädiatrie und Jugendmedizin**
> „ADHS liegt vor, wenn unaufmerksames und impulsives Verhalten mit oder ohne deutliche Hyperaktivität ausgeprägt ist, nicht dem Alter und Entwicklungsstand entspricht und zu Störungen in den sozialen Bezugssystemen, der Wahrnehmung und im Leistungsbereich von Schule und Beruf führt."

Dass daraus nicht auf die künftigen intellektuellen Fähigkeiten geschlossen werden kann, zeigt der Werdegang von Winston Churchill. Seine Lehrer erlaubten ihm, in regelmäßigen Abständen während des Unterrichts aufzustehen und um den Schulhof zu rennen. Danach konnte er wieder für eine Weile stillsitzen. Seine Lehrer hielten ihn für einen hoffnungslosen Fall. Nicht so sein Kindermädchen, das unbeirrt an Winston glaubte. Ihre Standhaftigkeit trug ihr eine Widmung in einem Buch über Hyperaktivität ein: „Einer wirklich Unentwegten, deren Wärme, Weisheit und standhafte Weigerung, die negative Bewertung der Schule als endgültig zu akzeptieren, einem äußerst hyperaktiven Kind die Unterstützung gab, die es in seinen ersten qualvollen Jahren benötigte".[1]

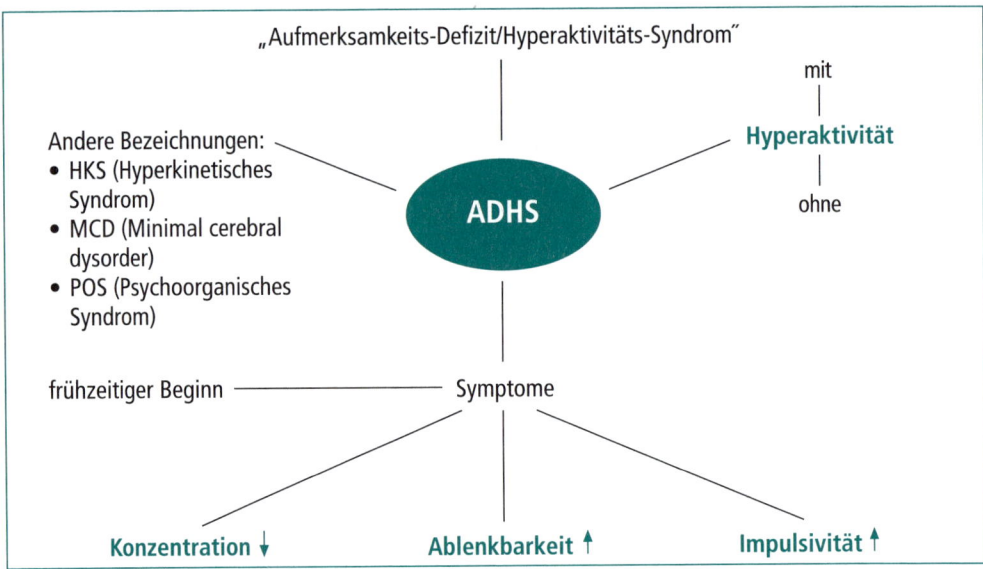

Abb. 1-1: Definition Aufmerksamkeits-Defizit/Hyperaktivitäts-Syndrom (ADHS)

---

[1] Ross DM, Ross SA: Hyperachivity Research, Theory and Action [Übers. durch den Autor], zitiert nach Ruf-Bächtiger (2003), S. 92 f.

1.1.3 Diagnosekriterien

Die Amerikanische Psychiatrische Vereinigung erfasst das Krankheitsbild im „Diagnostic and Statistical Manual of Mental Disorders" (DSM). Hier wird zwischen drei Subtypen unterschieden:
1. Der **Mischtyp**, bei dem sowohl eine Aufmerksamkeitsstörung als auch eine Hyperaktivität/Impulsivität vorliegt.
2. Der **überwiegend unaufmerksame Typ** ohne Hyperaktivität.
3. Der **überwiegend hyperaktive impulsive Typ**, ohne ausgeprägte Störung der Aufmerksamkeit.

Im Europäischen Raum wird weitgehend nach den Kriterien des ICD-10 diagnostiziert, die im Folgenden dargestellt werden.

Im ICD-10 wird das Krankheitsbild als hyperkinetische Störungen nach Symptomschwerpunkten eingeteilt. Schon die Wortwahl der Einteilung macht deutlich, wie schwer dieses Krankheitsbild zu erfassen ist.

Tab. 1-1: ADHS-Symptomenschwerpunkte nach ICD-10

F 90.0	einfache Aktivitäts- und Aufmerksamkeitsstörung
F 90.1	hyperkinetische Störung des Sozialverhaltens
F 90.8	sonstige hyperkinetische Störungen
F 90.9	nicht näher bezeichnet hyperkinetische Störung

Die Forschungskriterien des ICD-10 grenzen das Bild der ADHS-Störung weiter ein (☞ Tab. 1–2).

Tab. 1-2: Forschungskriterien nach ICD-10

G1.	Unaufmerksamkeit
G2.	Überaktivität
G3.	Impulsivität
G4.	Beginn der Störung
G5.	Symptomausprägung
G6.	Störungsfolgen
G7.	Ausschluss

G 1. Unaufmerksamkeit

Mindestens sechs Monate lang bestanden mindestens sechs der folgenden Symptome von Unaufmerksamkeit in einem mit dem Entwicklungsstand des Kindes nicht zu vereinbarenden und unangemessenen Ausmaß. Die Kinder
1. sind häufig unaufmerksam gegenüber Details oder machen Flüchtigkeitsfehler bei den Schularbeiten und sonstigen Arbeiten und Aktivitäten,

2. sind häufig nicht in der Lage, die Aufmerksamkeit bei Aufgaben und beim Spielen aufrechtzuerhalten,
3. hören häufig scheinbar nicht, was ihnen gesagt wird,
4. können oft Erklärungen nicht folgen oder ihre Schularbeiten, Aufgaben oder Pflichten am Arbeitsplatz nicht erfüllen (nicht wegen oppositionellen Verhaltens oder weil die Erklärungen nicht verstanden werden können),
5. sind häufig beeinträchtigt, wenn sie Aufgaben und Aktivitäten organisieren sollen,
6. vermeiden ungeliebte Aufgaben wie Hausaufgaben, die geistiges Durchhaltevermögen erfordern,
7. verlieren häufig Gegenstände, die für bestimmte Aufgaben oder Tätigkeiten wichtig sind, z. B. Unterrichtsmaterialien, Bleistifte, Bücher, Spielsachen und Werkzeuge,
8. werden leicht von externen Stimuli abgelenkt,
9. sind im Verlauf von alltäglichen Aktivitäten oft vergesslich.

G 2. Überaktivität

Mindestens sechs Monate lang bestanden mindestens drei der folgenden Symptome von Überaktivität in einem mit dem Entwicklungsstand des Kindes nicht zu vereinbarenden und unangemessenen Ausmaß. Die Kinder
1. zappeln häufig mit Händen und Füßen oder winden sich auf ihrem Sitz,
2. verlassen ihren Platz im Klassenraum oder in anderen Situationen, in denen Sitzen bleiben erwartet wird,
3. laufen häufig herum oder klettern exzessiv in Situationen, in denen dies unpassend ist (bei Jugendlichen oder Erwachsenen entspricht dem nur ein Unruhegefühl),
4. sind häufig unnötig laut beim Spielen oder haben Schwierigkeiten, sich ruhig mit Freizeitbeschäftigungen zu befassen,
5. zeigen ein anhaltendes Muster exzessiver motorischer Aktivitäten, die durch die soziale Umgebung oder Vorschriften nicht durchgreifend zu beeinflussen sind.

G 3. Impulsivität

Mindestens sechs Monate lang bestand mindestens eines der folgenden Symptome von Impulsivität in einem mit dem Entwicklungsstand des Kindes nicht zu vereinbarenden und unangemessenen Ausmaß. Die Kinder
1. platzen häufig mit Antworten heraus, bevor die Fragen zu Ende gestellt sind,
2. können häufig weder in einer Reihe noch beim Spielen oder in Gruppensituationen warten, bis sie an die Reihe kommen,

3. unterbrechen und stören andere häufig (mischen sich z. B. ins Gespräch oder Spiel anderer ein),
4. reden häufig exzessiv, ohne angemessen auf soziale Beschränkungen zu reagieren.

G 4. Beginn der Störung

Die Symptome beginnen vor dem siebten Lebensjahr.

G 5. Symptomausprägung

Die Kriterien sollten in mehr als einer Situation erfüllt sein. Die Kombination der Symptome von Unaufmerksamkeit sollte sowohl zu Hause als auch in der Schule bestehen, oder in der Schule und an einem anderen Ort, wo die Kinder beobachtet werden können, z. B. in der Klinik. Der Nachweis **situationsübergreifender Symptome** erfordert normalerweise Informationen aus mehr als einer Quelle. So sind z. B. Elternberichte über das Verhalten ihres Kindes im Klassenraum aus zweiter Hand und deshalb unzureichend.

G 6. Störungsfolgen

Die Symptome von G1. – G3. verursachen einen erheblichen Leidensdruck oder beeinträchtigen die soziale schulische oder berufliche Funktionsfähigkeit.

G 7. Ausschluss

Die Störung erfüllt nicht die Kriterien für eine tief greifende Entwicklungsstörung (F 84), eine manische Episode (F 30), eine depressive Episode (F 32) oder eine Angststörung (F 41).

1.1.4 Anwendung der Kriterien – kritische Betrachtung

Der Symptomkatalog ist gekennzeichnet durch eine gewisse Ambivalenz der Unterscheidungsmerkmale:
Einerseits wird das Bild der Störung insgesamt klarer und fassbarer, andererseits sind viele der beschriebenen Symptome unscharf in der Trennung und keine objektiven Unterscheidungsmerkmale.
Ein schwer wiegender Einwand gegen die Objektivität dieser Kriterien ist ihre **Abhängigkeit von der Einstellung des Beurteilenden:**
- Wer definiert beispielsweise, wann ein Symptom von dem Entwicklungsstand in „nicht zu vereinbarendem und unangemessenem Ausmaß" abweichend ist?

- Welches Kind vermeidet nicht gerne „ungeliebte Tätigkeiten wie Hausaufgaben"?
- Wie häufig verlegen nicht auch Erwachsene „Gegenstände, die für bestimmte Aufgaben oder Tätigkeiten wichtig sind" (Schlüssel, Bleistifte, Bücher, Werkzeuge)?
- Ist es wirklich anormal, wenn Kinder die nachdrückliche Aufforderung zum Wegräumen des Schulranzens viel „selektiver" (nicht) wahrnehmen als etwa die „gehauchte" Einladung zum Nachtisch?
- Wie pathognomonisch bedeutsam ist es, dass Kinder häufig nicht warten können, bis sie an der Reihe sind?
- Wie kann der Untersuchende valide retrospektiv z. B. bei einem Neunjährigen feststellen, ob und welche Symptomatik wirklich vor dem siebten Lebensjahr begann?

Dennoch ergibt sich aus dem Zusammenfügen der in unterschiedlichen Bereichen erhobenen Informationen ein Hinweis auf ein vorhandenes Störungsbild, insbesondere dann, wenn die Subjektivität der Beobachtungen berücksichtigt wird.

1.2 Krankheitsbild und Epidemiologie

1.2.1 Symptome

Zu den unterschiedlichen Ausprägungen von ADHS in den verschiedenen Altersstufen ☞ 2.3 – 2.4 Diagnosestellung.

Aufmerksamkeitsstörung

Hauptsymptom ist eine Störung der Aufmerksamkeit. Der Begriff „Aufmerksamkeit" ist allerdings sehr komplex. Im Alltag scheint der Begriff der „Aufmerksamkeit" zumindest für die Eltern klar umrissen zu sein. Meist wird er mit **Konzentration** gleichgesetzt („wenn er sich doch nur mal konzentrieren könnte …"). Auf Nachfragen wird dann eingeräumt, dass die Konzentrationsfähigkeit bei „interessanten Tätigkeiten" wie Gameboy- oder Computer-Spielen, Legobauen etc. himmlisch ausdauernd ist, bei Schularbeiten jedoch höllisch kurz.

Ein durchaus nachvollziehbarer und täglich erlebter Widerspruch: Ein spannender Kriminalroman erfährt 100%ige Aufmerksamkeit, bei der Steuererklärung reicht das Summen einer Fliege im Nachbarzimmer, um aus dem Konzept zu kommen und alle Symptome eines „Teilzeit-ADHS" (Tagträume,

Zappeln und Winden auf dem Stuhl, exzessives Herumlaufen) zu entwickeln. Diese Erfahrungen zeigen, wie abhängig Aufmerksamkeit von der **Motivation** ist.

> **Aufmerksamkeit**
> Abgeleitet vom germanischen Substantiv *marka* – „Zeichen", gebraucht im Sinn von „kenntlich machen"; später: das Kenntlichgemachte beachten, achtgeben; als Kompositum ‚aufmerken': seinen Sinn auf etwas richten. Aufmerksamkeit ist die Fähigkeit, bestimmte Eindrücke selektiv zu erfassen, wenn erforderlich sich für längere Zeit darauf zu konzentrieren und die hieraus gewonnenen Erfahrungen und Erkenntnisse weiter zu verarbeiten.[2]

Aufmerksamkeit ist nach Hartleys (1992) Definition ein **Prozess**: Der Organismus muss aus der Flut von Informationen die wichtigen heraussuchen, zielgerichtet fokussieren, bis die Aufgabe erledigt ist, und er die gewonnenen Erfahrungen in der gleichen oder in ähnlichen Situationen wieder nutzen kann.
Zusätzlich muss er noch die Fähigkeit haben, seine Aufmerksamkeit zu teilen, um zwei Dinge gleichzeitig zu machen, z.B. Autofahren und dabei mit dem Beifahrer ein Gespräch führen.
Hieraus leiten sich drei Aufmerksamkeits-Varianten ab.

> **Aufmerksamkeits-Varianten**
> - Daueraufmerksamkeit (Vigilanz)
> - selektive oder fokussierte Aufmerksamkeit
> - geteilte Aufmerksamkeit

Für die Diagnose von ADHS sind Daueraufmerksamkeit und selektive Aufmerksamkeit von Bedeutung.
- Unter **Daueraufmerksamkeit (Vigilanz)** versteht man die Fähigkeit, die Konzentration auf eine bestimmte Aufgabe über die Zeit aufrechtzuerhalten und diese zu Ende zu führen.
- **Selektive Aufmerksamkeit** ist die Fähigkeit, Außenreize zu filtern und nur die Reize wahrzunehmen, die zur Aufgabenlösung erforderlich sind, z.B. ein Räuspern oder Tuscheln von Klassenkameraden zu ignorieren, den Erklärungen der Lehrerin aber zu folgen.

---

[2] www.psy.unibe.ch/l-g/lehrelink/neuro/ws0203/aae/download/aufmerksamkeit.pdf

Bei Patienten mit ADHS sind häufig beide Aufmerksamkeitsformen gestört. Sie sind teilweise nicht in der Lage, die Vigilanz über einen ausreichend langen Zeitraum aufrechtzuerhalten und erschöpfen bei dieser Aufgabe überdurchschnittlich schnell. Vigilanz hat bei ihnen eher den Charakter eines Blitzlichts als einer Arbeitslampe.

Patienten mit gestörter selektiver Aufmerksamkeit sind nicht in der Lage, die Filterfunktion gegen Außenreize aufrechtzuerhalten (**Reizfilterschwäche**): „Ich habe manchmal das Gefühl, ich säße zwischen zehn Radios, von denen jedes einen anderen Sender spielt und alle in der gleichen Lautstärke. Dann weiß ich gar nicht, wo ich zuhören soll."

Hyperaktivität

Hyperaktivität äußert sich in überschießender, nicht oder nur schwer zu regulierender und ungeordneter motorischer Aktivität und Ruhelosigkeit. **Sie lässt sich weder vom Patienten willentlich noch von außen durch Ermahnungen dauerhaft beeinflussen.**

Besonders störend wird sie empfunden in Situationen, in denen motorische Ruhe, eigene Verhaltenskontrolle und/oder Strukturierung erwartet wird, z. B. in ruhigen Schulsituationen oder bei strukturiert vorgegebenen Bewegungsabläufen wie im Sportunterricht.

In vielen Fällen wird von Angehörigen berichtet, dass die Kinder praktisch von Geburt an unruhig waren. Sie fielen auf durch Schlafstörungen, häufiges Schreien, Still- und Ernährungsprobleme sowie heftige Reaktionen auf Umgebungsreize. Manche ertragen wegen einer vermutlichen Störung der sensorischen Integration Berührung und Körperkontakt nicht. Fein- und Grobmotorik sind meist auffällig.

Die motorische Unruhe kann auf einer verzögerten Hirnreifung beruhen. Wie ein Kleinkind, das sich andauernd bewegen muss und nicht ruhig sitzen kann, da es von allem fasziniert ist, was es zu sehen oder zu hören gibt, windet sich und zappelt das hyperaktive Kind auf dem Stuhl, springt bei jeder sich bietenden Gelegenheit auf, nervt die anderen Schüler im Unterricht oder die Familie bei den Mahlzeiten.

Impulsivität

Die gesteigerte Impulsivität lässt sich durch das Motto „**erst handeln, dann (eventuell) denken**" kennzeichnen.

Man unterscheidet zwei Arten von Impulsivität:
- **Kognitive Impulsivität:** Fähigkeit, Handlungsimpulse erst in eine Tätigkeit umzusetzen, wenn sie durchdacht sind.
- **Motivationale Impulsivität:** Fähigkeit, eigene Bedürfnisse aufzuschieben und zu warten, bis man „an der Reihe" ist.

Wie beim Symptom der gestörten Aufmerksamkeit äußert sich ADHS auch hier als **Reizfilterschwäche**, die den Patienten interne und externe Impulse praktisch direkt, ohne ausreichende Kontrolle umsetzen lässt.

Die Symptome Impulsivität, Hyperaktivität und gestörte Aufmerksamkeit wirken nicht nur isoliert, sondern potenzieren sich gegenseitig. Die erhöhte Impulsivität verringert auch gleichzeitig die Aufmerksamkeits-Spanne und hält sie auf fast kleinkindlichem Niveau. Ein ADHS-Kind hat besondere Mühe, aufmerksam bei einer Sache zu bleiben, wenn andere Reize störend intervenieren. Fällt dem Klassenkameraden mitten im Diktat ein Buch herunter, „muss" es dem neuen Reiz folgen, nachschauen was da war und „vergisst" dabei völlig den diktierten Text.

> **Franz**
> Franz sitzt in der Klasse. Die Lehrerin bittet alle, ihre Mäppchen und Schreibhefte herauszunehmen. Franz taucht willig in die Tiefen seines Ranzens. Auf der Suche fallen ihm seine neuen Pokemon-Karten in die Hände. In der letzten Tüte, die er gestern gekauft hatte, war endlich eine besonders seltene Karte. Franz nimmt die Karten, springt auf und zeigt seinen Kumpels voller Stolz den Neuerwerb – und ist kreuzunglücklich, dass er ihn sogleich bei der verärgerten Lehrerin abgeben muss. Voller Wut wirft er ihr die Karten vor die Füße und bekommt für sein ungebührliches Verhalten auch noch eine Strafarbeit.

1.2.2 ADHS und die Folgen

Schon die Kern-Symptome von ADHS für sich genommen, sind für die betroffenen Kinder ein immenser Leidensdruck. Da sie nicht bei der Sache bleiben können, kaum etwas zu Ende bringen, mit ihren Gedanken sofort woanders sind, mit allem sofort heraus platzen und jede Idee, die ihnen in den Sinn kommt, direkt in die Tat umsetzen wollen, sind sie an sich schon benachteiligt.

- Noch gravierender sind die Folgen: Konzentrationsschwäche und erhöhte Ablenkbarkeit führen zu einer **Lernstörung**, die sich mit den häufig vorhandenen **Wahrnehmungsstörungen** und **Teilleistungsstörungen** wechselseitig verstärkt.
- Davon ist nicht nur die schulische Leistung betroffen, sondern auch die **soziale Stellung innerhalb eines Klassenverbandes**, die sowohl durch die schlechten schulischen Leistungen als auch durch die „Andersartigkeit" im Umgang mit den anderen stark beeinträchtigt wird. Kompensatorisch wird herumgealbert, der Klassenclown gespielt.

1 Grundlagen

- Das **Selbstwertgefühl** der Kinder ist nicht besonders hoch. Es wird durch die permanenten Negativ-Botschaften von Lehrern, Klassenkameraden und Eltern noch weiter gesenkt. Zusätzlich zu ihrer Labilität werden die Kinder dadurch emotional noch weiter aus dem Gleichgewicht gebracht.

> **Negativ-Spirale**
> Die genannten Folgen resultieren direkt aus der Grundsymptomatik (Impulsivität, Hyperaktivität, gestörte Aufmerksamkeit) und potenzieren sich. Es entsteht eine Negativ-Spirale (☞ Abb. 1-2), aus der die Kinder mit eigener Kraft nicht herauskommen können. Aus der Eskalationstendenz leitet sich der dringende Behandlungsbedarf ab.

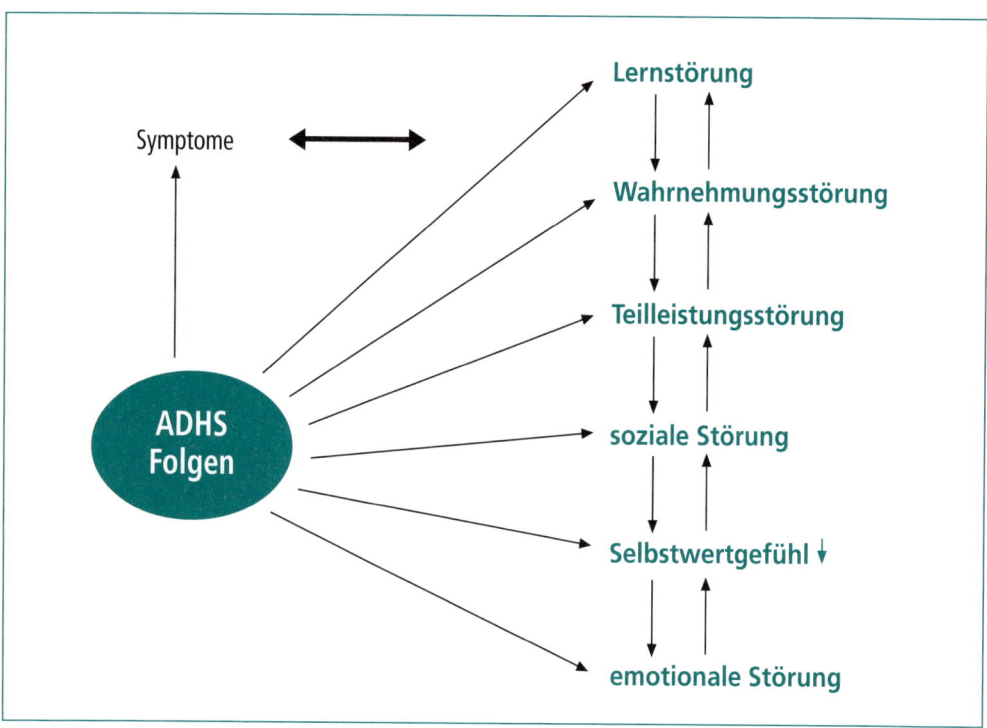

Abb. 1-2: **ADHS-Begleitstörungen**

1.2.3 Schwierigkeiten bei der Diagnosestellung

Die angeführten Symptome, Kriterien, Definitionen und Beispiele sind lediglich der Rahmen für das sehr komplexe Krankheitsbild ADHS.

1.2 Krankheitsbild und Epidemiologie

Halten wir uns folgende abschreckende Situation aus dem Praxisalltag vor Augen:
- Wir nehmen die validierten Kriterien des ICD-10, fragen (selbstverständlich situationsübergreifend) ab, zählen zusammen und haben eine klare Diagnose: ADHS positiv, ja oder nein.
- Danach leiten wir die Therapie ein, am besten medikamentös.
- Damit werden wir dem Reparaturanspruch, den wir als Ärzte erfüllen sollen, am besten gerecht.

Man gewinnt den Eindruck, dass mittlerweile jede kindliche Verhaltensauffälligkeit mit dem „Label" ADHS versehen wird. In der Praxis werden teilweise noch nicht einmal die Minimalforderungen des ICD-10 für eine Diagnosestellung erfüllt.

Im Folgenden werden einige Patienten vorgestellt, die in meine Sprechstunde mit der Diagnose ADHS oder zur Abklärung kamen. In jedem dieser Fälle greifen die Kriterien des ICD-10 für eine befriedigende Diagnosestellung zu kurz.

> **Andreas**
> Andreas, ein fünfjähriger Temperamentsbolzen, kooperiert nicht bei einer beim Kinderarzt durchgeführten Vorsorgeuntersuchung. Eintrag ins U-Heft: Verdacht auf ADHS. Dringende Empfehlung: Um Schwierigkeiten in der Schule zu vermeiden, solle bei Erreichen des sechsten Lebensjahres eine Ritalin-Therapie eingeleitet werden.
> Wir finden keine Hinweise auf ADHS. Andreas ist in der dritten Klasse – ohne Probleme und ohne Ritalin.

> **Bertold**
> Bertold, acht Jahre alt, weint bei der kleinsten Auseinandersetzung in Schule und Elternhaus. Vorbehandlung mit Ritalin wegen erhöhter „Impulsivität". Seine schulischen Leistungen sind mittelprächtig, im Lehrerfragebogen (☞ 2.2 Diagnosestellung) zeigen sich jedoch auch nach dem probatorischen Absetzen nur wenige Hinweise auf eine Aufmerksamkeitsstörung.

> **Christoph**
> Christoph, ein Zehnjähriger, zieht sich vor jedem Gang auf die Toilette nackt aus. Außerdem hat er Konzentrationsprobleme, die vom ehrgeizigen Vater und von der Mutter als sehr viel ausgeprägter eingestuft werden als vom Lehrer, Patienten (und Untersucher). Aufgrund der Elterndarstellung wurde vom Hausarzt eine Ritalin-Behandlung vorgeschlagen.

> **Katrin**
> Katrin ist acht Jahre alt. Sie kam als Frühchen mit einem Geburtsgewicht von 550 Gramm auf die Welt: Sie ist motorisch permanent unruhig, artikuliert nicht richtig, macht zwanghafte Kaubewegungen, zeigt ein stark regressives Verhalten bei der Geburt der kleinen Schwester. Wegen zerebraler Krampfanfälle wurde von einer Ritalin-Behandlung abgesehen.

> **Tobias**
> Tobias, acht Jahre alt, wurde uns als aggressives Kind mit massiven Gewaltproblemen in der Schule und „ADHS-Symptomen" angekündigt. Der Schulverweis war angedroht. In die Sprechstunde kommt ein netter, ruhiger, zuvorkommender Junge – der erste Patient, der mich mit einem „Diener" begrüßt.
> In der Situation unter vier Augen bei der Praxisuntersuchung zeigen sich keine ADHS-Symptome, auffällig sind jedoch die Fragebögen (vor allem im Bereich „Störung des Sozialverhaltens") aus der Schule, die wir von unterschiedlichen Lehrern, einschließlich dem „Lieblingslehrer" ausfüllen ließen. Auch der Bogen der Mutter ist hochgradig auffällig. Die betreuende Großmutter berichtete über keine Probleme.
> Die Problematik zeigt sich also vorwiegend im Umgang mit Gleichaltrigen und mit seiner Mutter.
> Zu seiner Geschichte: Tobias war ungeplant zur Welt gekommen, als seine Mutter gerade ihre Lebensumstände radikal verändern musste. Der Vater ist nicht bekannt. Betreut wurde Tobias in den ersten Lebensjahren von wechselnden Bezugspersonen, bis seine Mutter vor kurzem heiratete und ihn zu sich nahm. Lebensgeschichte und Symptomatik deuten also eher auf eine emotionale Störung hin, mit daraus folgender Beeinträchtigung der Aufmerksamkeit.
> Aufgrund des angedrohten Schulverweises und der sich weiter zuspitzenden Situation wurde Tobias stationär in einer Einrichtung untergebracht, die gleichzeitig einen sonderpädagogisch betreuten Schulbesuch ermöglichte. Nach anfänglicher guter Phase zeigte sich wieder die Störung beim Umgang mit Mitschülern und wurde umgehend mit der Einleitung einer Ritalin-Behandlung beantwortet – mit „leider nur mäßigem Erfolg".

> **Alexander**
> Die Leistungen des Realschülers in der sechsten Klasse liegen im oberen Durchschnitt und verändern sich auch nicht mit Beginn einer Ritalin-Behandlung. Ritalin bekommt er wegen seiner Hyperaktivität, die sich in erhöhter Zappeligkeit, Logorrhö und sich auf seine Umgebung über- →

tragende Unruhe äußert. Eine Aufmerksamkeitsstörung zeigt sich vor allem bei ungeliebten Tätigkeiten wie Schulaufgaben. Alexander ist extrem eifersüchtig, vor allem auf den größeren Bruder. Er kann keine Regeln einhalten, vor allem nicht zu Hause. Häufig lügt er, hat viele Ängste, kaut Nägel, hat eine Tic-Störung und klammert sich extrem an seiner Mutter.

Rene
Rene ist vier Jahre. Er zeigt ein ausgeprägtes Trotzverhalten. Er beschimpft und bespuckt seine Mutter; bespuckt Mitfahrer in der Straßenbahn und Kinder aus seinem Kindergarten. Zu Hause ist er diktatorisch. Sein Verhalten ist zu einer großen Belastung für die Ehe seiner Eltern geworden.
Bei einem Familienbesuch läßt sich sein älterer Cousin auf ihn ein und spielt mit ihm Lego. Endlich hat Rene jemanden, mit dem er spielen kann und der noch dazu alles so macht, wie er es will. Als die Tante die beiden zum Essen ruft, will Rene unbedingt mit dem tollen Spiel fortfahren. Als das nicht geht, bekommt er einen Wutanfall. Mit einem Wisch schleift er die gerade entstandene Lego-Burg, stürzt ins Wohnzimmer, räumt im Vorbeigehen ein Regal aus und stürzt sich auf den Tisch, auf dem das spielverderbende Essen steht. Als er sich mit der Tischdecke davon machen will, erwischt ihn seine Mutter. Zusammen mit dem Vater trägt sie den kreischenden, strampelnden Irrwisch ins Auto, zu zweit schnallen sie ihn im Kindersitz an, tragen ihn, immer noch schreiend, in die Wohnung. Schweißüberströmt macht die Mutter ihn bettfertig, während Rene immer noch schreit. Als sie dann gehen will, bricht er auf einmal zusammen, fällt seiner Mutter schluchzend um den Hals und sagt: „Mama, so wie ich bin, kannst du mich gar nicht lieb haben."

Dennis
Er ist ein echter Forscher. Seine Mutter ist krank, sie hat Fibromyalgie. Durch Krankheit, Haushalt und Kindererziehung ist sie stark belastet. Seine Geschwister sind eifersüchtig, weil Dennis alle Aufmerksamkeit auf sich zieht. Beeindruckt durch die Schilderung der Mutter, hält der Hausarzt Rücksprache mit einem kinderpsychiatrischen Zentrum und verordnet Amphetaminsaft. Nach längerer Zeit erfolgte im gleichen Kinderzentrum die stationäre Diagnostik, bei der ein normales, dem Alter entsprechendes Verhalten festgestellt wird. Der Familie wird angeraten, das Kind in einer Pflegefamilie unterzubringen. Weitere therapeutische Maßnahmen werden nicht für erforderlich gehalten.

Diese Beispiele machen deutlich, wie individuell unterschiedlich das Verhalten beim Vorliegen eines ADHS sein kann, aber auch, wie leicht eine andere Verhaltensauffälligkeit mit „ADHS" etikettiert werden kann.

1.2.4 Epidemiologie

Die Häufigkeitsangaben variieren beträchtlich, auch in neueren epidemiologischen Studien mit relativ differenzierter Forschungsmethodik. Sie liegen je nach Studie und Kulturkreis zwischen 2% und 9,5%, in der Mehrzahl der Studien bei 5%. In einigen Untersuchungen ergab sich sogar eine Prävalenz von 15%. (Steinhausen 2000)

Die großen Abweichungen sind ein Hinweis auf die mangelnde Präzision der Diagnosekriterien und die Abhängigkeit der Angaben von der Auswahl der Stichproben. Die Differenzierung von Komorbidität, die Symptom- und Verhaltensbewertung sowie die eingesetzten diagnostischen Instrumente beeinflussen ebenfalls das Ergebnis.

Dennoch ist unbestreitbar, dass es sich um eine häufige Störung handelt. Bei kinder- und jugendpsychiatrisch auffälligen Kindern beobachtete Döpfner (2003) sogar in 18,5% ein ADHS.

Eindeutig überwiegt der Anteil der Jungen, vor allem in Verbindung mit Hyperaktivität. Da Mädchen allerdings eher „einfache Aufmerksamkeitsstörungen" aufweisen, diese schwieriger und weniger häufig erkannt werden, ist hier von einer hohen Dunkelziffer auszugehen.

> **Kompensationsmechanismen im Erwachsenenalter**
> ADHS als Störung „wächst" sich nicht, wie früher vermutet, mit höherem Lebensalter automatisch aus, sondern verlagert sich häufig zu einer Art innerer Unruhe (☞ 2.4, 3.7 ADHS im Erwachsenenalter). Durch bessere Kompensationsmechanismen wird es bei einem Drittel der erwachsenen Patienten wahrscheinlich vollständig kompensiert, bei zwei Dritteln bleibt ADHS bis hin zur Therapiewürdigkeit bestehen.

1.3 Ursachen

ADHS ist ein sehr breit gefächertes Krankheitsbild, das nicht durch eine einzige spezifische und allgemeingültige Ursache hervorgerufen wird. Die Symptomatik von ADHS steht vielmehr am Ende einer Wegstrecke, in die unterschiedlichste Kausalitäten einmünden – ähnlich dem Mündungsdelta eines breiten Stroms, der sich aus unterschiedlichen Quellen speist.

Tab. 1-3: Mögliche Ursachen und Auslösefaktoren für eine ADHS-Symptomatik	
neurochemische Störungen	• präsynaptische Wiederaufnahmerezeptoren (DAT) • Serotonin-System
genetische Faktoren	• DAT-Gen, D4-Dopamin-Rezeptor-Gen (DRD4) • Alkoholismus, Soziopathie • Affekt- und Angststörung, Depression
allergische Reaktionen Umweltreize	• Nahrungsmittelunverträglichkeit • Phosphat, Zucker, Kuhmilch, Weizen
perinatale Komplikationen	• Traumata (Hypoxie, Blutungen, Zangen-, Saugglocken-, Frühgeburt; Intensivbehandlung) • Noxen (intrauterine Infektionen und Mangelernährung, Medikamente, Drogen)
psychogene Ursachen	• gestörtes Mutter-Kind-Verhältnis • Aufmerksamkeitsmangel • familiäre Probleme • schulische Probleme

1.3.1 Störungen in den Transmittersystemen

Im Vordergrund der wissenschaftlichen Diskussion steht derzeit die Vermutung, dass ADHS durch eine **neurochemische Störung** unterschiedlicher Transmittersysteme hervorgerufen wird. Exemplarisch sollen an dieser Stelle zwei Studien besprochen werden.

So wird z.B. in einer neueren Untersuchung (Krause/Krause, 2000) davon ausgegangen, dass durch eine **erhöhte Dichte präsynaptischer Wiederaufnahmerezeptoren (DAT = Dopamintransporter)** eine relative postsynaptische **Dopamin-Armut** entsteht, welche ADHS verursachen soll. Diese Hypothese erscheint besonders reizvoll, weil sie die Wirksamkeit von Stimulanzien wie Methylphenidat (Ritalin) erklären könnte. Durch eine vermutete selektive Blockade überzähliger präsynaptischer Rezeptoren durch Methylphenidat würde das Ungleichgewicht medikamentös ausgeglichen.

Die Untersuchung wurde an zehn erwachsenen ADHS-Patienten durchgeführt, zehn symptomfreie Personen dienten als Kontrollgruppe.

Die Rezeptordichte wurde vor der Behandlung in beiden Gruppen und nach vierwöchiger Behandlung mit Methylphenidat in der Verum-Gruppe gemessen. Drei von zehn Patienten der ADHS-Gruppe hatten Symptome, obwohl die Rezeptordichte vor der Behandlung im Bereich der Kontrollgruppe lag. Es zeigte sich, dass die anfangs im „Durchschnitt" erhöhte Rezeptordichte nach der Behandlung deutlich reduziert war, bei sieben von zehn Patienten sogar unter den untersten Wert der Kontrollgruppe.

Studiendesign und -resultat werfen eine Reihe von Fragen auf:
- Anhand welcher **Kriterien** wurde die Stichprobe zusammengestellt, wenn es derzeit kein validiertes Verfahren gibt, um Erwachsenen-ADHS zu diagnostizieren?
- Warum weist fast ein Drittel der Patienten trotz Symptomatik keine erhöhte **präsynaptische Rezeptordichte** auf?
- Bei sieben von zehn Patienten wurden die Rezeptoren durch die Methylphenidat-Behandlung so weit unterdrückt, dass die Dichte teilweise weit unter dem Niveau der Kontrollgruppe lag. Wie wirkt sich dieser relative Mangel bei **Langzeitbehandlung** aus?
- Lassen sich die Ergebnisse wirklich auf **Kinder und Jugendliche** übertragen, deren reifendes Gehirn einen anderen **Metabolismus**, auch der Transmittersysteme, hat?

Auch andere Transmittersysteme können betroffen sein: So züchteten Gainetdinov et al. (1999) an den Howard Hughes Medical Institute Laboratories Mäuse, bei denen der präsynaptische Dopamin-Rezeptor durch eine Genmanipulation eliminiert wurde. Die „DAT-knockout-Mäuse" entwickelten eine Hyperkinetik, obwohl bei ihnen ein **Dopamin-Überschuss** vorlag. Die Symptomatik verschlimmerte sich, als die Mäuse in eine neue Umgebung kamen. Sie ließen sich jedoch durch die Gabe von Psychostimulanzien wie Methylphenidat „beruhigen". Dieser Effekt wurde dem **Serotonin-System** zugeschrieben und als Erklärungsversuch die Wiederherstellung einer serotoninergen/dopaminergen Balance postuliert.

Die Autoren folgerten weiterhin: „Die Parallelen zwischen den DAT-knockout-Mäusen und Individuen mit ADHS weisen darauf hin, dass gemeinsame Mechanismen einiger ihrer Verhaltens- und ihrer Reaktionsweisen auf Psychostimulanzien zugrunde liegen" – eine Erklärung, die alle Möglichkeiten offen lässt.

> **Labormodell und Wirklichkeit**
> Da sich ADHS nicht mit einer umschriebenen, selektiven Störung eines Transmittersystems erklären lässt, postuliert man ein unausgewogenes Verhältnis im gesamten Neurotransmitterhaushalt.

1.3.2 Genetische Faktoren

Der homöopathische Arzt Willibald Gawlik wies sehr pragmatisch auf die genetische Komponente bei Traumsuse und Zappelphilipp hin: „Haben Sie schon mal Äpfel unterm Birnbaum gesehen?"

Der genetische Faktor ist sicherlich vorhanden, sollte allerdings nicht überbewertet werden. Häufig lassen sich bei den Eltern und ihren Familien weder ADHS-Symptome noch andere bedeutsame psychische Störungen finden. Wie ausgeprägt die genetische Komponente manchmal sein kann, zeigt folgende Untersuchungssituation mit Mutter und Sohn. Häufiger sind von ADHS die Männer und somit die Väter betroffen. In diesem Fall war allerdings auch die Mutter Symptomträger.

> **Mutter und Sohn**
> Die Mutter ist eine bestens organisierte Chefsekretärin in einem mittelständischen Unternehmen, kommt zum Erstgespräch mit zwei gewaltigen Aktenordnern, in denen von der ersten Locke über Impfpass, Krankheitsgeschichten, Sprüchesammlung aus Kindermund bis zu den Zeugnissen alle wichtigen und manche weniger wichtigen Unterlagen ihres Sohnes gesammelt sind.
> Sie berichtet, dass sie in ihrer Jugend immer sehr „zerstreut und ablenkbar" gewesen wäre, sich deshalb alles aufgeschrieben und archiviert und so aus der Not eine Tugend gemacht hätte, die erst zur Kompensation der Störung und dann zu ihrem beruflichen Erfolg geführt hätte. Sie hatte gelernt, mit sich und ihrer Besonderheit zurechtzukommen.
> In der Untersuchung zeigen sich Mutter und Sohn eloquent, hören meinen Ausführungen und Erklärungen geduldig zu, um sie jedoch hin und wieder mit eigenen Erkenntnissen zu untermauern.
> Es ist eine angeregte Unterhaltung – bis draußen in einiger Entfernung schwach die Sirene der Feuerwehr zu hören ist. Beider Köpfe gehen in Richtung Fenster. Man sieht regelrecht, wie sich vor ihrem inneren Auge ein ganzes Drama abspielt: Was da passiert sein mag, ob es brennt, wer davon alles betroffen ist, ob jemand die Meerschweinchen aus der Feuersbrunst geholt hat ob zu Hause jetzt auch alles in Ordnung ist usw.
> Ich unterbreche die Gedankengänge der beiden nicht, sondern schaue nur auf die Uhr. Nach zwei Minuten taucht die Mutter aus ihrem inneren Film wieder auf, nimmt mich wahr, stößt ihrem Sohn in die Seite und sagt: „Hier spielt die Musik".

Die amerikanischen Ärzte Robert und Judith Ullman berichten in ihrem Buch „Ritalin-Free Kids" über einen Jungen, dessen Hauptproblem seine unglaubliche Geistesabwesenheit war, trotz eines sehr hohen Intelligenzquotienten.
Der Junge interessierte sich ausschließlich für anspruchsvolle physikalische Probleme, wie Atome und Quarks, und konnte stundenlang über den mangelhaften Zusammenhalt des Universums philosophieren. Im Alltag war er fast lebensuntüchtig. Sein Vater war ihm sehr ähnlich: Brillant, aber unfähig,

sich daran zu erinnern, dass er die Socken wechseln muss. Der Großvater des Jungen war ein sehr bekannter und geschätzter Physiklehrer, allerdings berüchtigt wegen einer Reihe von Autounfällen, die er verursacht hatte, weil er einfach nicht in der Lage war, sein Auto über längere Zeit auf der Straße zu halten.

Hier fand sich also in drei Generationen ein Verhaltensmuster wie durch Pauspapier.

Auch in Adoptions-, in Zwillings- und in Familienstudien ließen sich Hinweise auf eine genetische Komponente bei der Entstehung von ADHS finden. Andererseits gibt es keinen Anhaltspunkt für eine umschriebene Chromosomenstörung wie z. B. beim Down-Syndrom, ein spezifischer Erbgang ist nicht feststellbar, sodass wahrscheinlich mehrere Gene beteiligt sind. Als so genannte Kandidaten-Gene wurden bisher das schon erwähnte **DAT-Gen** und das **D4-Dopamin-Rezeptor-Gen (DRD4)** identifiziert. Störungen dieser Gene ließen sich gut mit dem Dopamin-Mangel-Modell bei ADHS in Einklang bringen (☞ 1.3.1 Störungen in den Transmittersystemen).

Höhere Raten von **Soziopathien**, **Hysterien** und **Alkoholismus** ließen sich bei den biologischen Eltern hyperaktiver Kinder bereits in Familienstudien in den 70er- und 80er-Jahren nachweisen. Da sich eine ähnlich hohe Rate von Psychopathien bei Adoptiveltern hyperkinetischer Kinder nicht fand, folgerte man, dass das Störungsbild vererblich sei.

In den Familienstudien wurden auch Begleiterkrankungen wie dissoziale Verhaltensweisen, Affekt- und Angststörungen und Depression untersucht und eine erhöhte Häufung in Familien von Kindern mit ADHS und gleichzeitiger Störung des Sozialverhaltens gefunden.

Gerade hier stellt sich aber die Frage, ob nicht die elterliche Störung wie z. B. der Alkoholismus über toxische und/oder soziale Auswirkungen die Hyperaktivität der Kinder hervorrief oder begünstigte. So fand Lahey (1988) in einer Untersuchung bei Eltern von Kindern mit einem ADHS ohne Störung des Sozialverhaltens keine bedeutsame Häufung psychiatrischer Auffälligkeiten.

> **Mütterliche Depression**
> Besonderer Beachtung bedarf die mütterliche Depression. Man neigt dazu, die Depression bei Müttern hyperaktiver Kinder als Sekundärreaktion auf die kindliche Störung zu interpretieren.
> Steinhausen (2000) weist allerdings darauf hin, dass es sich um eine primäre Erkrankung der Mutter wie z. B. eine endogene Depression handeln kann, die einer gesonderten Therapie bedarf.

1.3.3 Umweltreize, allergische Reaktionen

Umwelttoxine und **allergische Reaktionen auf Umweltreize** sind ebenfalls mögliche Ursachen für ADHS.

Die Heidelberger Apothekerin Hertha Hafer veröffentlichte 1975 Beobachtungen an ihrem hyperaktiven Sohn, die vermutlich auf eine **Phosphat-Überempfindlichkeit** zurückzuführen war.

Aufgrund ihres Berichts entwickelten sich in Deutschland zahlreiche Selbsthilfegruppen, die sich später in der Phosphat-Liga zusammenschlossen. Der Erfahrungsaustausch in den Selbsthilfegruppen half den überforderten Eltern. Die empfohlene Phosphat-Diät erwies sich jedoch nur in wenigen Fällen als erfolgreich.

Die amerikanische Umweltprofessorin Doris Rapp berichtet in ihrem Buch: „Ist das Ihr Kind?" über Behandlungserfolge durch Diät bei ADHS, das durch **Nahrungsmittelunverträglichkeiten** hervorgerufen wurde.

Ebenfalls in Amerika wurde der Einfluss der **„Feingold-Diät"** auf das Verhalten auffälliger Kinder getestet. Bei der „Feingold-Diät" wird auf den Zusatz von Additiva in der Nahrung vollkommen verzichtet. Dies ist in unserer heutigen Lebenssituation möglich, aber relativ aufwändig. Einigen Kindern half die Diät sehr gut, bei vielen hatte sie jedoch keinen Effekt.

Nach den ersten Publikationen nahmen sich viele Forschergruppen der Frage an, ob ADHS durch Allergene und Umwelttoxine hervorgerufen werde. Aufgrund der Heterogenität des Störungsbildes fand man aber keine eindeutigen Zusammenhänge und negierte daraufhin jeden Zusammenhang. Die Beobachtungen von Frau Hafer beispielsweise wurden bestenfalls als Kasuistik bewertet. Das Pendel des wissenschaftlichen Interesses hat den Zenit der Verneinung umwelttoxischer Faktoren erreicht. Gegenwärtig setzen leicht ausgleichende Tendenzen ein:

So stellte Alexander Marcus (2000) eine „Untersuchung zur Wirksamkeit und Durchführbarkeit von Diäten zur Beeinflussung expansiven Verhaltens im Kindesalter" vor und fand heraus, dass ein Viertel der Kinder von **diätetischen Maßnahmen** profitierte, dass aber über die gesamte Gruppe gesehen, Methylphenidat einen „positiveren" Effekt hatte. Nur eine Minderheit der untersuchten Kinder zeigte in zeitlicher Korrelation zur oligoantigenen Diät eine signifikante Verbesserung der Verhaltensauffälligkeiten. Eine Charakterisierung von Respondern gelang Marcus nicht, insbesondere da Laborparameter wie IgE-Konzentration keine Beziehung zum Verhalten vor der Diät und der Verbesserung nach der Diät aufwiesen. Marcus kam deshalb zu dem Schluss, dass die **pharmakotherapeutische Behandlung** der diätetischen vorzuziehen sei. Aus der Untersuchung geht nicht hervor, ob bei den erfolgreich diätetisch behandelten Patienten eine Nachuntersuchung auf das Anhalten der Effekte durchgeführt wurde.

Bei der Erörterung der Frage, wie das Immunsystem mit zentralnervösen Störungen in Zusammenhang steht und damit verhaltenswirksam werden kann, muss genauer hinterfragt werden, wie Patienten in ihrer Immunantwort zu individualisieren und wie weit sie dann noch für eine „wissenschaftliche" Untersuchung „verwendbar" sind. Bei einigen Kindern bringt jedoch der Verzicht auf Zucker, Kuhmilch, Weizen und bestimmte Lebensmittelzusätze eine deutliche Minderung der Symptome und stellt einen wichtigen Behandlungsteil dar.

> **Rainer**
> Rainer ist beim Kindergeburtstag. Seine Mutter reagiert immer mit sehr gemischten Gefühlen auf solche Einladungen: Einerseits freut sie sich für Rainer, fürchtet allerdings gleichzeitig die teilweise wochenlangen Folgen. Gab es nämlich zuviel Gummibärchen und Süßigkeiten als Belohnung, „flippt" ihr Sohn eventuell schon bei der Feier aus und schmeißt durch sein Verhalten das ganze Fest. Oder er ist danach „gar nicht mehr gut zu haben, völlig überdreht, aggressiv und unruhig. An Konzentration in der Schule oder bei Hausaufgaben ist dann lange gar nicht mehr zu denken, aber auch Spiele, in die er sich sonst richtig versenken kann, sind ihm nicht mehr möglich."
> Gleichzeitig verschlechtert sich dann bei Rainer die ohnehin sehr trockene Haut, er bekommt „hektische" rote Flecken im Gesicht. Lange hatte die Mutter sich diese Reaktion mit dem sensiblen Nervensystem von Rainer erklärt. „Aufregungen, auch positive, belasten ihn sehr." Merkwürdig findet sie allerdings, dass Rainer wiederholt völlig ausgeglichen und zufrieden vom eigentlich sehr aufregenden Geburtstag seines Freundes Richard kam. „Wissen Sie, die Eltern von Richard sind so richtige Müslis. Richard ist ja auch auf der Waldorfschule, aber trotzdem nett. Auf seiner Feier gab es aber nur Ökokekse und Fruchtriegel. Da ging mir dann ein Licht auf."

Aus der Praxis
In unserer Praxis gab es bisher keinen Patienten, bei dem sich ADHS ausschließlich durch diätetische Maßnahmen behandeln, aber einige, deren Symptomatik sich dadurch verbessern ließ.

1.3.4 Perinatale Komplikationen und ADHS

Bei einigen Patienten waren anamnestisch **perinatale Komplikationen** zu erheben. In zahlreichen Untersuchungen konnte nachgewiesen werden, dass die Verletzungsmechanismen und Noxen, die während der Geburt auf das zentrale Nervensystem des Kindes einwirken und schwere grobanatomische Läsionen hervorrufen, auch Schäden verursachen können, die zunächst nicht so augenfällig sind.

Traumata

Durch protrahierte oder auch sehr kurze heftige Entbindungen können prä- und perinatale Komplikationen wie **Hypoxie** oder **Gehirnblutungen** hervorgerufen werden.

Zangen- oder **Saugglocken-Geburten** sind ebenfalls sehr heftige mechanische Belastungen für den noch weichen Schädel. Selbst bei unauffälligen Befunden nach der Geburt sind Mikroläsionen zu vermuten.

Aufgrund des noch nicht ausgereiften Gefäßsystems weisen **Frühgeborene** eine erhöhte Blutungsneigung auf, die neben der sonstigen Unreife des Hirns einen weiteren Risikofaktor für Hirnschädigungen und damit ein psychoorganisches Syndrom im klassischen Sinne darstellt. (Im schweizer Sprachraum werden frühkindliches psychoorganisches Syndrom und ADHS teilweise immer noch gleichgesetzt. Meiner Meinung nach stellt dieses Syndrom aber nur eine Teilmenge der im ICD-10 definierten Aufmerksamkeitsstörungen dar, ähnlich wie auch die Störungen mit Minimaler Cerebraler Dysfunktion MCD.)

Ruf-Bächtiger weist in diesem Zusammenhang darauf hin, „dass APGAR-Werte und pH-Bestimmungen im Nabelblut ein unzuverlässiges Maß für die effektive **perinatale Gehirnischämie** sind. Die zerebrale Durchblutung kann bei identischen APGAR-, pH-Werten und Blutgasanalysen sehr unterschiedlich sein, wie Bestimmungen des ‚cerebral blood flow' ergeben haben. Wo dieser postnatal erniedrigt ist (auf Werte unter 20 ml/100g/min), ist die Gefahr von bleibenden Hirnschäden groß; wo er normal ist, ist die Prognose trotz Asphyxie wesentlich besser."[3]

> **Geburtsanamnese**
> Der obligatorische Blick ins „Untersuchungsheft für Kinder" enthebt also auch bei normalen APGAR-Werten nicht von der gründlichen Geburtsanamnese.

Kinder mit schweren **kongenitalen Herzfehlern** weisen häufig eine ADHS-Symptomatik auf, was teilweise auch einer perinatalen Hypoxie angelastet wird (s. o.).

Bei Traumatisierungen aufgrund einer notwendigen **Intensivbehandlung in den ersten Lebenstagen und -monaten** kann es zu Bindungsstörungen und

---

[3] Ruf-Bächtiger L: Frühkindliches, psychoorganisches Syndrom – POS, ADS S. 155.

einer oft beobachteten Störung der sensorischen Integration kommen. Viele dieser Kinder weisen z. B. eine ausgeprägte Geräuschempfindlichkeit auf. Die Störung der sensorischen Integration ist häufig komorbid zu ADHS.

> **Jenny**
> Jenny hat sich schon sehr auf den Besuch des Karnevalsumzugs gefreut. Als sie sich dem Umzugsweg mit ihren Freunden auf dem Fahrrad nähert, hört man in der Ferne die Musik der Karnevalswagen. Schon hier wird sie ängstlich und schlägt vor, sich möglichst weit hinten hinzustellen. Als sie in eine Seitenstraße einbiegen, fährt gerade ein Karnevalswagen auf der Hauptstraße vorbei. Der Schlager „Anton aus Tirol" hallt durch die Gassen. Für Jenny gibt es kein Halten mehr. Sie springt vom Fahrrad, kauert sich auf dem Boden zusammen und hält sich mit aller Kraft die Ohren zu. Ihre Panik legt sich erst, als absolut nichts mehr vom „Schönen Anton" zu hören ist.

Noxen

Perinatale, intrauterine Noxen können sein:
- intrauterine oder postnatale **Infektionen**,
- intrauterine **Mangelernährung**, z. B. bei Plazenta-Insuffizienz,
- toxische Schädigungen durch **Medikamente**,
- **Drogen** oder **Umweltgifte**,
- **Stoffwechselstörungen der Mutter**.

Frühzeichen

Bei vielen dieser Kinder sind Frühzeichen vorhanden (☞ auch 2.3 ADHS im Vorschulalter).
- Viele von ihnen sind „Schreibabys" mit einer stark herabgesetzten Reizschwelle. Die **Filterfunktion gegen exogene Reize** ist meist noch für lange Zeit herabgesetzt.
- Sie sind ausgeprägt schreckhaft, ihr Schlaf ist sehr leicht störbar, was zu einem **verzögerten Einpendeln des Schlaf-Wach-Rhythmus** führt.
- Die Kinder scheinen sehr ungeschickt und zeigen Auffälligkeiten in der Grob- und Feinmotorik, was auf eine **Störung der taktilkinästhetischen Rückkopplungsmechanismen** zurückzuführen ist.
- Auch schon im Säuglingsalter zeigen sich **neuromotorische Auffälligkeiten**:
  - verstärkte oder über den sechsten Lebensmonat anhaltende oder aber abgeschwächte Primitivreflexe,
  - hyper- oder hypotone Zustände in der Körperspannung,
  - verzögerte statomotorische Entwicklung.

- Es kann zu **Trinkstörungen** kommen, entweder durch zu hastiges Saugen und Verschlucken oder durch ungenügendes Saugen und „Trinkfaulheit".

Haas (1982) bezeichnete diese Symptomenkombination als „neurologische Durchgangssyndrome" des Säuglings.

- Viele Kinder zeigen ein **unkoordiniertes Krabbel-Verhalten**.
- Im weiteren Verlauf ist eine **gestörte oder verzögerte Sprachentwicklung** nicht selten.
- Die **Sauberkeitserziehung** ist stark verlängert, da die Kinder auch hier Wahrnehmungsstörungen haben.

Ruf-Bächtiger postuliert folgenden Pathomechanismus: An einem oder mehreren Orten des Gehirns sind als Folge genetischer oder exogener prä- oder perinataler Noxen oder Traumata Hirnstrukturen in ihrem strukturellen Aufbau und/oder ihrer biologischen Funktionsweise derart verändert, dass die funktionellen Hirnorgane, die sich dieser Hirnstrukturen bedienen, mangelhaft und verzögert reifen. Eventuell bewirkt dies eine zusätzliche verzögerte Reifung anderer, an sich ungeschädigter, aber mit ersteren zusammenhängender funktioneller Hirnorgane. Unter funktionellen Hirnorganen versteht man verschiedene teilweise weit auseinanderliegende Hirnstrukturen, die gemeinsam eine Funktion steuern.

1.3.5 Psychogene Ursachen

In der aktuellen Ursachenforschung werden biologische Aspekte in den Vordergrund gestellt. So einleuchtend und zutreffend in vielen Fällen biologische Konstrukte wie die oben angeführten Pathomechanismen auch sein mögen, lassen sie doch viele Fragen offen. Auf die Entstehung und die Ausprägung von ADHS haben oft auch **psychosoziale Faktoren** einen entscheidenden Einfluss. Bei biologisch bedingten Störungen können diese Faktoren die Symptomatik so stark verstärken, dass es zu einer Dekompensation kommt.

> **Dekompensation**
> Nicht mehr ausreichender Ausgleich (Kompensation) einer Funktionsstörung, d.h. das Versagen bzw. die Entgleisung der autonomen Kompensationsmechanismen; im weitesten Sinne das daraus resultierende Krankheitsbild.

Wie ist beispielsweise das Phänomen der **„situativen" Hyperaktivität** zu erklären? Viele Kinder sind in der Einzeluntersuchung vollkommen unauffällig, konzentriert, aufmerksam, wenig ablenkbar und bewältigen die Testaufgaben ausdauernd und strukturiert. Die gleichen Kinder zeigen jedoch in

Gruppensituationen wie z.B. dem Schulunterricht ein völlig abweichendes Verhalten, „fuchteln häufig mit den Händen und Füßen oder winden sich auf den Sitzen; platzen häufig mit der Antwort heraus, bevor die Frage beendet ist und hören scheinbar nicht, was ihnen gesagt wird," und das alles in einem „mit dem Entwicklungsstand nicht zu vereinbarenden und unangemessenen Ausmaß" (☞ 1.2.3 Schwierigkeiten bei der Diagnosestellung, S. 14: Tobias, der sich in Einzelsituationen mustergültig verhält, in der Schule aber „ausflippt."). Sie zeigen ein Verhalten, das unabhängig von möglichen diagnostischen Mess- oder Beobachtungsfehlern eindeutig die im ICD-10 definierten Kriterien eines ADHS erfüllt (☞ Tab. 1-1, Tab. 1-2). Mit einer situativ bedingten Transmitterstörung ist dieses Phänomen kaum zu erklären.

| Risikofaktoren

Lange Zeit vermutete man, dass ADHS vor allem ein Problem der sozialen Unterschicht sei. In epidemiologischen Untersuchungen ließ sich die Beziehung zwischen ADHS und sozialer Herkunft nicht eindeutig belegen (McGee 1985, Taylor 1991).

Eine Zunahme von ADHS korrelierte eher mit einer Häufung von **„familiären Risikofaktoren"**. Dabei ist die Zugehörigkeit zu einer niedrigen Sozialschicht nur ein Risikofaktor neben anderen wie schwere Partnerbeziehungsstörungen, zahlreiche Familienmitglieder, väterliche Kriminalität, mütterliche psychische Störungen, Pflegschaft usw. Aber nicht jeder Spross einer Risikofamilie wird zu einem Zappelphilipp oder einer Traumsuse. Es muss also noch weitere Faktoren geben, die hier eine Rolle spielen.

Insbesondere die psychosozialen Faktoren verdienen besondere Aufmerksamkeit:

Gestörtes Mutter-Kind-Verhältnis

Bei **mangelnder sensorischer Integration** lehnen berührungsempfindliche Säuglinge auch liebevolle Berührung und Körperkontakte schreiend ab. Die emotionale Bindung wird dadurch massiv gestört, und die Mutter-Kind-Interaktion kann von Anfang an belastet sein. Bei Klein- und Schulkindern kommen die als störend empfundenen Aktionen und die genauso negativ gefärbten Reaktionen der Umwelt hinzu, die auch die Mütter extrem belasten. Auch durch Belastungen der Mutter, z.B. eine psychische Erkrankung, kann das Verhältnis erheblich beeinträchtigt werden.

> **Dennis**
> Beim zweijährigen Dennis (☞ 1.2.3 Schwierigkeiten bei der Diagnosestellung, S. 15) wurde die Diagnose aufgrund der Überlastungssituation und der Schilderung der Symptomatik durch die Mutter gestellt. Dennoch →

> zeigte er bei der Untersuchung Auffälligkeiten, die stark auf ADHS hindeuteten. Beeindruckend war, wie Dennis mit Amphetaminsaft „die Puste ausging". Dieser „Therapie-Erfolg" wurde als Nachweis von ADHS gewertet, da ja die Stimulanzien in die richtige Richtung „wirkten", und Dennis nicht noch zappeliger wurde. Die Mutter: „Wenn ich ihm den Saft gebe, komme ich viel besser mit ihm klar. Ich kann dann endlich meine Sachen erledigen oder mich auch mal um die anderen kümmern."

Steinhausen weist in diesem Zusammenhang auf Folgendes hin: „[…] Es ist nachgewiesen worden, dass eine erfolgreiche Behandlung mit Stimulanzien die Eltern-Kind-Beziehung über eine Reduktion des kritischen Verhaltens des Kindes verbessert, dabei werden allerdings die vorher negativen Interaktionen zu einem großen Teil dadurch ersetzt, dass nunmehr **keine Interaktionen mehr** ablaufen."[4]

Aufmerksamkeitsmangel

Der Begriff „Aufmerksamkeitsmangel" steht nicht nur für die „objektive" Feststellung, dass der Patient einer Sache, einer Person oder einem Vorgang zu wenig Aufmerksamkeit schenkt, sondern beschreibt auch das subjektive Gefühl des Patienten, zu wenig Aufmerksamkeit zu bekommen. Die Kinder machen die Erfahrung, dass auffälliges Verhalten durch Aufmerksamkeit belohnt wird, während angemessenes Verhalten als selbstverständlich hingenommen und nicht beachtet wird. Aber auch negativ gefärbte Aufmerksamkeit ist Aufmerksamkeit. Aus dieser Erfahrung entsteht schließlich ein Teufelskreis, sodass die Interaktion mit dem gesamten sozialen Umfeld negativ getönt ist.

> **Alexander**
> Der Realschüler Alexander (☞ 1.2.3 Schwierigkeiten bei der Diagnosestellung, S. 14) zeigt mehr Verhaltensauffälligkeiten zu Hause und zeichnet sich durch eine starke Eifersucht vor allem gegen seinen älteren Bruder aus.
> Bei Erhebung der Familienanamnese zeigt sich, dass der Vater eine eher passive Rolle in der Familie spielt und dass sich die Mutter durch die permanente Forderung „Kümmere Dich" wie in einer „Zwangsjacke" fühlt. Sie versucht, ihren Mann mehr zu involvieren. Vater und Sohn sollen ihre Beziehung durch gemeinsame positive Unternehmungen stärken, so z.B. durch eine Radtour. Alexander ist auch durchaus willens aufzubrechen, →

---

[4] Steinhausen H-C: Klinik und Konzepte der hyperkinetischen Störung, in: Hyperkinetische Störungen bei Kindern Jugendlichen und Erwachsenen", S. 28.

> sieht dann aber Mutter und Bruder gemeinsam in der Küche. Er bekommt „Bauchschmerzen, Kopfweh, Schwindel- und Schwächeanfälle", die die Begleitung der Mutter auf der Tour „dringend erforderlich" machen. Sie lässt sich überreden und radelt mit. Der Vater versucht, den Kontakt zu seinem Sohn zu festigen, indem er ihn auf die Schönheiten der Umgebung aufmerksam macht. Aber nach zehn Minuten lässt das Interesse des Sohnes am Vater und seinen Ausführungen merklich nach, er fällt zurück, berichtet der Mutter von Papas Erzählungen, ergänzt sie durch eigene Entdeckungen und beginnt wie ein Satellit um sie herumzukreisen – fährt ihr so häufig vors Rad, bis sie stürzt. Daraufhin wird die Unternehmung abgebrochen, der Vater zieht sich frustriert in sein Computerzimmer zurück, die Mutter ist dem Weinen nahe – und Alexander erklärt ihr, wie man richtig Rad fährt.

Familiäre Probleme

Partnerkonflikte führen zu einer Veränderung der elterlichen Wahrnehmung und ihres Verhaltens gegenüber dem Kind. Inkonsistentes Erziehungsverhalten, ein Mangel an Wärme und ein Übermaß an Kritik, ungenügendes Interesse und ein exzessives Strafmaß können nicht nur zu ADHS führen, sondern darüber hinaus das häufig komorbide oppositionelle Verhalten und eine Störung des Sozialverhaltens begünstigen.

> **Rainer**
> Rainers Eltern geht es nicht sehr gut miteinander. Die Schwangerschaft war nicht geplant, aber willkommen. Beide Eltern hofften, durch das künftige Kind wieder so viel Gemeinsamkeit entwickeln zu können, dass ihre Partnerschaft einen neuen Sinn und Festigkeit bekäme.
> Für die neue Familie sollte ein gemeinsames „Nest" geschaffen werden. Eigentlich war für alles gesorgt. Die ersten Jahre verliefen auch harmonisch, Rainer bekam, was er „brauchte" (und viel, was er nicht brauchte). Mit der Zeit entwickelt die Mutter aber ein „Aschenputtel-Syndrom". Sie fühlt sich wie eine Alleinerziehende, da ihr Mann an seiner Karriere bastelt und beruflich immer mehr unterwegs ist. Alle Nöte des Alltags muss sie allein bewältigen, fühlt sich einerseits über- und andererseits als Akademikerin durch den „Haushalt" intellektuell unterfordert.
> Ihr Mannes fühlt sich jedes Mal überfallen mit Nörgeleien und Kleinigkeiten. Sobald er sein Heim betritt, wird er mit „Problemchen" überschüttet, die er als erfolgreicher Manager sofort durch einen klugen Hinweis zu lösen meint – wobei seine Lösungsvorschläge nie umgesetzt werden. ➔

> Rainer ist zwischenzeitlich eingeschult worden, zeigt Leistungsschwankungen, die nicht durch einen mangelnden Intellekt zu erklären sind, ist unruhig und zappelig, besonders zu Wochenanfang, schlägert in den Pausen, springt während des Unterrichts auf, scheint sehr ablenkbar zu sein. Alle elterlichen und pädagogischen Interventionen und „Erziehungsmaßnahmen" wie Strafarbeiten, Androhung des Schulausschlusses, Fernseh- und Gameboy-Verbot bleiben wirkungslos.
>
> Bei der auf Empfehlung des Lehrers durchgeführten Erstanamnese sitzen mir die Eltern gegenüber, zwischen sich ihren Sohn Rainer. Sie überfallen mich mit unterschiedlicher Schilderung der Symptomausprägung, korrigieren sich immer wieder gegenseitig („Wenn ich das mal eben richtig stellen darf. Meine Frau ist etwas emotional. Eigentlich ist es ja so, dass …" – „Woher willst du das wissen, du bist doch sowieso nie da. Dir ist ja alles wichtiger als die Familie…"). Der Streit gipfelt darin, dass sie auf Rainer zeigen und erhitzt sagen: „Eigentlich bleiben wir ja eh nur zusammen wegen dem da!"

Schulische Probleme

Häufig tritt mit der Einschulung eine Dekompensation der Symptomatik auf. Das gegenwärtige Schulsystem geht nicht genug auf die besonderen Bedürfnisse und Fähigkeiten von Kindern mit Aufmerksamkeitsstörungen ein, sodass diese sehr schnell in Konflikt mit den schulischen Regularien und Anforderungen kommen. Die dadurch entstehende Frustrationsspirale hat massive Auswirkungen auch auf das gesamte familiäre System.

> **Ulla**
> Mit Ulla hatten es die Lehrer von der ersten Klasse an nicht leicht. „Obwohl" sie ein Mädchen ist, ist sie sehr unruhig, redet im Unterricht auf ihre Nachbarinnen ein, wenn sie etwas nicht versteht, ruft in die Klasse, wenn sie meint, etwas zu wissen, vergisst häufig ihre Hausaufgaben oder Unterrichtsmaterialien, die sie sich dann von Mitschülern ausleihen muss. Auf allgemeine Anweisungen der Lehrer an die Klasse reagiert sie nur nach „Extra-Einladung" und fühlt sich ungerecht behandelt, weil sie nie „Lachgesichter" oder Extrapunkte bekommt.
>
> Ihr erster Klassenlehrer findet schließlich Zugang zu ihr und integriert sie mit viel Engagement und pädagogischem Fleiß in die Klasse. Ihre Leistungen werden zufrieden stellend, sie findet zu einem lesbaren Schriftbild, ihr Verhalten ist kanalisiert und tragbar, sie findet zunehmend Freundinnen unter den Klassenkameradinnen. →

> In der dritten Klasse wechselt der Klassenlehrer. Die neue Lehrerin ist sehr beschäftigt damit, das Leistungsniveau der Klasse für „künftige Aufgaben" anzuheben, für „Sonderbehandlung" bleibt ihr wenig Zeit. Nun beginnt ein Sinkflug in Ullas Leistungen. Sie wird immer demotivierter und „verweigert" schließlich die Mitarbeit ganz. Ihr Verhalten in der Klasse wird als „massiv störend" empfunden, sie gähnt, singt vor sich hin, redet verstärkt mit ihren Nachbarn und „lenkt mit ihrer Ablenkbarkeit die anderen ab." Die Kommentare und Reaktionen der Lehrerin bleiben nicht ohne Auswirkungen auf das „soziale Standing" Ullas in der Klasse. Sie darf in den Pausen immer häufiger nicht mitspielen, da sie ja „doof" sei, ihre ohnehin nicht sehr zahlreichen Freundinnen wenden sich von ihr ab.
> Auch zu Hause hat Ulla immer mehr Probleme. Sie kommt völlig unausgeglichen, frustriert und wütend aus der Schule und lässt zu Hause erstmal „Dampf" ab. Mutter und Bruder werden wüst beschimpft, der Geschwisterstreit eskaliert ins Unerträgliche. Das Erledigen der Hausaufgaben, bisher schon langwierig und zäh, wird zum Krieg. Die Mutter versucht, das Leistungsdefizit aufzufangen. Gleichzeitig muss sie gegen Demotivation und Verweigerung ihrer Tochter ankämpfen, „schlägt" sich also wacker mit ihr an der emotionalen und fachlichen Front.
> Die schulische Situation eskaliert weiter. Die Lehrerin hat erfahren, dass zu Beginn der zweiten Klasse ein Medikationsversuch mit Ritalin gemacht worden war, der wegen mangelnder Effektivität, zunehmender Isolation Ullas und erheblicher Nebenwirkungen abgebrochen wurde. Ulla hatte unter der Medikation Ängste und beginnende Tic-Störungen entwickelt. Ohnehin eher sehr zart gebaut, wurden die Appetitstörungen bedenklich. Die Lehrerin weigert sich jedoch im Eltern-Gespräch, Ulla ohne Medikation weiter in ihrer Klasse zu unterrichten. Die Mutter gibt daraufhin Ulla wieder Ritalin, erneute massive Nebenwirkungen und Ängste beenden aber auch diesen „Therapie"-Versuch: Ulla entwickelt panische Angst vor Hunden. Als sie auf einer belebten Straße von einem Dackel angebellt wird, rennt sie völlig außer sich und ohne sich umzuschauen quer durch den rauschenden Autoverkehr auf die andere Straßenseite.
> Weder schulische Leistung noch soziale Integration hatten sich unter Ritalin verbessert.

Erstmanifestation

In der Schule kommt es am häufigsten zur Erstmanifestation von ADHS und anderen psychogenen Störungen wie Angststörungen, Zwangserkrankungen, Somatisierungen wie Schul-Kopfschmerz und -Bauchschmerzen, Störungen des Sozialverhaltens und anderen „emotionalen Störungen des Kindes- und

Jugendalters" (ICD-10, F 93). Die Zahl behandlungsbedürftiger psychischer Erkrankungen **verdreifacht sich zwischen dem ersten und dem vierten Schuljahr** (Resch 2002).

Psychisch auffällige Kinder haben häufig einen gemeinsamen Nenner: Sie haben eine **konstitutionelle Sensibilität** – keine Schwäche –, die es ihnen erschwert, adäquat mit dem auf sie ausgeübten Druck umzugehen. Die verschiedenen Verhaltensauffälligkeiten haben Ventilfunktion, um diesen Druck abzuleiten.

Es sei dahingestellt, inwieweit das gegenwärtige Schulsystem Gefahr läuft, die Entwicklung psychischer Erkrankungen zu begünstigen. In jedem akuten Einzelfall ist zu prüfen, welches Zusammenspiel der unterschiedlichen Faktoren zu einer Dekompensation der Situation führt.

Dekompensationsfaktoren

- im betroffenen Schüler selber,
- im Verhalten und Reagieren der Mitschüler,
- im Unterrichtstil und der menschlich-pädagogischen Qualifikation des Lehrers,
- in den institutionellen Leistungsvorgaben der Schule.

Der betroffene Schüler ist schon durch die Primärsymptome massiv gehandikapt. Wie soll er ein guter Schüler sein, wenn seine Aufmerksamkeitsspanne gerade mal fünf Minuten lang ist, aber 6 × 45 Minuten gefordert sind? Wie soll er Aufgaben korrekt lösen, wenn er nur die Hälfte der Erklärungen und Erläuterungen mitbekommen kann, da danach der „Arbeitsspeicher" voll ist oder wichtige Informationen im Grundrauschen der anderen Reize untergehen? Wie soll er ein Projekt bis zum Ende durchführen, wenn aufgrund seiner Impulsivität eine Handlungsplanung und -strukturierung gar nicht möglich ist?

Häufig kommen **Teilleistungsschwächen** (☞ 2.2 Diagnosestellung) wie **Legasthenie** und **Dyskalkulie** hinzu. Diese müssen für sich gesehen nicht unbedingt die Grenzwerte für eine testpsychologisch abgesicherte Diagnose überschreiten, um dramatische Auswirkungen zu haben. Im Zusammenwirken mit der Primärsymptomatik potenzieren sich auch kleinere Schwächen exponentiell.

Bei ADHS-Kindern ist das **Intelligenzniveau** normal verteilt, aber meist erbringen sie nicht die Leistungen, die sie ohne Primärsymptomatik erreichen könnten. Die gesellschaftlich anerkannten Maxime „Leistung = erbrachte Arbeit in Zeit" stellt diese Kinder vor fast unlösbare Probleme. Dies führt besonders im niedrigeren Normbereich zu einer „Performance", die unter der für den Regelschulbetrieb erforderlichen liegt.

Traumsuse rechnet zwar vielleicht richtig, erledigt aber nur die Hälfte der vorgesehenen Aufgaben im vorgegebenen Zeitraum, da sie immer wieder abdriftet, und der Weg zwischen Kopf und ausführender Hand bei ihr sehr lang ist. Auch die Erfassung der Aufgabenstellung ist verzögert. Zappelphilipp gibt die gleiche Mathe-Arbeit zwar schon zehn Minuten vor Schluss ab, im sicheren Gefühl, alles genial gelöst zu haben, hat aber bei der Kontrolle übersehen, dass er einige Aufgaben komplett ausgelassen hat und die Frage eigentlich weiter gefasst war.

Primär- und Sekundärsymptomatik führen zu einer **mangelhaften sozialen Integration** in den Klassenverband. Verhaltensauffälligkeiten sind Kompensationsmechanismen und resultieren häufig in massiven **emotionalen Störungen**. Das Selbstwertgefühl der Kinder ist im Keller – häufig sogar noch eine Etage tiefer. Es kommt zu Angststörungen, situativ vor Klassenarbeiten oder sogar generalisiert auf den gesamten Schulalltag, zu albernem oder massiv aggressivem Verhalten gegen Lehrer und/oder Mitschüler. Das permanente Scheitern führt zu Depression, mit fortschreitender Demotivation schließlich zur Verweigerung. Die Kinder tragen ein großes Schild vor sich her: auf der Welt zugewandten Seite steht: „Ich will nicht!", auf der ihnen selbst zugewandten Seite leuchtet in Neon-Lettern „Ich kann nicht!".

| Die Mitschüler

Der **Lautstärkepegel** im Unterricht hat generell stark zugenommen, was weit reichende Auswirkungen für das ADHS-Kind hat. Durch die häufig gestörte sensorische Integration nimmt es die eigene Lautstärke nicht wahr, redet laut und nötigt die anderen zum Schreien, um wahrgenommen zu werden. Diese erhöhte Geräuschkulisse erschwert ihm jedoch die Informationsverarbeitung zusätzlich, sodass es die anderen schreiend auffordert, leiser zu sein. Bei aller Empathie für die Patienten: Mitschüler und Lehrer werden durch das ADHS-korrelierte Verhalten häufig gestört. **ADHS macht die Betroffenen nicht nur zu Opfern, sondern auch zu „Tätern"**, wenn es nicht als Erklärung, sondern als Entschuldigung verwendet wird. Welche Auswirkungen das Verhalten auf Unterrichtsverlauf und Interaktion mit den Klassenkameraden haben kann, ist eindrucksvoll dokumentiert im Video „Aufmerksamkeitsgestörte Kinder im Unterricht" der Stadtbildstelle Nürnberg.

Mobbing und Gewalt unter Schülern stellen mittlerweile ein weit verbreitetes Problem dar. Diese Phänomene haben – sicher auch pubertätsbedingt – ihren Höhepunkt zwischen der sechsten und zehnten Klasse, es kommt aber auch vorher und danach vor, sowohl an Hauptschulen als auch an Gymnasien. ADHS-Kinder bieten eine Angriffsfläche und eignen sich wegen des geringen Solidarisierungseffekts beim Rest der Klasse besonders als Opfer.

Lehrer-Schüler-Beziehung

Die Lehrer spielen eine wichtige, wenn nicht die **Schlüsselrolle beim Schulerfolg** von ADHS-Kindern, z. B. bei der Frage, wie weit ein ADHS-Kind in der Regelschule führbar ist. Bei der Bewältigung dieser Aufgabe sind Pädagogen auf die Unterstützung des Elternhauses, des behandelnden Therapeuten und vor allem der Institution Schule angewiesen (☞ 4.4 Interventionen in der Schule).

Lehrer sitzen häufig zwischen allen Stühlen, die Eltern von „Suse und Philipp" fordern Rücksichtnahme, die Eltern der Mitschüler wollen die Startchancen ihrer Kinder durch höhere Leistungsanforderungen verbessern oder bitten um Schutzmaßnahmen für ihre Sprösslinge vor den unruhigen Geistern. Die Schüler sind sehr inhomogen in Leistung und Verhalten (Kommentar einer Lehrerin: „Nur weil ein Kind nicht laufen kann, kann ich doch nicht die ganze Klasse in den Rollstuhl setzen."). Die Politik hat nach der Ernüchterung durch die PISA-Studie am „Grünen Tisch" Entscheidungen getroffen, die im schulischen Alltag wenig helfen, den Lehrern jedoch immer mehr abverlangen.

Wie der einzelne Lehrer aber seiner Funktion, seiner Schlüsselrolle gerecht wird, hängt von seiner Individualität ab. Viele meistern mit großem Engagement knifflige Situationen, integrieren immer wieder mit Sensibilität und Ausdauer auch schwierigste Kinder. Der demotivierte Lehrer jedoch wirkt demotivierend auf die Schüler, der überforderte Lehrer überfordert zumindest einen Teil seiner Klasse:

> **Carla**
> Carla hat Schwierigkeiten im Mathe-Unterricht. Von den ersten Misserfolgen hat sie sich nur begrenzt erholt. Vor der Mathestunde hat sie immer Bauchgrummeln. Die Lehrerin gibt ihr im Unterricht eine Aufgabe, die sie an der Tafel lösen soll. Carla braucht lange, aber sie schafft es. Kommentar der Lehrerin vor der ganzen Klasse: „Halleluja, hast du es endlich geschafft!"
>
> **Pauls Lehrerin**
> Pauls Lehrerin fühlte sich eigentlich nie als frankophil oder besonders sprachbegabt. Die Ferien verbringt sie lieber im Schwarzwald oder am Bodensee. Da versteht man einander. Im Rahmen des Projekts „Wir lernen die Sprache des Nachbarn – Französisch ab der ersten Klasse" wird sie „als Freiwillige für den Französich-Sprachkurs" gemeldet. Da ihre Klasse aber nach ihrer Einschätzung noch Defizite in der deutschen Grammatik hat, nutzt sie die Französisch-Stunde zu deren Abbau – und gibt den Fremdsprachenstoff als Hausaufgabe auf.

Sehr kritisch äußert sich der Marburger Pädagoge Dieter Krowatschek zur schulischen Situation: Übergroße Klassen, ungenügend ausgebildete Lehrkräfte, die im Umgang mit unruhigen Kindern überfordert sind, können Verhaltensauffälligkeiten und Konzentrationsstörungen hervorrufen. Die Ursachen für Unterrichtskonflikte werden allzu oft bei den Schülern gesucht. Die Analyse von Störungen in der Lehrer-Schüler-Beziehung, von schlechten schulischen Bedingungen und von bildungspolitischen Defiziten findet nicht statt. Der auffällige Schüler wird schnellstmöglich auf eine Sonderschule abgeschoben oder an andere Beratungsautoritäten (Psychiater, Psychologen, Ärzte etc.) abgetreten. Viele ADHS-Kinder sind im Unterricht unmotiviert. Sie bringen sich nicht ihrem Temperament und ihrer Begabung entsprechend in das Unterrichtsgeschehen ein. Wenn während des ganzen Vormittags Arbeitsblatt auf Arbeitsblatt bearbeitet werden muss, kaum Methodenwechsel und keinerlei dynamische Unterbrechungen des Unterrichts stattfinden, werden ADHS-Kinder nur sehr schwer zu integrieren und zu steuern sein.[5]

> **Aus der Praxis**
> Von einem Gymnasium bekamen die Eltern eine Schülers ein detailliertes Schreiben über das unerträgliche Verhalten ihres Sohnes, das Schule und Lehrerkollegium nicht gewillt seien, hinzunehmen. Es wurden erst ein zeitlich begrenzter Schulausschluss und dann ein kompletter Verweis angedroht. Der Text schien sehr auf das Fehlverhalten dieses speziellen Schülers einzugehen. Tatsächlich handelte es sich aber um einen Vordruck, in den oben nur noch handschriftlich der Name des Schülers eingesetzt wurde.

Eine satirische Darstellung auf die entscheidende Rolle der Lehrer gibt der Kinderarzt Daniel Zeidner: „Es wurde mir mehr und mehr klar […], dass es ein neues Syndrom gibt, und zwar bei den Erwachsenen, die unsere Kinder unterrichten: das „Lehrer-Defizit-Syndrom" oder „LDS". Diese Diagnose sollte gestellt werden bei Lehrern, deren Schüler: ständig mit Händen oder Füßen zappeln, unaufmerksam sind, häufig träumen, ihre Hausaufgaben oder Klassenarbeiten häufig nicht vollständig haben, häufig aufstehen. **In diesem Fall sollte der Lehrer sofort mit einem Psychostimulanz behandelt werden, damit er einen interessanteren Unterricht macht**".

---

[5] Krowatschek D, Hengst U: ADS und AD/HS in der Schule, in: Bindung, Selbstregulation und ADS.

1.3 Ursachen

I Leistungsvorgaben/Leistungsdruck

In vielen Klassen steht es mit den sozialen Fähigkeiten nicht zum Besten, ist der Konkurrenzdruck sehr hoch. Mitschüler werden wegen schlechter Noten ausgelacht oder verspottet, wenn sie bei mündlichen Präsentationen Fehler machen. Schon in der ersten Klasse ist der Leistungsdruck immens: „Also, ich geh später auf's Gymmie, ist doch ganz klar, auf Real gehen nur Looser, und in die Haupt nur Blödies und Spasties", so ein Erstklässler in der Erstanamnese.

Leider unterstützen viele Eltern diese Meinungen und erhöhen so den Druck erheblich. Schule ist nicht selten das Familien-Thema Nummer eins. Mit Hinweis auf die „Lebens-Chancen" werden schon Sieben- und Achtjährige auf „Ingenieur oder Bankdirektor" getrimmt. Wehe, wenn dann den eigenen oder familiären Zielvorgaben nicht mehr entsprochen werden kann. Auf „social skills" (soziale Fertigkeiten) wird wenig Wert gelegt.

Dazu kommen die von Seiten der Schule erhobenen Leistungsanforderungen. Von der seit PISA immer wieder geforderten Individualisierung sind wir weit entfernt. Die Ergotherapeutin Bettina Genth brachte bei einem Vortrag folgenden Vergleich zur Situation des Individuums in der Schule: „Ein Krokodil, ein Kamel, ein Elefant, eine Katze und ein Eichhörnchen gehen gemeinsam in eine Klasse. Der Lehrer sagt: „Heute machen wir es besonders fair, ihr bekommt alle die gleiche Aufgabe: Klettert auf diesen Baum!"

Grundbedürfnisse eines Kindes

Der Kinder- und Jugendpsychiater Franz Resch definierte folgende „Grundbedürfnisse des Kindes":
- Bedürfnis nach liebevoller Beziehung,
- Bedürfnis nach körperlicher Unversehrtheit, Sicherheit und Regulation,
- Bedürfnis, als Individuum in seiner Einzigartigkeit wahrgenommen zu werden,
- Bedürfnis, entwicklungsgerechte Erfahrungen machen zu dürfen und nicht zu früh in Welt und Rolle der Erwachsenen hineingezogen zu werden,
- Bedürfnis nach Grenzen und Strukturierungen der Erfahrungsräume,
- Bedürfnis nach unterstützender Gemeinschaft auch außerhalb der unmittelbaren Familie,
- Bedürfnis, auf eine Zukunft hin leben zu können.[6]

Kinder haben eigentlich ein Recht darauf, dass diese Grundbedürfnisse in ihrer Entwicklung wahrgenommen und erfüllt werden. Wie viele werden im Schulalltag oft auch nur annähernd abgedeckt?

---

[6] Resch F: Was Kindern zusteht: Bedingungen einer kindgerechten Welt; in: Bindung, Selbstregulation und ADS, S. 43.

2
Diagnostik

2.1 Apparative Diagnostik

Es gibt zahllose Versuche, durch apparative Methoden eine „gesicherte" Diagnose von ADHS zu stellen. Wegen des heterogenen Krankheitsbildes waren die bisherigen Ergebnisse jedoch nicht zufrieden stellend. Regelmäßig werden Studienergebnisse publiziert im Bestreben, den einen Parameter zu finden, mit dem objektiv und genau messbar die Frage beantwortet werden kann: ADHS – ja oder nein? Dahinter steht der Wunsch, die Störung auf einen relativ schnell erkennbaren gemeinsamen Nenner zu bringen und aufwändige, „zeitraubende", verhaltensorientiert durchgeführte Untersuchungen zu vermeiden. Die ebenfalls aufwändige Verlaufskontrolle könnte dann durch die leicht handhabbare Kontrolle dieses Parameters zum Beispiel unter Stimulanzien-Behandlung ersetzt werden.

2.1.1 Bildgebende Verfahren

Mit der ganzen Bandbreite bildgebender Verfahren wurde in Studien Diagnosemöglichkeiten für ADHS untersucht.

> **Eingesetzte bildgebende Verfahren**
> **CT** (Computertomographie), **MRT** (Kernspinresonanztomographie), **PET** (Positronenemissionstomographie), **SPECT** (Single-Photon-Emissionscomputertomographie)

Die Ergebnisse sind inkonsistent, teilweise widersprüchlich und liefern Anlass zur Wissenschaftskritik:
- Die Studien-Populationen sind häufig sehr klein, dennoch werden die Schlussfolgerungen als gültig für das gesamte Krankheitsbild postuliert oder zumindest „diskutiert".
- Häufig werden erwachsene Probanden untersucht, deren Befunde nur bedingt auf die im Reifungsprozess befindlichen Hirnstrukturen von Kindern übertragbar sind.
- Nicht selten sind im untersuchten Patientengut „Normal-Befunde" zu erheben, und in der gesunden Kontrollgruppe in Hinblick auf den untersuchten Parameter als „pathognomonisch" definierte Werte, die dann aber statistisch „weg-gemittelt" werden.
- Unterschiedliche Studienergebnisse, obwohl in Methodik und Patientengut nicht vergleichbar, werden zusammengeführt und lassen den Eindruck eines einheitlichen Bildes entstehen.

Brandeis (2000) vergleicht in der Übersichtsarbeit „Psychophysiologie der hyperkinetischen Störungen" u. a. sechs mit unterschiedlichen bildgebenden

Verfahren wie PET, SPECT, MR durchgeführte Vergleichsstudien. Die Zahl der Messschichten schwankte zwischen einer und 30, das Alter der Patienten zwischen sechs und 36 Jahren, die Größe der Patientenkollektive zwischen sechs und 50. Zwei Studien fanden unter Gabe von Methylphenidat (Ritalin®) statt, die von den Untersuchten durchzuführenden Aufgaben waren auditorisch, visuell oder es gab überhaupt keine Aufgabenstellung. Bei den Ergebnissen fanden sich sowohl erhöhte als auch verminderte Aktivitäten in vergleichbaren Hirnarealen.

Die Schlussfolgerungen des Autors lauten: „Die Befunde stimmen […] überraschend gut überein und weisen auf einen beträchtlichen Anteil an gemeinsamen Defiziten hin. Die Ergebnisse der metabolischen Untersuchungen stützen mehrheitlich die Hypothese frontaler Defizite unter Beteiligung von subkortikalen Projektionssystemen. Defizite solch neuronaler Kontroll- oder Aufmerksamkeitssysteme könnten eine gemeinsame neurophysiologische Grundlage für Störungen der Aufmerksamkeit und motorischen Aktivität bilden."

Allerdings: „Die Befunde zeigen […] auch klar, dass diese metabolischen Veränderungen in hohen Maßen aufgabenspezifisch sind und in ihrer Lokalisation […] nicht übereinstimmen."[7]

> **Fazit**
> Von einem einheitlichen bildgebenden Verfahren zur Diagnose von ADHS sind wir noch weit entfernt.

Auch Ruf-Bächtiger (2003) kommt zu dem Schluss: „Weiter sind auch Untersuchungen mittels Computer-Tomographie oder Magnetresonanz nicht aussagekräftig, da sich wegen der unterschiedlichen Kompensationsmöglichkeiten des kindlichen Hirns strukturelle und funktionelle Defekte keineswegs immer decken. Zukunftsträchtig wären die modernen bildgebenden Verfahren wie PET und fMRT. Vorläufig werden diese fast ausschließlich bei Erwachsenen angewendet, da ihre technische Durchführung alles andere als kinderfreundlich ist. Es existieren keine Normwerte für Kinder."[8]

> Die etwas ausführlichere Besprechung einer Diagnosetechnik, die in der homöopathischen Praxis nicht zum Einsatz kommt, soll an dieser Stelle als Argumentationshilfe dienen: Immer wieder erscheinen wissenschaftliche Studienergebnisse reißerisch aufgemacht in der Laienpresse und lösen mitunter „deutlich vorgetragene" Forderungen der Patienten nach der jeweiligen Untersuchung aus.

---

[7] Brandeis D: Psychophysiologie der hyperkinetischen Störungen, S.55–87.
[8] Ruf-Bächtiger L: Frühkindliches, psychoorganisches Syndrom – POS, ADS, S. 159.

2.1.2 EEG

In einigen Spezialuntersuchungen fanden sich Veränderungen der hirnelektrischen Aktivität (Metaanalyse, Brandeis 2000). Auch für diese Studienergebnisse gelten die oben angeführten Kritikpunkte (☞ 2.1.1 Bildgebende Verfahren). Brandeis folgert: „Die EEG-Befunde belegen, dass hirnelektrische Abweichungen von Kindern mit HKS im Theta-Band auch in Ruhe, im Beta-Band aber erst bei der Aktivierung durch Aufgaben deutlich werden. Die topographischen Befunde, nach denen die Veränderungen frontal am ausgeprägtesten sind, entsprechen den Erwartungen, müssen aber zurückhaltend bewertet werden [...]."[9]

Ruf-Bächtiger berichtet folgende Erfahrungen mit der Untersuchung von Kindern mit POS (Psychoorganisches Syndrom, ☞ 1.1.2 Definition): „Auch ist das konventionelle EEG in dieser Frage nicht aussagekräftig. Zwar haben statistisch gesehen sicher mehr POS-Kinder als altersentsprechend entwickelte Kinder EEG-Abnormitäten. Im Einzelfall kann aber bei einem schweren POS das EEG völlig normal sein und bei einem Kind ohne jede klinisch erfassbare Funktionsstörungen eine Allgemeinstörung im EEG vorliegen. Ein EEG ist bei einem POS-Kind nur indiziert, wenn sich gleichzeitig die Frage nach einer Epilepsie stellt."[10]

> **Aus der Praxis**
> Bei den in unserer Praxis veranlassten EEG-Untersuchungen oder bei den Vorbefunden bei Kindern mit Ritalin®-Einstellung ergaben sich ebenfalls keine zuordenbaren EEG-Veränderungen.

2.1.3 Labor

Jede Körperflüssigkeit – sei es **Blut**, **Liquor** oder **Urin** – wurde auf laborchemische Veränderungen überprüft, die Hinweise auf ein ADHS liefern könnten. Es ließ sich aber kein konsistent und eindeutig veränderter Parameter finden, der mit dem Vorliegen und/oder der Ausprägung eines ADHS korrelierte.

Immer wieder werden auch Analysen von Haaren angeboten, um die Frage zu beantworten, ob sich ein Mangel an „Vitalstoffen" oder Belastungen mit toxischen Substanzen nachweisen lasse. Diese Angebote sind häufig verknüpft mit dem Verkauf von Nahrungsergänzungsmitteln oder „Ausleitungsverfahren". Nach unserer Erfahrung lassen sich damit keine kontinuierlichen Therapieerfolge zeigen.

---

[9] Brandeis D: a.a.O.
[10] Ruf-Bächtiger L: a.a.O.

2.1.4 Andere apparative Verfahren

Messung des Aktivitätsniveaus

Bereits seit den 60er-Jahren gibt es Versuche, durch Messung des Aktivitätsniveaus eine gesicherte Diagnose zu stellen:
- Die Kinder wurden auf druckempfindliche Fußbodenplatten gestellt. Ihre Bewegungen wurden in elektromagnetischen Feldern und per Ultraschall auf Stabilometerstühlen oder mit Akto- und Pedometern registriert. **Aktometer-Messungen** konnten sich im Forschungsbereich etablieren, obwohl Validität und Reliabilität umstritten waren.
- Porrino et al. (1983) entwickelten diese Methode weiter, indem sie die **Rumpfbewegungen** kontinuierlich über sieben Tage in einem am Gürtel getragenen Computer aufzeichneten. Die untersuchten hyperaktiven Jungen zeigten im Vergleich zu Kontrollkindern sowohl an Schultagen als auch am Wochenende erhöhte Aktivitätsniveaus. Am ausgeprägtesten waren diese zwischen 16 Uhr und 17 Uhr. Das Aktivitätsniveau der Kontrollkinder lag um 5–10 Bewegungen/Minute niedriger. In der Schule, und dabei besonders beim Mathematik- und Muttersprachenunterricht, konnten die größten Aktivitätsunterschiede zwischen den Gruppen nachgewiesen werden. Nach Ansicht der Autoren sprechen die Untersuchungsbefunde dennoch gegen ein situationsbezogenes Hyperaktivitätsverhalten unruhiger Kinder.
- Zeannah et al. (1985) zeichneten die motorische Aktivität des **dominanten Oberschenkels** bei 46 Kindern im Alter zwischen vier und acht Jahren über 24 Stunden auf. Sie fanden keine Übereinstimmung zwischen gemessener Aktivität und Elterneinschätzung.

Aktometer-Messungen können nicht das gesamt Bewegungsspektrum registrieren, sondern immer nur individuelle Teilaspekte messen. Die Aussagefähigkeit der Untersuchungsergebnisse ist daher begrenzt. Gar nicht übertragbar ist sie auf Kinder mit Aufmerksamkeitsstörungen ohne Hyperaktivität.

Videodokumentation

Häßler (2000) stellte das „Rostocker Inventar zur Verhaltensbeobachtung" vor. Über einen Zeitraum von jeweils fünf Minuten werden Armbewegungen in den Standardsituationen „Stillsitzen" oder „Lesen" visuell durch Beobachter registriert. Hyperkinetische Kinder zeigten bei der Untersuchung im Mittel 15,4, Normokinetiker 4,9 Armbewegungen/Minute. Als Cut-off-Wert werden 12,2 Armbewegungen/Minute vorgeschlagen. Nach Ansicht des Autors ist es dabei unerheblich, ob ein Kind hierbei 15- oder 60-mal den Arm bewegt, es ist in jedem Fall hyperaktiv.

Es gibt noch eine Reihe anderer Verfahren, bei denen videodokumentiert unterschiedliche Verhaltensmuster in Standardsituationen als Parameter ausgewertet werden.

Auch bei der Verhaltensbeobachtung unter Ritalin®-Behandlung lassen sich die Effekte unterschiedlicher Dosierungen videogestützt darstellen. Die Beurteilung unterliegt jedoch den Beschränkungen der subjektiven Wertungskriterien.

> **Beispiel**
> Kühle stellte auf dem Kinder- und Jugendärztetag 2001 eine Methode vor, mit deren Hilfe das Verhalten eines Kindes während eines Mau-Mau-Spiels sowohl zur Diagnosestellung als auch zur Verlaufskontrolle der medikamentösen Einstellung verwendet wurde.
> Eine Reaktion aus dem Auditorium: „Vorher sah ich ein fröhliches, lebhaftes, sicherlich unruhiges Kind, das mit viel Freude und Aufregung beim Kartenspiel war. Bei der jetzt als optimal gefundenen Dosis wirkt das Kind auf mich eher wie ein Zombie." Der Referent: „Das sehen Sie falsch. Jetzt lächelt es zart."

2.1.5 Zusammenfassung

Es bleibt – wegen der Heterogenität und vielfältigen Ausprägung der Erkrankung – zweifelhaft, ob sich ein trennscharfer Parameter für die Diagnosestellung finden lässt. Die Messergebnisse der apparativen Diagnostik liefern keine ADHS-spezifischen Aussagen. Sowohl Methodik als auch Ergebnisse sind fragwürdig, da sie weder auf Ausprägungsgrad, Auswirkungen, Begleitstörungen noch auf therapeutisch erforderliche Maßnahmen Rückschlüsse zulassen.

> **Individualisierung des Störungsbildes**
> Wie bei den meisten Erkrankungen ist eine Individualisierung des Störungsbildes dringend erforderlich! Ziel muss es sein, ein möglichst genaues Bild von den **Stärken, Schwächen, Teilleistungsstörungen** und der **Lebenssituation des Patienten** zu bekommen. Dadurch können Ressourcen dazu genutzt werden, um Schwächen zu mindern oder auszugleichen. Nur auf dieser Basis können therapeutische und beraterische Interventionen sinnvoll geplant werden.

2.2 Bestandteile der individualisierten homöopathischen Diagnosestellung

Die Diagnose muss sich deshalb aus fünf Bestandteilen zusammensetzen:
- **Anamnese**
- **Körperliche Untersuchung** mit Überprüfung sensorischer Integrationsstörungen
- **Verhaltensbeobachtung**
- **Beurteilungsskalen** und **Fragebögen** zur Selbst- und Fremdbeurteilung
- **Psychologische Testuntersuchung**

2.2.1 Anamnese und körperliche Untersuchung

Die Anamnese ist das Herzstück der Diagnostik. Sie wird zum Großteil über die übliche klassisch-homöopathische Technik abgedeckt. Neben Eigen- und Familienanamnese ist besonderes Augenmerk zu richten auf
- die **spezifische Symptomatik**,
- eventuelle **Situationsabhängigkeit**,
- **Beginn** und **Auslöser** sowie die **Modalitäten** der Symptome.

Eine große Schwierigkeit bei der homöopathischen Mittelfindung stellt sich dann ein, wenn die Kinder neben der Verhaltensstörung keine körperlichen Symptome oder Eigenheiten aufweisen. Dies ist nicht selten der Fall. Dabei sind gerade die pathognomonischen Symptome wegweisend (☞ 3.2.1).
Hilfreich können auch weniger auffällige körperliche Merkmale sein wie z. B.
- **Pigmentnävi**,
- **Hämangiome**,
- **Leisten-** oder **Nabelhernien**,
- **Hydrozelen** (auch wenn sie vor längerer Zeit operativ behandelt wurden), **Phimose, Descensus**,
- **Zahnfehlstellungen**,
- **Kopf-** und **Gesichtsasymmetrien** als Hinweis auf eine Tuberkulinie oder ein anderes Miasma (☞ 3.2.2 Miasmen-Modell).

2.2.2 Verhaltensbeobachtung

Die aufmerksame Beobachtung ist selbstverständlich Bestandteil der homöopathischen Anamnese. Neben der direkten Interaktion der Kinder mit Eltern, Arzt und Praxispersonal ist auch das Verhalten bei standardisierten Aufgaben wie psychologischen Tests (☞ 2.2.4 Psychologische Testuntersuchung) aufschlussreich. Bei altersadaptierten Intelligenztests (☞ 2.5.2 Untersuchungsgang) sind neben dem eigentlichen Testergebnis Problemlösungsstrategie, Arbeitstempo, Ausdauer, Sorgfalt, Vermeidungsverhalten sowohl von diagnostischer Bedeutung als auch Hinweise auf das homöopathische Mittel.

2.2.3 Beurteilungsskala und Fragebögen

Mit Fragebögen kann standardisiert und situationsübergreifend die Symptomatik z. B. in Elternhaus und Schule abgefragt werden. Bewährt hat sich nach unserer Erfahrung das **DISYPS-KJ** (Diagnostisches System psychischer Störungen – Kinder und Jugendlicher) von Döpfner et al., das zusätzlich die wichtigsten Differentialdiagnosen erfasst.[11] Im Fragebogen „**Fremdbeurteilung Hyperkinetische Störungen**" (**FFB-HKS**) werden in erster Linie die Forschungskriterien aus ICD-10 und DSM-IV (☞ 1.1.3 Diagnosekriterien) abgefragt. Bewertet werden die in den Forschungskriterien definierten Verhaltensauffälligkeiten:
- neun Fragen zur **Aufmerksamkeit,**
- sieben Fragen zur **Hyperaktivität,**
- vier Fragen zur **Impulsivität.**

Ein Item gilt als erfüllt, wenn mindestens der Wert 2 erreicht ist. Eine Störung liegt vor, wenn im Bereich Aufmerksamkeit und in den Bereichen Hyperaktivität/Impulsivität zusammen jeweils sechs Symptomkriterien erfüllt sind.
In zwei Schritten wird abgefragt wird, 1. wie genau die jeweilige Beschreibung des Verhaltens auf den Patienten zutrifft, 2. in welchem Maß das Verhalten vom Beurteiler als problematisch empfunden wird.

1. Wie zutreffend ist die Beschreibung des Verhaltens?	gar nicht	0
	ein wenig	1
	weitgehend	3
	besonders	4
2. Wie problematisch erleben Sie das Verhalten?	gar nicht	0
	ein wenig	1
	ziemlich	3
	sehr	4

Problematisch ist, dass es sich ausschließlich um Freundbewertungen von außen handelt. Erst ab dem elften Lebensjahr werden die Patienten mitbefragt. Nach unserer Erfahrung stimmt deren Beurteilung selten mit dem Fremdurteil überein.

---

[11] Döpfner M, Lehmkuhl G, Heubrock D, Petermann, F: Diagnostik psychischer Störungen im Kindes- und Jugendalter, S. 156

2.2 Bestandteile der individualisierten homöopathischen Diagnosestellung

Dennoch sind die Fragebögen oft hilfreich, da sic eine Fokussierung und eine Beurteilung des Ausmaßes der Problematik erlauben und die Möglichkeit bieten, eventuelle emotionale Spannungen zwischen Beurteiler und Patienten zu thematisieren.

I Beispiel

Für Rainer füllten unabhängig voneinander sowohl Vater als auch Mutter und Lehrerin den Fragebogen FBB-HKS aus. Die Auswertung ergab:

Fragebogen Vater
keine Aufmerksamkeitsstörung	2 von 9 Items	„weitgehend zutreffend"
keine Hyperaktivität/Impulsivität	3 von 11 Items	„weitgehend zutreffend"

Fragebogen Mutter
keine Aufmerksamkeitsstörung	4 von 9 Items	„weitgehend zutreffend"
keine Hyperaktivität/Impulsivität	4 von 11 Items	„weitgehend zutreffend"

Fragebogen Lehrerin
hochgradige Aufmerksamkeitsstörung	9 von 9 Items	**„besonders** zutreffend"
hochgradige Hyperaktivität/Impulsivität	10 von 11 Items	**„besonders** zutreffend"
	1 Item	„weitgehend zutreffend"

Bei der Fragestellung „Wie problematisch erleben Sie das Verhalten?" bewertete Ralfs Lehrerin von 20 möglichen Items alle mit der höchsten Rubrik „sehr". In diesem Fall war zwischen einem situativ auftretenden Fehlverhalten und einer Störung der Lehrer-Schülerbeziehung zu unterscheiden.

> **Verlausbeobachtung**
> Zur Verlaufsbeobachtung sind die Bögen nur bedingt geeignet, da die Symptomausprägung stark situationsabhängig ist. Eine Befragung wird z.B. einen therapeutischen Erfolg vorgaukeln, wenn die Befragung innerhalb einer entspannten Ferienzeit erfolgt oder einen therapeutischen Misserfolg dokumentieren, wenn die Symptome sich zu Beginn der Schulzeit wieder verstärkt bemerkbar machen.

2.2.4 Psychologische Testuntersuchung

Entgegen der Erwartung vieler Eltern (und mancher Therapeuten) liefern auch psychologische Testverfahren keine definierten Kriterien, um die Diagnose dieser heterogenen Erkrankung sicher zu bestätigen.

Tab. 2-1: Testverfahren	
Intelligenztests	altersspezifisch CPM, CFT oder K-ABC, HAWIK III,
neuropsychologische Tests	sensorische Wahrnehmung, Reizverarbeitung, Motorik, Sprachfunktionen, Konzept- und Problemlösefertigkeit
Aufmerksamkeitsbelastungstest (d2-Test)	kurzfristige visuelle Fokussierung der Aufmerksamkeit
revidierter Konzentrationsleistungstest (KLT-R)	visuelle Aufmerksamkeit, Rechenfähigkeit

Zum Einsatz kommt neben der **Intelligenzdiagnostik** ein breites Arsenal **neuropsychologischer Tests**. Erfasst werden sensorische Wahrnehmung und Reizverarbeitung, motorische Leistungen, expressive Sprachfunktionen sowie Konzeptbildungs- und Problemlösefertigkeit. Dies dient auch zur Abklärung eventuell koexistierender Hirnfunktionsstörungen.

Hilfreich kann die **Aufmerksamkeitsdiagnostik** sein, bei der die Störung genauer differenziert und in ihrem Ausmaß beurteilbar wird. Die hierbei eingesetzten apparativen Verfahren sind jedoch Spezialeinrichtungen vorbehalten.

Als **Aufmerksamkeitsbelastungstest** wird häufig der **Durchstreichtest „d2"** (☞ 2.5.2 Untersuchungsgang) eingesetzt. Er misst die Fähigkeit zur kurzfristigen visuellen Fokussierung der Aufmerksamkeit. Dieser Test ist für jüngere Altersgruppen und bei der häufig komorbiden Legasthenie nicht geeignet. Eine gute visuelle Fähigkeit wird vorausgesetzt. Da das Testergebnis tempoabhängig ist, sind langsamere Kinder benachteiligt.

Zur Messung der Daueraufmerksamkeit kann der **Revidierte Konzentrations-Leistungs-Test (KLT-R)** eingesetzt werden. Auch hier wird überwiegend die visuelle Aufmerksamkeit getestet. Hinzu kommt, dass die Rechenfähigkeit in das Ergebnis einfließt.

Diese testpsychologische Untersuchungen eignen sich auch zur Verlaufskontrolle. Sie sollten allerdings vom behandelnden Arzt selber durchgeführt werden, da neben der „Testmathematik" die Verhaltensweise des Patienten wertvolle Informationen liefert. Die Ergebnisse sollten mit Vorbehalt bewertet werden, auch in Hinblick auf ein mögliches Verwerfen der Diagnose. Ein ruhiges und konzentriertes Verhalten in der Untersuchungssituation mit strukturierten Vorgaben bedeutet nicht, dass es in der Gruppensituation Schule nicht doch zu einem Dekompensieren kommen kann.

2.3 ADHS im Vorschulalter

Besonders schwierig gestaltet sich die Diagnosestellung bei Kindern vor dem sechsten Lebensjahr. Die zur Verfügung stehenden Diagnoseinstrumente sind nicht ausreichend validiert. Die Abgrenzung gegenüber dem altersgemäßen expansiven Verhalten ist nur bedingt möglich. Da eine frühzeitige therapeutische Intervention die Prognose erheblich verbessert, sind im Folgenden die von Esser/Kohns (2000) zusammengestellten Warnzeichen im Vorschulalter nach Altersgruppen aufgelistet.

Tab. 2-2: Warnzeichen im Vorschulalter (nach Esser/Kohns)

Säuglingsalter

- Vorliegen von Regulationsstörungen
- verzögerte motorische Entwicklung
- Unzufriedenheit und erhöhter Versorgungsanspruch
- inadäquate Wahrnehmung und Beantwortung sozialer Signale
- Verhalten deutlich abweichend vom Verhalten eines früher oder später geborenen Säuglings der Familie
- nicht nur vorübergehende, ungewöhnliche Belastung der Eltern-Kind-Interaktion
- nicht beeinflussbares, auffälliges Verhalten trotz mehrfacher Beratung

Frühes Kleinkindalter

- Andauern schon beschriebener Auffälligkeiten der Säuglingszeit
- fehlendes kreatives und konstruktives Spielen
- sinnwidriges Spielen
- Zeichen erhöhter Ablenkbarkeit
- Verhalten wie bei zentraler Fehlhörigkeit (keine Reaktion auf akustische Reize)
- geringe Ausdauer im Spiel
- nicht altersgerechtes Interaktionsverhalten
- Meiden sozialer Gruppen
- Verhalten mit Unfallhäufigkeit
- fehlendes Lernen aus negativer Erfahrung
- Zeichen erhöhter Impulsivität
- Notwendigkeit zur ständigen Beaufsichtigung
- plan- und rastloses motorisches Verhalten
- Auffälligkeit der Motorik
- unangemessener Stimmungswechsel

Kindergartenalter

- Andauern schon beschriebener Auffälligkeiten der frühen Kleinkindzeit
- exzessive motorische Aktivität
- Störung der Grob- und Feinmotorik mit Vermeidungsverhalten
- Schwierigkeit, Aufmerksamkeit zu halten

Tab. 2-2: Warnzeichen im Vorschulalter (nach Esser/Kohns) (Fortsetzung)
Kindergartenalter
• impulsives, sprunghaftes Verhalten • Schwierigkeiten bei Handlungsorganisation • Nicht-Berücksichtigen sozialer Signale • Meiden von Gruppen • keine länger dauernden Freundschaften • Affektlabilität

2.4 ADHS im Erwachsenenalter

ADHS beschränkt sich nicht auf das Kindes- und Jugendalter.
Die Diagnosestellung orientiert sich bei Patienten im Erwachsenenalter neben dem Verhalten auch an ihren biographischen Daten. Eine Übersicht (☞ Tab. 2-3) über die Symptomatik findet sich in den „Wender-Utah-Kriterien" (2003). (Ausführliche Besprechung mit Kasuistiken ☞ Kapitel 3.7)

Tab. 2-3: Wender-Utah-Diagnosekriterien bei ADHS im Erwachsenenalter		
A	Aufmerksamkeitsschwäche	Konzentrationsprobleme; Schwierigkeiten, dem Gespräch aufmerksam zu folgen; Vergesslichkeit; Verlieren alltagsrelevanter Gegenstände wie Schlüssel, Geldbeutel etc.
B	motorische Hyperaktivität	Gefühl innerer Unruhe; Unfähigkeit zur Entspannung; Meiden von Situationen, die längeres Sitzen oder Stillhalten erfordern.
C	Affektlabilität	Bereits seit dem jugendlichen Alter andauernde, schnelle Wechsel der Gefühlszustände von normaler Stimmung in leichte Niedergeschlagenheit bis zu leichtgradiger Erregung (keine Euphorie); in Abgrenzung von den depressiven Störungen kein Interessensverlust und keine körperlichen Symptome; die Stimmungswechsel lassen sich immer aus dem jeweiligen Zusammenhang heraus nachvollziehen.
D	desorganisiertes Verhalten	Deutliche Probleme mit der Organisation von Terminen und Arbeitsabläufen; wenig zielgerichtete Lösungsstrategien; viele Aufgaben werden begonnen, wenige zu Ende gebracht.
E	Affektkontrolle	Reizbarkeit; geringe Frustrationstoleranz; Affektdurchbrüche, insbesondere im Straßenverkehr etc.
F	Impulsivität	Dazwischenreden; nicht warten können; Ungeduld.
G	emotionale Überreagibilität	Überschießende Reaktionen unter normalem Alltagsstress; teils ängstlich.

2.5 Untersuchungsgang zur Eingangsdiagnostik

Im Folgenden wird die in unserer Praxis bewährte Vorgehensweise als Vorschlag für einen Untersuchungsgang dargestellt.
Die Erstanamnese bei ADHS-Kindern und -Jugendlichen ist in der Regel in zwei Termine aufgeteilt. Beim ersten Termin steht das Kind im Mittelpunkt der Untersuchung, die Eltern sind entweder nicht dabei oder werden nicht einbezogen. Beim zweiten Termin kommen die Eltern ohne das Kind. Dies hat den Vorteil, dass man offen das Problemverhalten des Kindes ansprechen kann, ohne es zu verletzen, und auch familiäre Probleme und Hintergründe erfragen kann. Die Eltern werden über dieses Vorgehen im Vorfeld informiert.

> **Patienten mit bestehender Stimulanzien-Behandlung**
> Am Tag der Erstanamnese sollte kein Stimulans gegeben werden, um die Symptomatik bei der Untersuchung nicht zu beeinflussen. Obwohl von der Bioverfügbarkeit der Substanzen her dann kein Medikationseffekt mehr zu erwarten ist, wird von manchen Eltern jedoch ein Carry-over-effect berichtet, also ein Andauern der Wirkung, obwohl nach der Halbwertszeit keine Substanz mehr im Serum nachweisbar ist. Ist dies schon im Vorfeld klar, sollte die Erstuntersuchung auf einen Montag gelegt und das gesamte Wochenende medikationsfrei gelassen werden.

2.5.1 Vorgespräch

Bei einem kurzen Vorgespräch ohne das Kind lasse ich die Eltern die aktuelle Problematik darstellen, stelle orientierende Fragen zur Entwicklung und Lebenssituation des Kindes und der Familie. Dieses Vorgespräch sollte am besten telefonisch geführt oder bewusst sehr kurz gehalten werden, wenn das Kind im Wartezimmer sitzt. Für die Kinder ist es ein sehr unangenehmes Gefühl, wenn im Nachbarraum über sie gesprochen wird. Ein Hinweis darauf wird von den Eltern gut akzeptiert, zumal sie wissen, dass sie beim zweiten Termin ausführlich zu Wort kommen werden.

2.5.2 Untersuchungsgang

Ältere Kinder hole ich anschließend alleine ins Sprechzimmer. Bei jüngeren überlasse ich es ihnen, ob sie die Mutter mitnehmen wollen. Die Kinder entscheiden dies sehr schnell, die Wahlmöglichkeit beim ersten Kontakt dient der therapeutischen Vertrauensbildung und gibt gleichzeitig schon Hinweise auf das homöopathische Mittel: *Phosphor* kommt z. B. offenherzig und fröhlich mit, *Silicea* oder *Ambra* verkriecht sich hinter der Mutter, *Tuberculinum* oder auch *Sulphur* versuchen zu dominieren.

> **Hinweis**
> Im Folgenden wird öfters das unterschiedliche Verhalten von Arzneimittelbildern in den jeweiligen Untersuchungssituationen dargestellt. Dies ist natürlich typisierend und oft überzeichnet. Die „typischen Verhaltensweisen" sollen lediglich für Unterschiede sensibilisieren und sind so nicht als „hochwertige Symptome" für die Mittelfindung zu verstehen. Dennoch bekommen wir als Homöopathen durch das Verhalten schon erste Hinweise auf Arzneimittel.

Die Begleitung der Eltern kann Vor- und Nachteile haben:
Von **Vorteil** ist, dass sich viele Informationen über die Eltern-Kind-Interaktion gewinnen lassen:
- Greifen die Eltern bei Schwierigkeiten der Kinder helfend in den Untersuchungsgang ein, blickt das Kind immer wieder hilfesuchend zu ihnen, redet es mit dem Therapeuten nur über die Mutter als „Dolmetscher" oder übernehmen die Eltern von sich aus die Rolle des Sprachrohrs des Kindes usw.?
- Üben sie Kritik oder tadeln das Kind gar bei vermeintlich schlecht ausgeführten Aufgaben („Das kannst Du aber schöner." „Soll ich's Dir noch mal zeigen?"), ergeben sich sofort Diskussionen über den Wahrheitsgehalt der Schilderungen von Vorkommnissen usw.?

Dieses intervenierende Verhalten kann aber auch von **Nachteil** sein, da das eigenständige Niveau des Kindes nicht erreicht oder überprüfbar wird. Auch erzählt der Patient unter Umständen dem Therapeuten mehr, wenn er allein im Sprechzimmer ist.

> **Aus der Praxis**
> Nach Möglichkeit strebe ich eine Einzelsituation an, hole die Eltern dann aber zur gemeinsamen Ergebnisbesprechung mit hinzu. Hier schildere ich positiv verstärkend, was das Kind gut gemacht hat und gebe ihm so ein für die Nachfolgeuntersuchungen förderliches Feedback. Bei der kurzen Nachbesprechung lässt sich viel zur Eltern-Kind-Interaktion beobachten.

Untersuchungseröffnung

Selbstverständlich richtet sich das Vorgehen bei der Untersuchung nach Alter und Entwicklungsstand des Kindes bzw. Jugendlichen.

Zur Kontakteröffnung im Sprechzimmer „überprüfe" ich die Personendaten, sehe dabei schon, ob die Kinder altersgerechte Angaben zu sich, ihrer Adresse (mit Postleitzahl), Geburtsdatum, Telefonnummer (mit Vorwahl) machen können.

Mit der Bemerkung „Und von Beruf bist du Metzger" leite ich dann zum schulischen Teil über. Auch hier sind die Reaktionen sehr unterschiedlich. *Sulphur* erläutert eingehend künftige Berufswünsche und Erfolgsaussichten, *Phosphor* lacht freundlich über den müden Witz oder denkt lange über die Frage nach, *Tuberculinum* hält einen für geistig zurückgeblieben angesichts der offensichtlichen Unsinnigkeit der Bemerkung, *Carcinosinum* bemüht sich um schnelle Klarstellung des Missverständnisses. Aber irgendwann sind sie alle thematisch bei der Schule gelandet.

Bei Jugendlichen, die mit demonstrativ ablehnender Haltung vor einem her schlurfen, frage ich eher „Na, bist du freiwillig da?" und baue den Kontakt durch Eingehen auf ihre Opponenz auf.

Erfassen der Schulsituation

Ich frage, wie der/die Klassenlehrer/in so ist („nett – oder net so nett"), nach der Anzahl der Kinder in der Klasse, wie viele Jungen, wie viele Mädchen, ob es sehr laut in der Klasse ist, ob das Kind viele Freunde hat, wen es gar nicht mag, warum es bestimmte Mitschüler nicht mag und wo es zu Konflikten kommt, wen es zum Geburtstag eingeladen hat, ob Gegeneinladungen kommen.

Bei Kindern bis etwa zur fünften Klasse führe ich folgenden Test durch: Auf ein leeres DIN-A4-Blatt schreibe ich das Wort „Tafel" und lasse mir dann einen **Sitzplan** aufzeichnen. Die Ergebnisse sind sehr unterschiedlich: Abb. 2-1 zeigt die minimalistische Lösung eines neunjährigen Jungen, der seine Situation folgendermaßen kommentiert: „Ich bin zwar geistig behindert, fühle mich aber nicht so". In Abb. 2-2 entwirft ebenfalls neunjähriger Junge ein Soziogramm, das seine Beziehungen zu seinen „Feinden", wenigen Freunden und zu den übrigen Mitschülern darstellt.

Aus der Art, wie das Kind den Sitzplan gestaltet, lassen sich sehr viele Informationen ziehen: während ein *Sulphur*-Kind ein Kreuz unten rechts macht – „da sitze ich" –, das Blatt aber ansonsten leer lässt, malt ein *Phosphor*-Kind die Inneneinrichtung mit, Arsen macht akribisch Kästchen und schreibt alle Vor- und Nachnamen hinzu, *Carcinosinum* fertigt gleich ein richtiges Soziogramm mit an und erkundigt sich, ob es alles richtig macht, *Tuberculinum* hat keinen „Bock auf so einen Quatsch" oder zerreißt das Ergebnis, wenn es nicht seinen Vorstellungen entspricht.

Auch über das Verhalten des Kindes bei Aufgabenlösung erfährt man hier schon viel, über Ausdauer, Raumempfinden, Planung und Strukturierung

2 Diagnostik

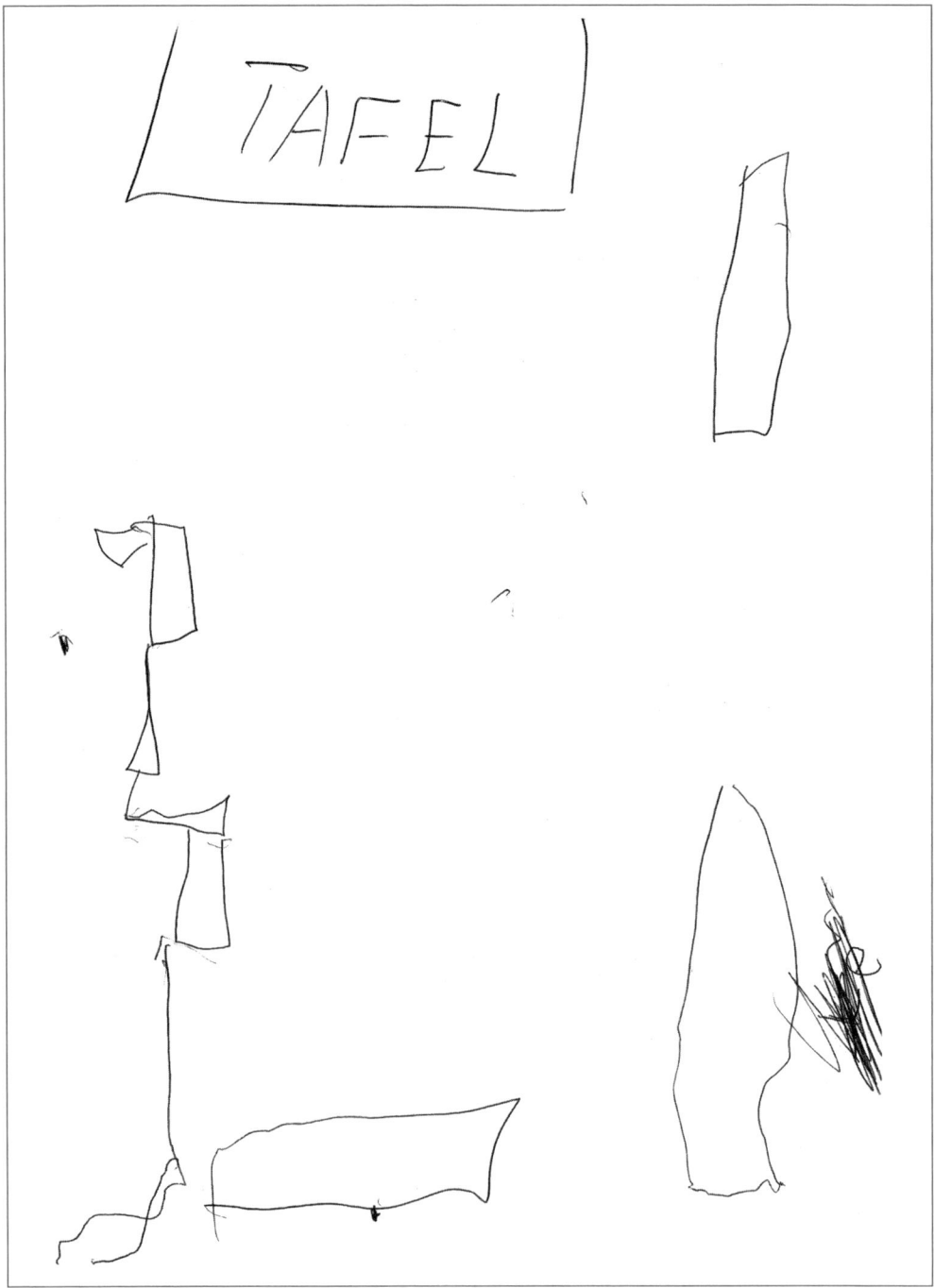

Abb. 2-1: Sitzplan, gezeichnet von einem Neunjährigen mit Störung der sensorischen Integration und Feinmotorik

2.5 Untersuchungsgang zur Eingangsdiagnostik

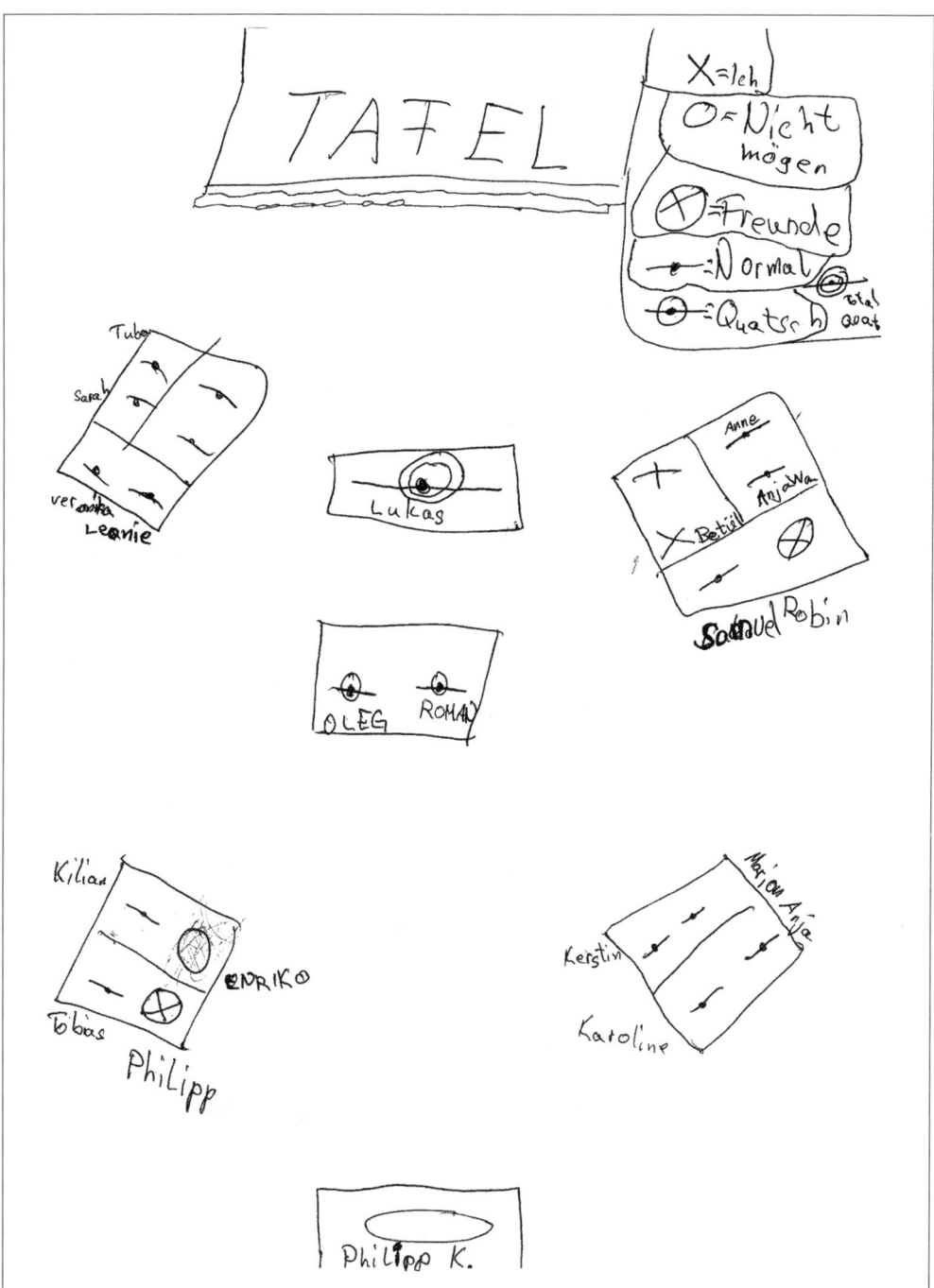

Abb. 2-2: Gleiche Aufgabenstellung wie in Abb. 2-1 für einen gleichaltrigen Jungen. Entwurf eines „Soziogramms".

(wie teilt es das Blatt auf) und über graphomotorische Fähigkeiten. Ebenso über soziale Beziehungen innerhalb der Klasse, eventuelle emotionale Probleme („neben mir mag keiner sitzen") oder auch Probleme, die sich durch die Sitzordnung bei einer möglichen Störung der sensorischen Integration ergeben. Kinder mit visuellen oder akustischen Defiziten werden unruhig, wenn sie hinten sitzend den Unterricht nur eingeschränkt wahrnehmen können.

Erst danach spreche ich die **Schulleistungen** an. Ich frage zunächst nach Lieblingsfächern, den besten Noten, und dann erst nach Problembereichen. Ich frage nach dem Verhältnis zum jeweiligen Fachlehrer und erkundige mich, ob das Kind selber einen Zusammenhang zwischen Leistung und persönlichem Verhältnis zum Lehrer sieht. Die Auskünfte sind auch schon bei Grundschulkindern häufig sehr differenziert und durchaus selbstkritisch. Ich erfrage auch die Vornoten und wodurch ein eventueller Abfall der Leistungen erklärt wird.

Selbsteinschätzung

Im Anschluss an die Erfassung der schulischen Situation frage ich, was nach Meinung des Patienten der Grund für den Arztbesuch ist: „Sag mal, so schlecht bist du doch gar nicht, warum bist du denn heute überhaupt hier?" Die Antworten sind sehr unterschiedlich und geben Gelegenheit, dem Kind den weiteren Untersuchungsverlauf zu erklären. Oft haben die Eltern nichts über den Zweck der Untersuchung gesagt, um einer Verweigerung zuvorzukommen, und haben körperliche Gründe für die Untersuchung angegeben. Aber ADHS-Kinder sind nicht in ihrer Intelligenz beeinträchtigt und fragen sich schon, warum sie einen Satzergänzungstest machen sollen, wenn sie doch eigentlich wegen ihrer Neurodermitis den Arzt aufsuchen sollen.

Die häufigste Antwort ist: „Weil ich mich nicht konzentrieren kann." – „So, wer sagt das denn?" – „Meine Lehrerin und meine Mutter." – „Aha, und wie siehst du das?" – „Na, ich meine, dass ich mich gut konzentrieren kann, mir ist immer nur so langweilig, oder mein Nachbar schwätzt mit mir." – „Hm, auf mich wirkst du bisher eigentlich auch gut konzentriert. Ich habe hier ein paar Aufgaben, mit denen man das ganz gut nachweisen kann. Wir könnten das ja mal überprüfen. Hast du Lust dazu?"

Testvorbereitung

Testresultate sind im Grunde nur bei guter Kooperationsbereitschaft aussagekräftig. Deshalb ist es wichtig, für den Testteil eine gute Compliance herzustellen. Therapeut und Patient gehen ein **Arbeitsbündnis** ein. Die Haltung des Untersuchers muss hier unter Umständen von der normalerweise geforderten Neutralität abweichen. Er kann sein, dass er mit Anerkennung und Lob unterstützen muss.

Die Kinder kommen häufig mit negativen Prüfungserfahrungen zur Untersuchung und blockieren sofort, sobald sich auch nur die geringste Frustrationsgefahr abzeichnet. Dieses Verhalten ist ein wichtiger diagnostischer Hinweis und sollte so verwertet werden.

Weiterhin ist es wichtig, genau darauf zu achten, was der Patient mit **Mimik**, **Haltung** und **Körpersprache** aussagt. Man sollte nicht auf die komplette Durchführung beispielsweise eines eher langweiligen d2-Tests ☞ S. 75) bestehen, wenn die Kinder danach erschöpft oder demotiviert sind. An nicht gelungene Tests sollte man einfache anschließen, um durch ein Erfolgserlebnis die Motivation aufrechtzuerhalten.

Man kann versuchen, die Aufgaben interessanter zu machen, indem man sie als **Wettkampf mit dem Therapeuten** inszeniert, in Geschichten einbettet oder gerade bei älteren Kindern offen zugibt: „Ich weiß, dass ist eine langweilige Aufgabe, aber wir wollen ja gerade überprüfen, ob du auch so was schaffst. Bisher bist du ja wirklich sehr gut im Rennen."

Ein hilfreicher Hinweis kann gerade auch sein, wie der Patient mit der Aufgabe fortfährt, wenn der **Therapeut bewusst die unterstützende Aufmerksamkeit wegnimmt**: Bei manchen Tests stehe ich kurz auf und verlasse das Zimmer, genau beobachtend, ob das Kind weiterarbeitet oder sich mit anderen Dingen beschäftigt. Manche Kinder kommen einem fröhlich hinterher, um zu schauen, was man denn da Interessanteres macht.

Es besteht auch die Möglichkeit eines „**Provokationstests**", indem man Kritik übt. Dadurch lässt sich die Frustrationstoleranz überprüfen, was aber nicht ohne Risiko ist. Die Dosis an Kritik muss sehr feinfühlig eingesetzt werden, um eine konsekutive Verweigerungshaltung zu vermeiden. In jedem Fall sollte man im Anschluss daran ein Erfolgserlebnis ermöglichen.

Zeichentest

Als nächste Aufgabe lasse ich die Kinder zeichnen. Dazu gebe ich folgende Anweisung: „Deine Mama hat erzählt, dass Du so toll malen kannst. Kannst Du mir das mal zeigen? Mal' bitte – hör' gut zu – ein Haus, einen Baum und Deine Familie." Diesen Auftrag erteile ich nur einmal. So lässt sich feststellen, was die Kinder von der Anweisung behalten. Viele Kinder mit Aufmerksamkeitsstörungen haben ja das Problem, sich Aufträge nicht merken **zu können.**

Die Mütter berichten häufig: „Bitte ich meinen Sohn, drei Sachen aus dem Keller zu holen, macht er das eigentlich bereitwillig, weil er sehr hilfsbereit ist. Aber auf dem Weg nach unten hat er schon zwei Sachen vergessen und kommt nur mit einem Teil zurück. Wenn ich dann nicht schimpfe, ist er aber bereit, noch zweimal zu laufen, um den Rest zu holen." Diese Problematik wird durch die Aufgabenstellung mitgetestet.

So gibt es Kinder, die nur einen Teil der Aufgabe malen und dann der festen Überzeugung sind, fertig zu sein. Diese Kinder haben häufig das Problem, dass sie komplexere Arbeitsanweisungen auch in der Schule nicht behalten können und an der Ausführung scheitern.

Aus den Bildern und der Art, wie sie erstellt werden, kann der Therapeut direkte Hinweise auf den Entwicklungsstand des Kindes, aber auch auf seine emotionale und soziale Situation erhalten.

Tab. 2-4: Beobachtungskriterien beim Zeichentest	
Motorik	Feinmotorik, Graphomotorik, Auge-Hand-Koordination
Wahrnehmung	optische Differenzierung, räumliche Planung
Ausdauer, Frustrationstoleranz	bei komplexeren Aufgaben
aktuelle affektive Situation	Phantasie und Kreativität
Familienbeziehungen	Geschwisterrivalität, Eltern-Beziehung

Motorik

Mit beobachtet werden die Sicherheit der Linienführung, die Kraftdosierung, der Druck auf Stift und Papier, die Stifthaltung und die gesamte Körperhaltung. Bleibt das Kind dabei sitzen oder kniet es sich über das Blatt, ist es ruhig oder muss es gleichzeitig mit anderen Körperteilen wackeln, ist es entspannt oder streckt es voller Anspannung die Zunge raus und malt damit nachahmend fast mit?

Wahrnehmung

Wie sind die Größenverhältnisse von Baum, Haus und Mensch zueinander, stimmen die Einzelteile bei den einzelnen Figuren, sind sie vollständig, wie wird das Blatt aufgeteilt, findet das Kind für alle Aufgabenteile Platz?

Ausdauer

Mit welcher Akribie werden Details dargestellt? *Sulphur* fängt das Dachdecken beispielsweise mit kleinen ausgeformten Ziegeln an, die mit der Zeit immer größer werden, um dann in Wellenlinien zu enden. *Phosphor* oder *Carcinosinum* malen liebevoll alle Blätter des Baumes und setzen ein Vogelnest hinein, Arsen gibt genaue Details des eigenen Hauses wieder, *Calcium*-Salze zählen bei jeder Person die Finger auf Vollständigkeit nach.

Frustrationstoleranz

Die Beobachtungen können sehr unterschiedlich sein: Ist *Tuberculinum* mit dem Bild unzufrieden, zerreißt es das Resultat, wenn der Therapeut nicht schneller ist. *Barium* sitzt verzweifelt, aber stumm vor dem unvollendeten Haus und macht nicht weiter. *Opium* sitzt vor dem leeren Blatt und findet keinen Anfang, *Sulphur* zeichnet seine Familie nur noch als Strichmännchen, *Carcinosinum* sitzt vor einem perfekten Kunstwerk, um dann voller Verzweiflung zu seufzen „Ich kann das nicht!", *Agaricus* albert herum und zerstört die nicht gelungene Darstellung, in dem es sie überkritzelt.

Affektive Situation

Häufig wird das Malen von Kommentaren begleitet, die deutliche Hinweise auf die emotionale Situation geben, so der tuberkulinische Wutanfall oder die Verzweiflung und das mangelnde Selbstwertgefühl von *Carcinosinum*.

Der Gesichtsausdruck der dargestellten Personen oder die Situationen, in denen sie sich befinden, spiegeln sowohl die individuelle Gemütsverfassung der Kinder als auch die Familienbeziehungen wieder. Man sollte allerdings nicht voreilig aus der Stellung der Familienmitglieder auf dem Papier in jedem Fall einen Rückschluss auf das Erleben der Familiensituation ziehen. Es kann sich auch um ein Problem bei der räumlichen Aufteilung des Blattes handeln. Der Beobachter muss auf den gesamten Prozess und die Kommentare achten, um differenzieren zu können.

Phantasie und Kreativität lassen sich besonders gut beurteilen, wenn man den Kindern Zeit für die Ausführung lässt. Dabei zeigt sich auch, ob sie sich bei der Ausführung verlieren: Der Baum wird mit allen Blättern gemalt, Sonne, Mond und Sterne hinzugefügt, der Schornstein raucht, die Katze sitzt auf dem Dach und beobachtet die vorbeifliegenden Vögel – aber die Familie fehlt komplett.

Familienbeziehung

Hyoscyamus wird seine Geschwister klein und hässlich oder übermäßig groß (und hässlich) darstellen, *Phosphor* liebevoll das neue Baby an der Brust der Mutter zeichnen und zärtliche Kommentare dazu abgeben.

Bei der Beurteilung müssen die im Vorgespräch eruierten Informationen zur Familiensituation beachtet werden: Wird der getrennt lebende Vater in die Familie integriert oder der neue Partner der Mutter, werden die Familienmitglieder streitend oder in sehr harmonischer Situation dargestellt, bricht die Familie gerade in den gemeinsamen Urlaub auf oder werden sie isoliert dargestellt? Auch hier ist Vorsicht bei der Interpretation angebracht. Werden die Familienmitglieder alle ins Haus gemalt, jedoch in unterschiedliche Stockwerke verteilt, kann das auf familiäre Spannungen hinweisen, aber auch das Gefühl des Kindes widerspiegeln, dass es keine Lust mehr auf Zeichnen hat oder dass es nicht gut Menschen malen kann.

Die Darstellung der Familie bietet in jedem Fall eine gute Möglichkeit, um das Kind zur familiären Situation zu befragen: nach Alter und Namen der Familienmitglieder und Tätigkeiten; wenn Signale oder Anknüpfungspunkte kommen, auch nach der Beziehungsdynamik.

2 Diagnostik

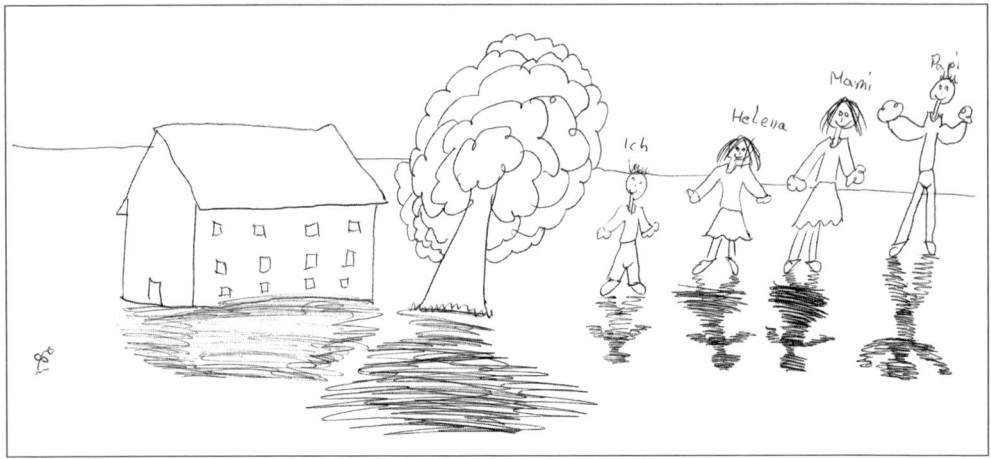

Abb. 2-3: Zeichentest „Baum/Haus/Familie", ausgeführt von einem Neunjährigen. Detaillierte und weit entwickelte Zeichnung mit ausgeprägter Individualisierung der Personen.

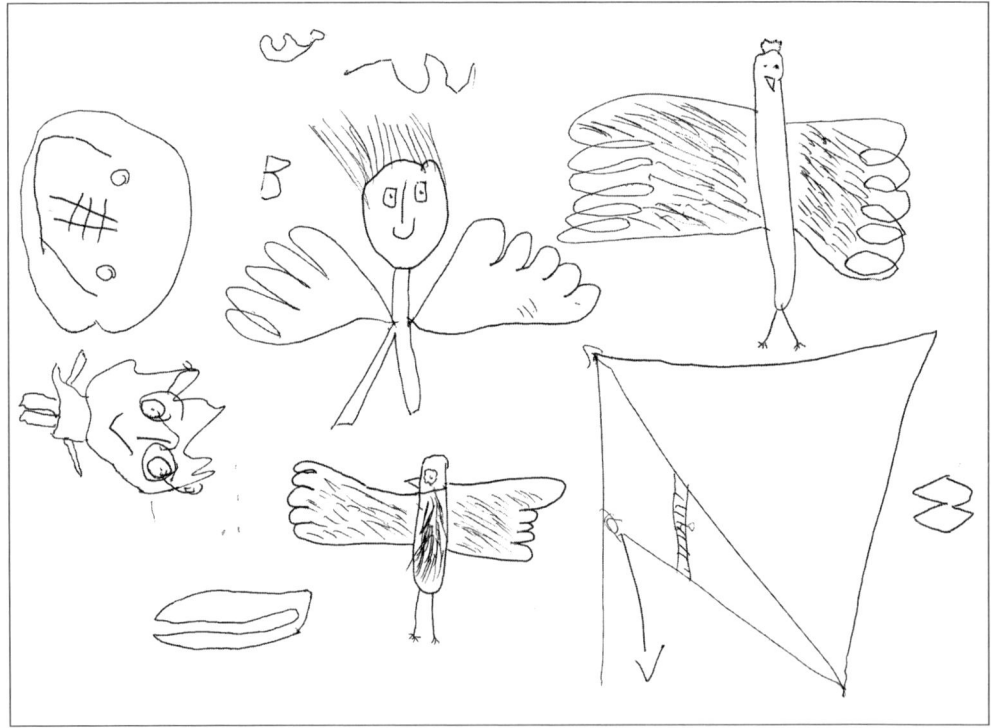

Abb. 2-4: Gleiche Aufgabenstellung für einen Gleichaltrigen mit dimensional stark ausgeprägtem ADHS

Die Abbildungen 2-5a und 2-5b dokumentieren den Fortschritt der homöopathischen Behandlung eines Neunjährigen.

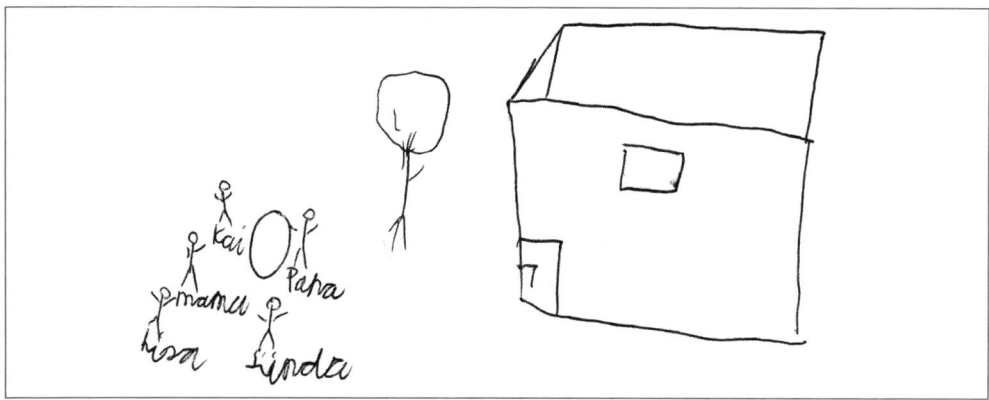

Abb. 2-5a: Zeichentest eines Neunjährigen mit der Überzeugung „Das kann ich nicht."

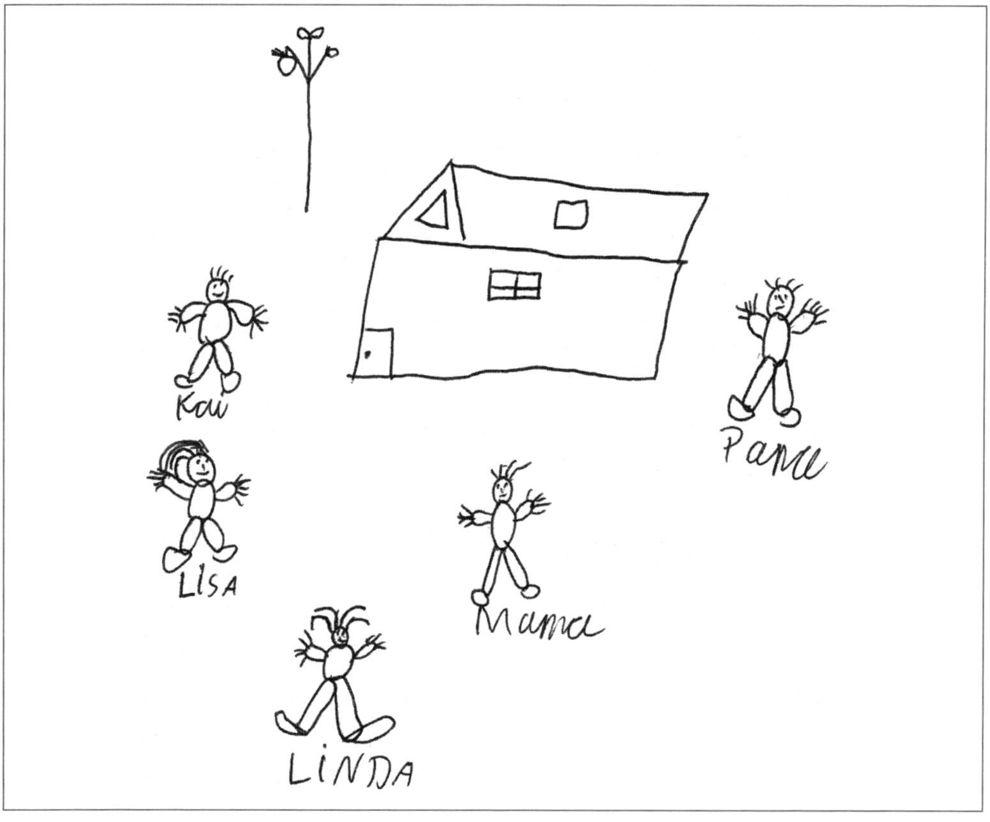

Abb. 2-5b: Sechs Monate nach Behandlungsbeginn. Die Entwicklung der zeichnerischen Umsetzung korreliert mit dem Rückgang der ADHS-Symptomatik.

Mann-Zeichen-Test

Es handelt sich dabei streng genommen nicht um einen metrischen Test, sondern um ein Screening-Verfahren zum Entwicklungsstand des Kindes, das eine einigermaßen verlässliche Einschätzung ermöglicht. War die Darstellung der Figuren aus dem Zeichentest aussagekräftig genug, lässt sich der Mann-Zeichen-Test natürlich auch auf diese Zeichnung anwenden. Da mehrere Personen dargestellt sind, nimmt man für jedes Kriterium die beste Figur.

In unserer Praxis wird die von Ziler (1997) entwickelte detailstatistische Bewertung verwendet. Die Zeichnung des Kindes wird daraufhin ausgewertet, welche Details dargestellt und ob sie an der richtigen Stelle angeordnet sind. Zu den Kriterien ☞ Tab. 2-5.

Tab. 2-5: Bewertungstabelle zum Mann-Zeichen-Test nach Ziler[12]			
Nr.	Detail	Beschreibung	Anmerkung
1.	Kopf		
2.	Kopf	nicht größer als die Hälfte und nicht kleiner als ein Viertel des Rumpfes (ausgemessen!)	
3.	Kopfhaar	angedeutet	
4.	Kopfhaar	deutlich ausgezeichnet	Der Punkt zählt, wenn das Haar nicht nur gekritzelt oder nur am Umriss des Kopfes gezeichnet ist, sondern die entsprechenden Stellen des Kopfes ein gezeichnetes Haar haben; Kopfumrisse dürfen nicht durchschauen.
5.	Augen		
6.	Pupille		
7.	Augenbrauen		Dieser Punkt kann sowohl für Augenbrauen als auch für Wimpern gezählt werden.
8.	Nase	angedeutet (als Strich oder Punkt)	
9.	Nase	plastisch (es genügen evtl. zwei Nasenlöcher)	
10.	Mund	angedeutet (als Strich oder zusammenhanglose Striche)	

[12] Ziler H: Der Mann-Zeichen-Test in detailstatistischer Auswertung, S. 7 ff.

Tab. 2-5: Bewertungstabelle zum Mann-Zeichen-Test nach Ziler (Fortsetzung)

Nr.	Detail	Beschreibung	Anmerkung
11.	Mund	plastisch (in Mundform, nicht nur ein Loch)	
12.	Lippen	deutlich gezeichnet	
13.	Kinn	deutlich erkennbar oder Bart	Bei En-face-Zeichnungen muss entsprechend unter dem Mund Platz sein, der Kopf muss an der Stelle des Kinns spitzer zulaufen. Evtl. kann auch eine Andeutung des Kinns durch einen Punkt, kleine Striche oder Schattierungen vorhanden sein.
14.	Ohren	angedeutet	
15.	Ohren	plastisch	Erforderlich für diesen Punkt ist, dass innerhalb der Umrandung des Ohres ein Punkt, ein Kreis, eine fragezeichenartige Figur oder dergleichen das Innere der Ohrmuschel andeutet.
16.	Hals	angedeutet	Als Andeutung des Halses genügt ein Strich, der allerdings Kopf und Rumpf verbinden muss. Hat dieser Strich keine direkte Verbindung mit Hals und Rumpf, so ist der Punkt 16 nicht erfüllt.
17.	Hals	plastisch (s. Anmerkungen)	Der Hals ist plastisch, wenn er durch zwei parallele Striche dargestellt ist, die oben durch die Umrisslinie des Kopfes und unten durch die Umrisslinie des Rumpfes begrenzt sind.
18.	Hals	richtig verbunden	Die richtige Verbindung zwischen Kopf und Rumpf erfordert, dass die Kopfumrisslinie offen in die Halslinie übergeht und die Halslinien offen in die Umrisslinie des Rumpfes überleitet. Es gibt dabei also keine Begrenzung des Halses nach oben oder unten durch quer laufende Linien.
19.	Rumpf		Es zählt der Rumpf, der durch einen Strich, durch ein kreisförmiges Gebilde oder durch ein quadratisches Viereck dargestellt ist. Also auch plastische Rumpfformen, die nicht länger als breit sind, erfüllen nur den Punkt 19.

Tab. 2-5: Bewertungstabelle zum Mann-Zeichen-Test nach Ziler (Fortsetzung)

Nr.	Detail	Beschreibung	Anmerkung
20.	Rumpf	plastisch und länger als breit	Der Rumpf muss plastisch und eindeutig länger als breit sein. Es kommt bei jüngeren Kindern vor, dass die Beine an den Kopf gesetzt und parallel lang herunter gezogen sind, sodass der lang gestreckte Raum zwischen den Beinen als Rumpf gemeint sein könnte. Dieser lang gestreckte offene Raum kann als Rumpf nur dann anerkannt werden, wenn er über dem Ende der Beine oder über den evtl. gezeichneten Füßen durch einen Querstrich nach unten begrenzt ist.
21.	Schultern	deutlich erkennbar	
22.	Arme	als Strich	
23.	Arme	plastisch	
24.	Arme	richtig angesetzt	Bei einer En-face-Zeichnung muss der Arm genau an der Schulter angesetzt sein. Bei einer Profilzeichnung muss er an der Stelle angesetzt sein, an der die Schulter anzunehmen ist.
25.	Ellenbogen	deutlicher Winkel, wenigstens an einem Arm	
26.	Hände	angedeutet	Hände und Finger, die etwas halten (z. B. Blumen, Spazierstock usw.), werden genauso bewertet wie die freien Finger der Mann-Zeichnung. Halten beide Hände mit ihren Fingern etwas oder sind die Hände und Finger – oder in der Profilzeichnung die eine sichtbare Hand mit ihren Fingern – in den Taschen oder auf dem Rücken, sodass die Punkte für Hände und Finger nicht richtig mitgezählt werden können, dann wird die gleiche Punktzahl, die sich für die Füße ergibt (einschließlich Punkt 51 und 52), auch für Hände und Finger angerechnet.

2.5 Untersuchungsgang zur Eingangsdiagnostik

Tab. 2-5: Bewertungstabelle zum Mann-Zeichen-Test nach Ziler (Fortsetzung)

Nr.	Detail	Beschreibung	Anmerkung
27.	Hände	deutlich ausgezeichnet	
28.	Finger	angedeutet	
29.	Finger	plastisch	
30.	Finger	richtige Zahl	
31.	Daumen	abgespreizt	
32.	Beine		
33.	Beine	plastisch	
34.	Beine	richtig angesetzt	Die Beine müssen schräg nach oben zusammenlaufen und müssen wenigstens da zusammenstoßen, wo sie am Körper angesetzt sind. Wo sie unter einem Mantel oder einer Jacke hervorkommen, müssen sie schräg aufeinander zulaufen.
35.	Knie	deutlicher Winkel, wenigstens an einem Bein	
36.	Füße	angedeutet	
37.	Füße	plastisch	Die plastische Zeichnung des Fußes kann nur dann anerkannt werden, wenn eine Fußform gezeichnet ist. Kreise oder sonstige Formen genügen nicht.
38.	Füße	mit Ferse oder Absatz (s. Anmerkungen)	Es werden alle möglichen Formen von Fersen und Absätzen (mit und ohne Schuh-Andeutung) gezeichnet. Gewertet wird jede deutliche Erhebung an der Stelle des Fußes, an der Ferse oder Absatz sein müssen, also auch der Absatz ohne sonstige Andeutung eines Schuhs.
39.	Gesicht	en face	Es genügt ein En-Face-Gesicht mit allen Gesichtsteilen, plastisch oder nicht plastisch gezeichnet, ohne Kinn.
40.	Gesicht	en face, plastisch und komplett	Erforderlich ist ein En-face-Gesicht mit allen Gesichtsteilen, plastisch gezeichnet, das Kinn muss deutlich gezeichnet sein.

Tab. 2-5: Bewertungstabelle zum Mann-Zeichen-Test nach Ziler (Fortsetzung)			
Nr.	Detail	Beschreibung	Anmerkung
41.	Gesichtsprofil	Es genügt ein Gesichtsprofil mit allen Gesichtsteilen, plastisch oder nicht plastisch gezeichnet, Kinn oder Ohren dürfen fehlen.	Bei einem **Mischprofil** wird die doppelte Darstellung von Nase und Mund (en face und im Profil) und eine mehrfache Darstellung der Augen positiv mit den entsprechenden Punkten bewertet. Punkt 42 kann aber in keinem Fall gegeben werden.
42.	Gesichtsprofil	plastisch und komplett	Erforderlich ist ein Gesichtsprofil mit allen Gesichtsteilen, plastisch gezeichnet.
43.	Profilhaltung von Rumpf und Armen	(nur wenn Punkt 41 oder 42 gezeichnet ist)	
44.	Profilhaltung von Beinen und Füßen	(nur wenn Punkt 41 oder 42 und 43 gezeichnet sind)	
45.	Kopfbedeckung	angedeutet	
46.	Kopfbedeckung	mit Einzelheiten	
47.	Körperbekleidung	angedeutet	Kleidung wird meist durch Knöpfe auf dem Rumpf und durch transparente Kleidung angedeutet. Ein einzelner Punkt auf dem Rumpf soll im Allgemeinen keinen Knopf, sondern den Nabel bedeuten.
48.	Hose	deutlich gezeichnet mit Einzelheiten, nicht transparent	
49.	Rock	deutlich gezeichnet mit Einzelheiten, nicht transparent	
50.	Kragen	deutlich gezeichnet	
51.	Schuhe	angedeutet	
52.	Schuhe	deutlich mit Einzelheiten	

Anmerkungen zur Bewertungstabelle

Bei Armen, Fingern, Nase usw. soll der Zusatz **„plastisch"** ausdrücken, dass diese Körperteile nicht nur als Strich oder Punkt, sondern als Doppelstrich usw. gezeichnet sind. Eine Strichverdickung ist nicht plastisch.

Wenn Körperteile, die doppelt vorhanden sein müssen (Arme, Beine, Augen usw.) in der **En-face-Zeichnung** nur einmal gezeichnet sind, so wird die Hälfte der Punkte gerechnet. Sind diese Körperteile mehr als zweimal gezeichnet, wird kein Punkt gegeben. Ebenso gibt es keinen Punkt für angedeutete Hände (z.B. Kreisform), die rundherum mit Strichen als Finger versehen sind. Wird bei Körperteilen, die doppelt vorhanden sind, der eine in einer einfachen und der andere in einer besseren Form gezeichnet, so wird die bessere Form gewertet.

Liegen von einem Kind mehrere Mann-Zeichnungen vor, die zeitlich kurz nacheinander gezeichnet worden sind, so wird die **beste Zeichnung gewertet** und nicht ein Mittel aus allen Zeichnungen.

Bei der **Zählung der Punkte** ist darauf zu achten, dass bei einer besseren Ausführung eines Körperteils die vorherigen Punkte für die schlechtere Ausführung mitgezählt werden. Ist z.B. bei einer Mann-Zeichnung der Hals so gezeichnet, dass Punkt 18 erfüllt ist, so werden auch die Punkte 17 und 16 mitgezählt. Oder ist z.B. bei den Beinen der Punkt 34 erreicht, so sind auch die Punkte 32 und 33 zu zählen.

Zielparameter

Die Berechnung zur Feststellung des Zielparameters **„Mann-Zeichen-Alter"** (MZA) ist altersabhängig. Dreijährige können normalerweise noch keinen Punkt der 52 Punkte aus der Bewertungstabelle erfüllen. Ziler geht davon aus, dass vier Punkte einem Jahr MZA entsprechen. Deshalb dividiert man die erhaltene Punktzahl durch vier. Zu dieser errechneten MZA-Zahl werden nochmals drei addiert, da es ja für die ersten drei Lebensjahre keinen Punkt gibt.

Die errechnete Zahl (in Monaten) wird durch das Lebensalter (ebenfalls in Monaten) dividiert und ergibt dann den **Mann-Zeichen-Quotient** (MZQ), der in Hunderterwerten wiedergegeben wird. Werte um die Hundert weisen auf eine altersgerechte Entwicklung hin. Ergeben sich bei diesem Test auffallende Abweichungen muss eine differenzierte Diagnostik folgen.

Beispiel: Die neunjährige Tamara zeichnet ausdrucksvoll und individualisierend (☞ Abb. 2-6). Wendet man die oben besprochenen Kriterien an, erreicht sie 21 Punkte, dividiert durch 4, ergibt dies den Wert 5,25. Hierzu wird 3 addiert für die ersten drei Lebensjahre. Dies wird mit 12 multipliziert, um die Monate zu berücksichtigen: $8,25 \times 12 = 99$.

2 Diagnostik

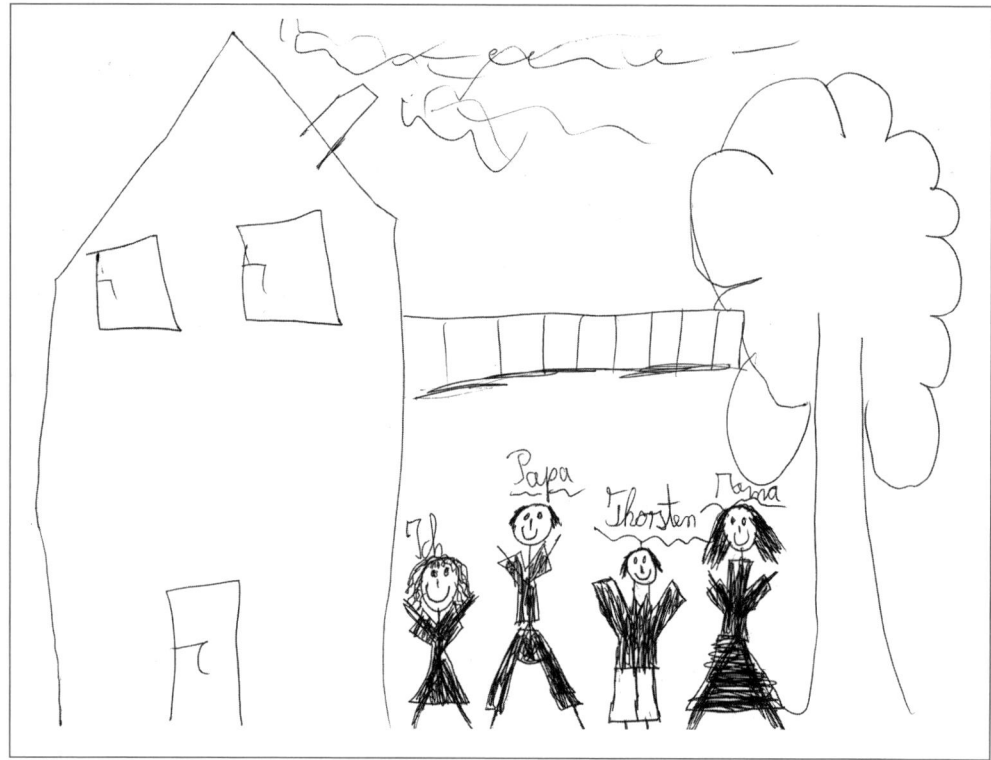

Abb. 2-6: Beispiel Mann-Zeichen-Test eines neunjährigen Mädchens (☞ Tab. 2-5)

Ihr Lebensalter wird ebenfalls mit 12 multipliziert: $9 \times 12 = 108$. Dividiert man den individuell ermittelten Wert 99 durch das Lebensalter ergibt sich ein knapp unterdurchschnittlicher Wert: $99 : 108 = 0{,}916 \times 100 = 91{,}6$ **MZQ** (Mann-Zeichen-Quotient). Die in der Zeichnung manifestierte mangelnde Darstellung von Händen und Füßen korrelieren übrigens mit Tamaras feinmotorischen Problemen.

> **Bemerkung**
> Der Mann-Zeichen-Test darf nicht mit dem aus Intelligenztest-Verfahren ermittelten Intelligenzquotienten gleichgesetzt werden.

Testung der schulischen Grundanforderungen

Zur Diagnostik gehört **obligat** auch eine Überprüfung der schulisch geforderten Fertigkeiten wie Lesen, Schreiben, Rechnen und Nacherzählen. Selbstverständlich lasse ich mir auch aktuelle Schulhefte zeigen. Sie ersetzen aber nicht die Überprüfung in der Untersuchungssituation. Häufig wirken die Eltern – auch auf Wunsch der Schule – an der Gestaltung der Hefte mit, sodass der Eindruck der mitgebrachten Hefte verfälscht sein kann.

Aus den Korrekturen und eventuellen kritischen Kommentaren der Lehrer lässt sich einiges über das Lehrer-Schüler-Verhältnis erfahren. Werden Bemühungen oder Fortschritte des Schülers nicht gesehen, sondern immer nur der „Finger in die Wunde gelegt", folgt mit Sicherheit eine Demotivation, die die Leistung weiter verschlechtert.

Diktat

Der Text wird dem Alter des Patienten entsprechend ausgewählt. Im Vorfeld weise ich daraufhin, dass ich jeden Satz nur einmal sage und das Kind schreiben soll, was es sich merken konnte, wodurch sich die **Merkfähigkeit für Sprache** gut überprüfen lässt. (Auch dies ist natürlich nicht dogmatisch einzuhalten, wenn es zu Demotivation führt. Die Beobachtung der Körpersprache des Kindes ist hier sehr wichtig.)

Ich beginne mit einem kurzen, einfachen Satz, lasse dann schwerere Wörter mit einfließen, und fahre mit Schachtelsätzen fort. Ein Standardtext heißt beispielsweise:

Es war ein ganz normaler Tag. Doch es sollte alles noch sehr merkwürdig werden. Benjamin machte Feuer im Kamin, und Otto las laut aus einem Buch über Saurier vor.

Nur die wenigsten Kinder können diesen letzten Satz hundertprozentig korrekt wiedergeben. Wird daraus aber „*Benjamin ist am Ofen, und Otto liest den Dinos for*", deutet dies auf ein reduziertes **Sprachverständnis** hin.

Ich gebe dem Kind immer ein unliniertes Blatt. Dadurch lassen sich **graphomotorische Fähigkeiten** gut mit untersuchen: Hält es die Linien ein, sind die Buchstaben gleich groß, wie wird die Schrift angeordnet? Wie beim Zeichentest liegt besonderes Augenmerk auf **Kraftaufwendung**, **Motorik** des übrigen Körpers, **Arbeitstempo** und **Ausdauer.**

Auch die **Rechtschreibung** wird überprüft. Strotzt der gesamte Text von Fehlern, und werden sie auch beim Korrekturlesen vom Patienten nicht erkannt, korrigiere ich den Text nicht, sondern nehme ihn mit einem lobenden Kommentar zu den Akten. Ist die Fehlerzahl gering, weiche ich von der schulüblichen Korrigierweise ab: Ich unterstreiche **nicht rot die Fehler**, sondern **grün die korrekt geschriebenen Wörter**. Dann gehe ich mit den Kindern den Text durch und bespreche, wie die Wörter geschrieben werden müssen, damit wir sie auch noch grün unterstreichen können. Der Vorteil dabei ist, dass der Kommentar des Beurteilers willkommen ist und keine Frustration auslöst.

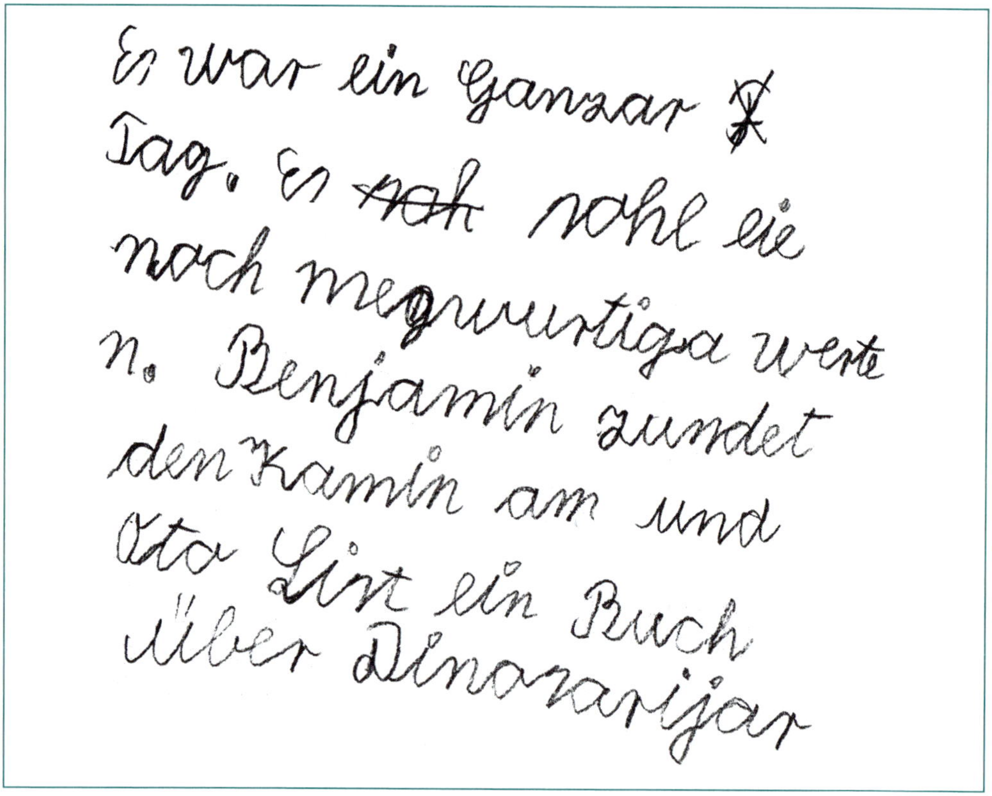
Es war ein Ganzar ~~X~~
Tag. Es ~~nah~~ sahe sie
nach megnuurtiga werte
n. Benjamin zundet
den Kamin am und
Ota List ein Buch
über Dinazarijar

Abb. 2-7a: Diktat eines Neunjährigen vor Beginn der homöopathischen Behandlung

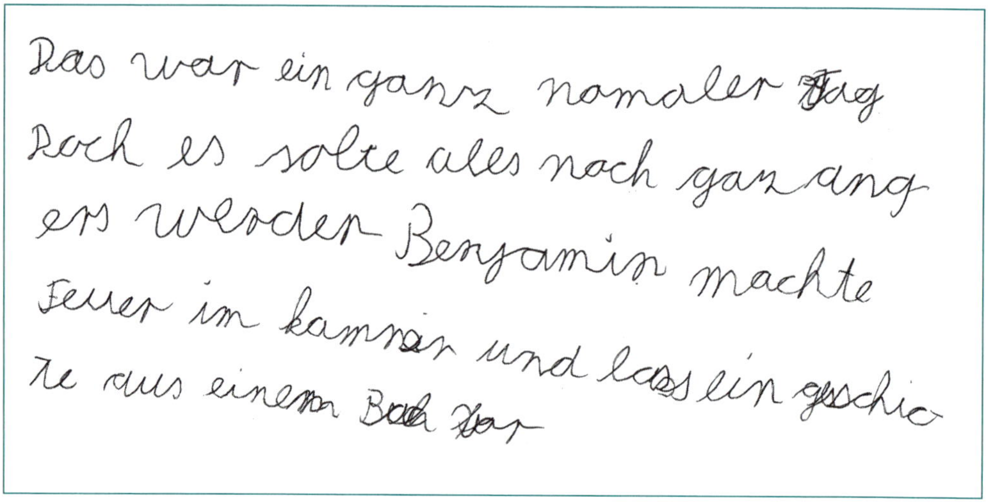
Das war ein ganz namaler Tag
Doch es solte ales nach ganz ang
ers werden Benjamin machte
Feuer im kamnan und lass ein geschic
te aus einem Bach vor

Abb. 2-7b: Diktattest (erste Wiederholung) mit dem gleichen Text nach sechs Monaten Behandlung. Texterfassung und Schriftbild haben sich deutlich verbessert.

Lesen

Neben der **Lesetechnik** ist das **Leseverständnis** mit zu überprüfen. Die Länge des vorzulesenden Textes sollte das Kind auf keinen Fall überfordern. Beobachtet werden **Lesefluss**, **Betonung** und **Technik**: Wird das Wort noch Buchstabe für Buchstabe zusammengesetzt, erkennt das Kind vertraute Wörter als Idiogramm? Wie leicht/schwer fällt das Erkennen von neuen, schwierigeren Wörtern, stottert es dabei? Wie ist die **Vortragstechnik**?

Den gerade gelesenen Text lasse ich dann nacherzählen. Auch Kinder, die wegen einer noch nicht ausgereiften Kodierung Schwierigkeiten beim Vorlesen hatten, erzählen den Ablauf der Geschichte meist korrekt nach. Zeigen sie beim Nacherzählen deutliche Defizite, lesen die Kinder den Text noch ein Stück leise weiter und sollen ihn dann nacherzählen. So lässt sich differenzieren, ob das Leseverständnis wegen mangelnder Technik beim Lautlesen oder aus anderen Gründen reduziert ist. Kinder mit einer zentralen Sprachverarbeitungsschwäche haben nicht nur Schwierigkeiten beim Lesen, sondern können auch die Nacherzählung nicht strukturieren. Dasselbe Problem haben auch Kinder mit einer seriell auditiven Störung oder einer Störung der sensorischen Integration. Ergeben sich bei diesem Test auffallende Abweichungen von den Durchschnittswerten, muss eine differenzierte Diagnostik folgen.

Rechnen

Der Rechentest muss dem aktuellen Klassenstand entsprechen. Am einfachsten nimmt man Aufgaben aus den mitgebrachten Heften mit veränderten Zahlen.

Zusätzlich sollte man schon Bekanntes überprüfen, z. B. **Kopfrechnen** und **Einmaleins-Reihen**, da viele Kinder hier Defizite haben, die ihre weiteren mathematischen Entwicklungsmöglichkeiten behindern. Rechnet ein Kind aus der zweiten Klasse bei leichten Aufgaben noch heimlich mit den Fingern mit, sind Defizite zu vermuten.

Soweit schon im Unterricht behandelt, sollte man die Kinder auch **Textaufgaben** lösen lassen. Den Text sollte man diktieren. Es ist interessant zu beobachten, wie Schriftbild und Orthographie bei der geänderten Aufgabenstellung sich verändern können: In Abb. 2-8a ist das Diktat eines neunjährigen Mädchens nach dreijähriger Legasthenie-Behandlung wiedergegeben. Es zeigt eine weitgehende Kompensation der Teilleistungsschwäche, die aber sofort wieder dekompensiert, als es den Text bei einer Mathematikaufgabe schreiben sollte (☞ Abb. 2-8b).

2 Diagnostik

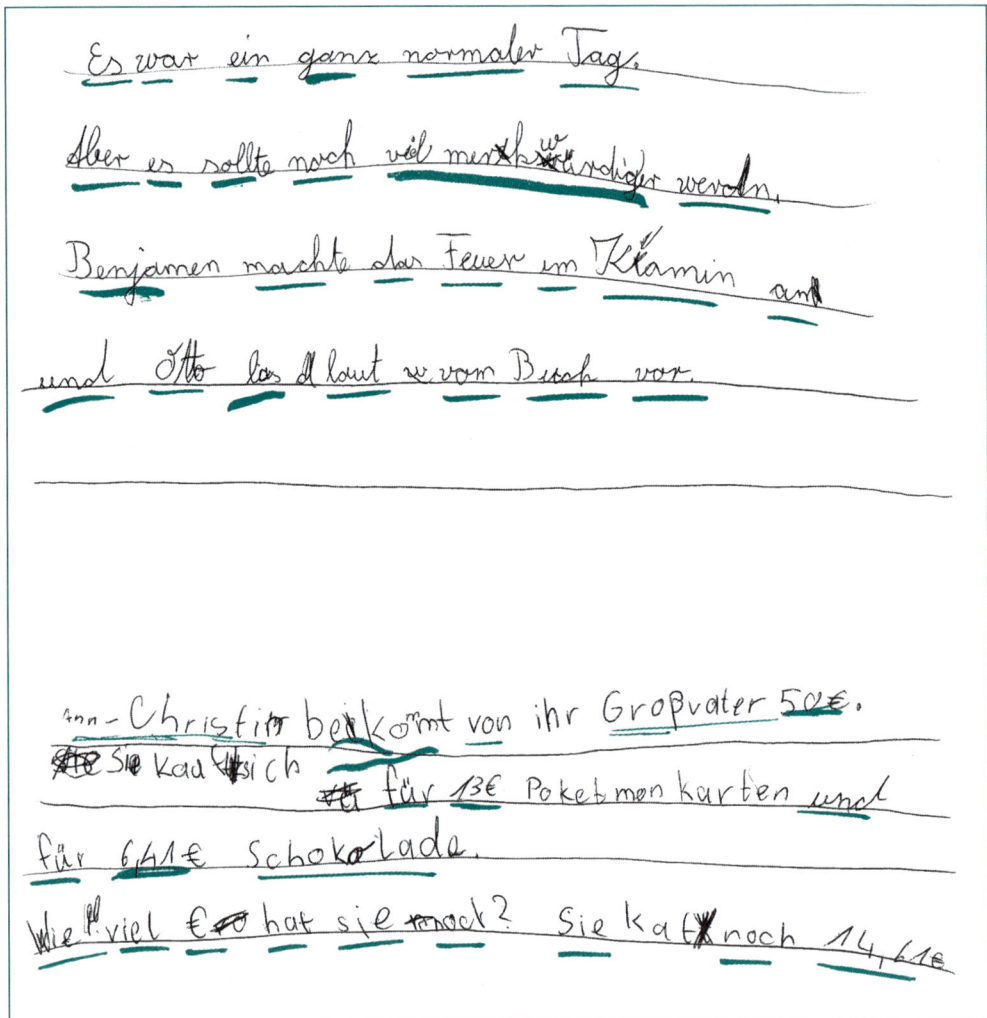

Abb. 2-8a – 2-8b: Schriftprobe einer Neunjährigen nach dreijähriger Legasthenie-Behandlung:
a) beim Diktat, b) beim Schreiben der Textaufgabe

Teilleistungsschwächen

Die Überprüfung der Fertigkeiten in Diktat, Lesen und Rechnen dient lediglich der Orientierung und Aufdeckung möglicherweise koexistierender Teilleistungsschwächen. Gegebenenfalls sollten entsprechende Spezialuntersuchungen durchgeführt oder zu einer solchen Diagnostik überwiesen werden. Es ist erschreckend, wie häufig diese Problematik nicht vom Lehrer, sondern von Eltern und Arzt erkannt werden!

Film nacherzählen

Um untersuchen zu können, ob auch komplexere Abläufe erfasst und im Nachhinein dargestellt werden können, lasse ich die Kinder einen kurzen Film sehen:

> **Die Hexe Zilly**
> Die Hexe Zilly lebt mit ihrem Kater Zingaro in einem schwarzen Haus, und das gab Probleme, denn Zingaro war ebenfalls schwarz – und hatte grüne Augen. Hatte Zingaro die Augen offen, konnte Zilly ihn sehen, hatte er sie aber zu, konnte sie ihn nicht sehen und stolperte über ihn.
> Eines Tages, nach einem bösen Sturz, war Zilly wütend. Sie zauberte ihn grün. Jetzt konnte sie ihn überall im Haus sehen, auch wenn er auf dem Bett lag. Zingaro durfte aber nicht auf dem Bett schlafen, und so schaffte Zilly ihn nach draußen auf die Wiese.
> Da sie ihn im grünen Gras aber nicht entdecken konnte, stolperte sie auf der Suche nach ihm wieder über ihn – und landete in einem Rosenstrauch. Diesmal war sie richtig wütend und zauberte Zingaro bunt wie einen Papagei: Er hatte einen roten Schwanz, lila Beine, einen rosaroten Körper – nur die Augen waren immer noch grün. Zingaro sah lächerlich aus und kletterte auf einen hohen Baum. Aber auch da konnten ihn die Vögel noch entdecken und lachten ihn aus. Den ganzen Tag und die ganze Nacht blieb Zingaro auf dem Baum.
> Zilly machte sich Sorgen, denn sie liebte ihren Kater. Da kam ihr die rettende Idee: Sie zauberte Zingaro wieder schwarz und schon kam er schnurrend den Baum herunter. Zilly aber schwang ihren Zauberstab wieder und wieder und hatte dann ein gelbes Haus mit blauen Fenstern, roten Teppichen und bunten Möbeln. Jetzt konnte sie Zingaro immer und überall sehen.

Anhand der Filmnacherzählung können mehrere Verhaltensweisen und Fähigkeiten beobachtet und beurteilt werden:
Das Verhalten während der Filmvorführung: Sitzt das Kind ruhig und wie gebannt, schaukelt es, rutscht es auf dem Stuhl hin und her oder ist ein Körperteil in ständiger Bewegung? Von Anfang an oder wird es erst nach einer Weile unruhig? Schaut es aus dem Fenster oder zum Therapeuten? Steht es zwischendurch auf, wenn ja, um etwas anderes zu machen oder weil es „zu spannend" wird? Ist es leicht ablenkbar, z. B. wenn der Therapeut sich räuspert oder zufällig auf den Tisch klopft? Ist es dann vollständig vom Film abgelenkt oder kann es den Faden wieder aufnehmen?
Wie geht es mit dem Geschehen mit: *Phosphor* bedauert, wenn die Hexe Zilly die Treppe herunterstürzt, *Agaricus* äfft es nach, *Tuberculinum* oder *Stramo-*

nium lachen schadenfroh, *Barium* sitzt stumpf brütend vor dem Bildschirm, *Opium* döst mit offenem Mund und schreckt auf, wenn man auf den Tisch klopft. *Calcium* fürchtet sich vor Hexen oder dem kleinen Totenkopf, der unter den Kochutensilien der Hexe auftaucht. *Sulphur* kommentiert sofort, wenn Zingaro bunt gezaubert wird; „Warum zaubert sie nicht das Haus bunt?", oder langweilt sich. *Hyoscyamus* findet alles „blöd".

Die Nacherzählung: Wie wird die Geschichte strukturiert, ist das überhaupt möglich, eventuell mit Hilfestellung? Wird der Inhalt stark verkürzt, wie werden die Details wiedergegeben, wie die Pointe?

Manche Kinder erzählen sehr detailgetreu, beschreiben z. B. die Farben der Möbel und Kissenbezüge nach der Verzauberung des Hauses, schaffen es aber nicht, einen Handlungsablauf zu rekonstruieren. Es ist, als ob sie einzelne Dias noch vor Augen hätten, der gesamte Film als Handlung aber gar nicht wahrgenommen worden wäre. Wieder andere erzählen Anfang und Ende, können aber nichts mehr zum Mittelteil oder zu Einzelheiten sagen.

Wie wird die Geschichte beurteilt (natürlich altersabhängig): lustig, spannend, langweilig, mit welcher Empathie wird das Urteil vorgetragen?

Zahlenverbinden

In drei Kästchen sind jeweils die Zahlen von 1 bis 30 ungeordnet und durcheinander dargestellt. Das Kind soll die Zahlen in jedem Kästchen in der richtigen Reihenfolge verbinden und hat für jede Aufgabe 30 Sekunden Zeit. Der Durchschnittswert bei Sechs- bis Zehnjährigen liegt bei 12–15 Zahlen in 30 Sekunden.

Auch hier ist die **Verhaltensbeobachtung** mindestens so wichtig wie der erreichte **Punktwert**.

- Das Kind arbeitet unter Zeitdruck, wie geht es damit um? Zittert es vor Aufregung, blockiert es und wirft frustriert den Stift weg, wenn es eine Zahl nicht sofort findet? Vermeidet es, schon gezeichnete Linien zu überkreuzen und kommt so in Zeitverzug? Lässt es sich durch nichts aus der Ruhe bringen und geht souverän durch den Test? Überlegt es nach jeder Zahl, welche als nächstes kommt? Wie ist die Körpersprache: angespannt, hyperkinetisch, hypoton?
- Wie wirkt die visuelle Diskriminierungsfähigkeit, wie ist die Graphomotorik?
- Verbessern oder verschlechtern sich die Testergebnisse von der ersten bis zur dritten Aufgabe?

Zur Förderung der Compliance leite ich den Test mit folgendem Hinweis ein: „Du hast 30 Sekunden Zeit, um die Zahlen in der richtigen Reihenfolge miteinander zu verbinden. Das hat noch keiner geschafft. Vielleicht schaffst Du es ja – dann melden wir Dich bei ‚Wetten, dass..?' an."

Langsamen Kindern lasse ich mehr Zeit als die avisierten 30 Sekunden, damit sie sich von Aufgabe zu Aufgabe steigern können. Das innerhalb der vorgegebenen Zeit erreichte Ergebnis protokolliere ich in meiner Dokumentation. Ebenfalls festgehalten wird ein extrem langsames Ergebnis, wenn z. B. die Zahl 12 erst nach weiteren 30 Sekunden erreicht wird.

Satzergänzungstest

Der Satzergänzungstest ist nicht quantifizierbar, sondern wird „frei" interpretiert, häufig nach **tiefenpsychologischen Gesichtspunkten**. Anders als bei einem Screening-Verfahren lässt sich kein Wert angeben – etwa eine bestimmte Anzahl von Symptomen oder ein „Cut point", bei dessen Überschreiten man das Vorliegen einer „Pathologie" vermuten muss.

Er lässt aber eine **Individualisierung** zu. Mit dieser Methodik lässt sich viel über innere Konflikte des Patienten, über persönliche Lösungsstrategien, über innerfamiliäre oder schulische Beziehungen, Ängste, Sorgen, Hoffnungen und Vorstellungen erfahren.

Die freie Interpretation birgt die Gefahr der Über- oder Fehlbewertung. Als Untersucher muss man sich stets bewusst bleiben, dass dieses Verfahren nur Hypothesen und Hinweise liefert, die einer genaueren Exploration bedürfen.[13]

Der Satzergänzungstest ist einerseits eines der am häufigsten verwendeten Verfahren in der Kinderdiagnostik, liegt aber andererseits nicht in einheitlicher Form vor.

Rauchfleisch (2001) stellt einen Test vor, bei dem die distanzierte „**Er-**" oder „**Sie-**"**Form** verwendet wird, in der Annahme, dass das Kind sich freier äußert, wenn es nicht das Gefühl haben muss, über sich selbst zu sprechen. Das Kind bekommt eine Liste unvollständiger Sätze vorgelegt mit der Instruktion, die Liste mit spontanen Einfällen so ergänzen, als ob es ein anderes Kind gleichen Alters und Geschlechts wäre, z. B. „Wenn der Junge / das Mädchen allein war, …"[14]

Döpfner (2003) bietet einen Test in der „**Ich**"-**Form** an, der sich auch in den Sätzen unterscheidet („Am liebsten möchte ich …").

---

[13] Das gilt für die meisten Verfahren, die der Diagnostik emotionaler Probleme dienen wie „Familie in Tieren", der Sceno-Test, der Düss-Fabeltest, oder das „10-Wünsche-Fantasiespiel" nach Klosinski.

[14] Rauchfleisch U: Satzergänzungstest, in: Kinderpsychologische Tests, S. 74–77.

Aus der Praxis
Nach der Erprobung beider Verfahren habe ich mich zu einem dritten Weg entschlossen. Ich diktiere dem Kind die Sätze zunächst in der Ich-Form und adaptiere die folgenden Sätze an die sich ergebende Dynamik. Dadurch bin ich nicht an eine Liste gebunden und kann situativ bereits eventuelle Schwerpunkte (emotionale Belastungen in Schule, Familie etc.) explorieren. Dieses Vorgehen ist allerdings zeitaufwändiger, da man dem Kind nicht einfach den Bogen in die Hand drücken kann. Es hat aber den Vorteil, dass man auch die Compliance beobachten kann und sieht, wo das Kind thematisch angesprochen ist und reagiert oder wo es einfach nur etwas hinschreibt. Außerdem ergeben sich auch hier wieder Aufschlüsse zu Graphomotorik, aktuellem Schriftbild und orthographischen Fähigkeiten. Ich finde die Diktatvariante gerade bei Jugendlichen wertvoll, denen es teilweise sehr schwer fällt, sich im Interview zu verbalisieren. Man kann die verschiedensten Lebens- und Erlebensbereiche wie Schule, Freundschaft, Familie etc. ansprechen. Auf die Frage „Wie hast Du denn das gemeint?" gehen die meisten dann differenzierter ein, als wenn das Thema nur im Interview angeboten worden wäre.

d2-Test

Dieser Test ist ebenfalls in unterschiedlichen Versionen erhältlich. Er misst die kurzfristige visuelle, selektive Aufmerksamkeit als **Aufmerksamkeitsbelastungstest.**

Da er nur Papier als Vorlage und Bleistift als Bearbeitungsinstrument benötigt, ist er viel verbreiteter als die teilweise zusätzliches Instrumentarium wie Computer erfordernde „Go-/no-go-Diagnostik", die aber auch auditive Reize messen kann.

Tab. 2-6: „Klassischer" d2-Test	
Bestandteile	14 Reihen mit jeweils 47 Zeichen (Buchstaben d und p)
Definition der „kritischen Reize"	Buchstabe „d" mit zwei Strichen • entweder beide oben **oder** unten • oder einer oben **und** einer unten
Definition „nicht-kritisch"	Buchstaben „d" und „p" mit weniger oder mehr als zwei Strichen
Aufgabe	Markierung nur der „kritischen Reize"
Zeit für die Ausführung	pro Zeile 20 Sekunden

Berechnung der Parameter
- **Gesamtzahl** der **bearbeiteten Symbole** (GZ)
- **Fehlerzahl F** oder **F %**
- Die **Differenz beider Werte** (GZ-F)
- Die Differenz zwischen der niedrigsten und höchsten Bearbeitungsmenge als **Schwankungsbreite** (SB)
- Die Differenz zwischen richtig erkannten Symbolen und Verwechslungsfehlern als Ausdruck der **Konzentrationsleistung** (KL)

Die Zahl der bearbeiteten Symbole GZ misst das **Arbeitstempo**, was kein direkter Aufmerksamkeitsparameter, sondern unter Umständen ein Störfaktor sein kann: Schnell und flüchtig ist nicht rasch und gründlich.

Die **selektive Aufmerksamkeit** lässt sich am ehesten an den Parametern Fehlerzahl F oder dem Verhältnis zwischen bearbeiteten Symbolen und Fehlerzahl (GZ-F) erkennen. Als Korrektiv für die mögliche Bevorzugung durch schnelle, aber flüchtige Bearbeitung wurde der Konzentrationsleistungswert (KL) eingeführt.

Einschränkungen

- Die Testleistung ist tempoabhängig, langsamere Patienten sind benachteiligt.
- Es kommen nur sehr kleine und ähnliche Zeichen zur Anwendung, weshalb eine gute Sehfähigkeit Voraussetzung ist.
- Patienten mit Legasthenie oder einer Schwäche in diesem Bereich sind benachteiligt, da die verwendeten Symbole (klassisch „d" und „p", neu „d", „b", „p", „q") sehr ähnlich sind und von diesen Patienten kaum diskriminiert werden können.
- Die Normierungen sind unzureichend, auch im Jugendalter.
- Der Test ist auf nur eine Sinnesmodalität, die visuelle, beschränkt.

Trotz der Einschränkungen ist der d2-Test wegen seiner Einfachheit ein sehr taugliches Instrument. Dies vor allem dann, wenn man den Patienten bei der Ausführung intensiv beobachtet.

Variante

Wegen der genannten Einschränkungen weichen wir in unserer Praxis mittlerweile von der klassischen Version ab. Wir verwenden 30 statt 14 Zeilen, die aber weniger Zeichen haben. Dies hat den Vorteil, die Dauerbelastung in kritischere Bereiche führen und so genauer differenzieren zu können. Bei deutlich aufkommender Demotivation wird der Test früher abgebrochen.

ADHS-Kinder, die anfangs noch kompensatorisch gute Ergebnisse erzielen, fallen zum Ende hin deutlich ab. Bei weniger ausgeprägter Aufmerksamkeitsstörung ist dies nicht der Fall.

Die von uns verwendete Version enthält zusätzlich die Buchstaben „b" und „q". Hierdurch lassen sich auch leichtere Störungen im Lesebereich erkennen. Es wird kein Zeitdruck angewendet, aber die benötigte Zeit für Zeilen und Gesamttest dokumentiert, wodurch sich Besonderheiten feststellen lassen:
- Die meisten Patienten bearbeiten alle drei kritischen Symbole synchron.
- Einige gehen für jedes kritische Symbol isoliert die Zeilen durch. Sie erzielen bezüglich der Fehlerzahl sehr gute Ergebnisse, da sie gründlich arbeiten, benötigen aber fast die dreifache Zeit. Es ist, als wäre ihr Arbeitsspeicher zu klein, um drei Symbole gleichzeitig bearbeiten zu können, obwohl sie gute Diskriminierungsfähigkeiten haben. Dieses Defizit hat erhebliche Auswirkungen auf die Arbeitsleistung im schulischen oder beruflichen Bereich. Es ist gleichzeitig ein deutlicher Hinweis auf langsamere, entwicklungs- oder koordinationsgestörte Arzneimittelbilder.

Aus der Praxis
Die Normierung fehlt bei dieser Testvariante. Da Normierung aber sowieso für aufmerksamkeitsgestörte Kinder unzureichend ist, wird dieser Nachteil durch die Individualität der Ergebnisse ausgeglichen. Nach unserer Erfahrung sind die Ergebnisse intraindividuell von hoher Konstanz bzw. zusätzlich ein Hinweis auf therapeutische Verläufe.

Weitere Tests

Je nach Befund können weitere Tests erforderlich sein, um die Exploration in bestimmten Teilbereichen zu vertiefen. Hierfür haben wir uns ein Arsenal weiterer Verfahren wie z. B. CFT 20 (Grundintelligenztest Skala 2) oder weitere Tests für Teilleistungsstörungen zugelegt, die situativ eingesetzt werden. Ich sehe dieses Vorgehen aber nur als Screening an und überweise je nach Erfordernis zu entsprechender Fachdiagnostik.

Körperliche Untersuchung

Neben der klassischen Untersuchung auf körperliche Auffälligkeiten gehören hierzu auch die Überprüfung der **körperlichen Koordination**, der **sensorischen Integration** und Hinweise auf **pathologische Bewegungsmuster**. Häufig lassen sich noch Hinweise auf **perinatale Komplikationen** finden. Diese haben einen nicht zu unterschätzenden Einfluss auf die homöopathische Therapie, da ihre Folgen auch gut gewählte „Konstitutionsmittel" blockieren können, und diese Blockade erst gelöst werden muss.
Wir haben den Untersuchungsvorgang an den von Ruf-Bächtiger zur Diagnose der Minimalen Zerebralparese angepasst, da auch ADHS-Kinder häufig ähnliche Schwierigkeiten haben. Ruf-Bächtiger beschreibt ausführlich

einen kompletten Untersuchungsgang, in dem auch weitere testpsychologische Ansätze dargestellt sind. Hingewiesen sei ferner auf die interakiven Darstellungen zur Entwicklungsdiagnostik auf CD-ROM von Ruf-Bächtiger und Baumann.[15]

Tab. 2-7: Körperliche Untersuchung

✓ Gangbild	✓ Einbeinstand
✓ Zehengang	✓ Einbeinhüpfen
✓ Fersengang	✓ Positionsversuch
✓ Finger-Boden-Abstand	✓ Diadochokinese
✓ Langsitz	✓ Fingeropposition in Sequenz
✓ Liniengang	✓ Mundmotorik

Bei der Untersuchung ist es günstig, wenn das Kind nur mit Unterhose bekleidet ist. Wichtiger aber ist es, das Schamgefühl des Kindes zu respektieren! Es kann zunächst genügen, wenn Arme und Beine nackt sind.

Gangbild

Durchführung: Das Kind geht im Zimmer auf und ab, im Laufe der Untersuchung wird das Tempo gesteigert.
Beobachtungskriterien: Haltung, Trophik, Koordination, Symmetrie, Rechts-Links-Differenz
Normalbefund: symmetrische Haltung, Schrittlänge regelmäßig, symmetrische Trophik
Pathologische Zeichen:
- Schrittlänge einseitig verkürzt, evtl. Mindertrophik auf einer Seite mit kleinerer Hand, kleinerem Fuß oder kleineren Nägeln → Hinweis auf **Hemisyndrom**;
- fehlendes oder vermindertes Abrollen der Füße, flaches Aufsetzen oder Aufsetzen des Vorderfußes → Hinweis auf erhöhten Extensorentonus als Ausdruck einer **Minimalen spastischen Zerebralparese**;
- allgemein erniedrigter Grundtonus, hängende Schultern, Scapula aleata, runder Rücken, Hyperlordosierung lumbal, vermehrte Fußinnenbelastung → Hinweis auf **extrapyramidale Zerebralparese**.

---

[15] Ruf-Bächtiger L, Baumann T: Entwicklungsstörungen – ADS/ADHD/POS – das diagnostische Inventar (CD-ROM).

Zehengang

Durchführung: Das Kind geht möglichst hoch auf den Zehen durch das Zimmer.
Beobachtungskriterien: Haltung, Koordination, Symmetrie, Rechts-Links-Differenz, Ausdauer, Mitbewegung der Arme
Normalbefund: symmetrische Haltung, Schrittlänge regelmäßig, Ausdauer altersabhängig, Arme werden nur entspannt mitgeführt
Pathologische Zeichen:
- Mühe, im Zehenstand zu bleiben, vorzeitiges Absinken und Minderung bei erneuter Aufforderung, wackeliger Zehengang → Hinweis auf **Extrapyramidalstörung**;
- Anspannen und Mitbewegen der Hände, teilweise mit abgewinkelten Fingern, adduzierten, innenrotierten Armen → Hinweis auf **Zerebralspastik**.

Fersengang

Durchführung: Das Kind geht auf den Fersen durch das Zimmer.
Beobachtungskriterien: Haltung, Koordination, Symmetrie, Rechts-Links-Differenz, Ausdauer, Mitbewegung der Arme
Normalbefund: symmetrische Haltung, Schrittlänge regelmäßig, Ausdauer altersabhängig, Arme gleichen nur mäßig aus
Pathologische Zeichen:
- Der Vorderfuß kann kaum vom Boden angehoben werden, die Beine sind nicht senkrecht gestreckt, sondern nach dorsal gekippt; kompensatorisch ist die Hüfte gebeugt, der Oberkörper nach vorne gebeugt – erhöhter Extensorentonus der Beine → Hinweis auf **Minimale Spastik**;
- rudernde Bewegung der Arme, mangelhafte Gleichgewichtreaktion, klonische Bewegung der Arme, Dorsalflexion der Hände → Hinweis auf **Minimale Spastik**;
- nur vermehrte Ausgleichsbewegungen der Arme → Hinweis auf **extrpyramidale Störung**.

Finger-Boden-Abstand

Durchführung: Das Kind beugt sich im Stehen mit durchgedrückten Knien nach vorne und berührt mit den Fingerspitzen den Boden.
Normalbefund: Bodenberührung möglich
Pathologische Hinweise:
Der Abstand zwischen Boden und Fingerspitzen beträgt mehr als zehn Zentimeter – Kontraktur der ischiokruralen Muskulatur durch chronisch erhöhten Tonus → Hinweis auf **Minimale Spastik**.

Langsitz

Durchführung: Das Kind sitzt mit gestreckten Beinen auf einer Unterlage und richtet den Oberkörper im rechten Winkel auf.
Pathologische Hinweise:
Das Becken ist dorsal gekippt, der Schwerpunkt ist nach hinten verlagert, kompensatorischer Rundrücken; bei passiver Aufrichtung des Beckens kompensatorische Beugung der Knie → Hinweis auf **Beinextensorenkontraktur** durch chronisch erhöhten Tonus und enthemmte tonische Haltungsreflexe.

Liniengang

Durchführung: Das Kind wird aufgefordert, auf einer geraden Linie zu „balancieren" wie auf einem Seil und dabei Fuß vor Fuß setzen.
Normalbefund:
- **Vorschulkinder:** nur langsam möglich, häufig noch Abstände zwischen den Füßen
- **Schulkinder:** flüssige Umsetzung

Pathologische Hinweise:
Schwierigkeiten beim Platzieren der Füße, mal zu weit, mal tritt sich das Kind selber auf die Zehen. Gleichgewichtsprobleme, die durch Schwanken und kompensatorische Armbewegung ausgeglichen werden müssen. Verstärkung der Symptomatik, wenn das Kind die Augen bei der Ausführung schließt → Hinweis auf **Minimale Zerebralparese (MCD)**.

Einbeinstand

Durchführung: Für mindestens 30 Sekunden soll das Kind zuerst auf dem einen, dann auf dem anderem Bein möglichst ruhig stehen.
Beobachtungskriterien: Haltung, Koordination, Symmetrie, Rechts-Links-Differenz, Ausdauer, Mitbewegung der Arme
Normalbefund: Ausdauer altersabhängig, Fünfjährige können nur wenige Sekunden auf einem Bein stehen, Schulanfänger über 30 Sekunden, ab dem neunten Lebensjahr ohne kompensatorische Armbewegung, davor gleichen die Arme nur mäßig aus.
Pathologische Hinweise:
- Gleichgewichtsprobleme, da die Koordination der Muskelgruppen durch eine Störung im Muskeltonus beeinträchtigt ist → Hinweis auf **MCD**;
- Verlagerung des Rumpfes seitwärts über das Standbein, vermehrte Adduktion und Innenrotation des angehobenen Beines → Hinweis auf **Minimale Spastik**.

Einbeinhüpfen

Durchführung: Das Kind hüpft abwechselnd jeweils auf einem Bein durch das Zimmer.
Beobachtungskriterien: Haltung, Koordination, Symmetrie, Rechts-Links-Differenz, Ausdauer, Mitbewegung der Arme
Normalbefund: Ausdauer altersabhängig, Fünfjährige können meist nur eine Bahn und noch keinen Bogen zurückhüpfen, Schulkinder bewältigen die Aufgabe problemlos.
Pathologische Hinweise:
- Unharmonischer Bewegungsablauf, nur große, schnelle Sprünge möglich, langsames federndes Hüpfen fällt schwer; vermehrte Adduktion und Innenrotation des Hüpfbeines, das freie Bein ist kompensatorisch nach vorne gestreckt, Hüpfen eher auf dem Vorderfuß durch erhöhten Extensorentonus → Hinweis auf **Minimale Spastik**;
- zusätzliche Flexion und Adduktion eines Armes → Hinweis auf **Hemisyndrom**;

Bei älteren Kindern, die schon kompensatorisch die Symptomatik kaschieren, kann man durch Erhöhung des Schwierigkeitsgrades die Symptome verdeutlichen: Man lässt die Kinder im Zickzack über eine Linie hüpfen. Ab dem zehnten Lebensjahr ist aber auch hier der Befund unauffällig.

Positionsversuch

Durchführung: Das Kind steht möglichst ruhig mit geschlossenen Augen und streckt die Arme horizontal nach vorne. Die Handflächen zeigen nach oben, die Finger sind maximal gespreizt, evtl. Wiederholung mit geöffneten Augen bei pathologischen Hinweisen.
Beobachtungskriterien: Haltung, Koordination, Symmetrie, Rechts-Links-Differenz, Ausdauer, Mimik, Bewegung der Arme und Hände
Normalbefund: Ausdauer altersabhängig, die Aufgabe ist problemlos zu bewältigen.
Pathologische Hinweise:
- Zunehmende Pronation der Hände mit nach oben weisenden Daumen – Enthemmung tonischer Haltungsreflexe des Pronatorentonus → Hinweis auf **MCD**;
- zunehmende Unruhe der Arme, Hände und Finger mit laufenden kleinen Korrekturbewegungen, Grimassieren bei den Korrekturversuchen → Hinweis auf **extrapyramidale Bewegungsstörung**;
- Besserung der Symptomatik bei Wiederholung mit geöffneten Augen.

Diadochokinese

Durchführung: Im Stehen adduziert das Kind den Oberarm und beugt den Ellenbogen rechtwinklig, die Hand soll locker abwechselnd pronieren und supinieren. Die andere Hand hängt locker herab.
Beobachtungskriterien: Bewegungsablauf, Mitbewegung der anderen Hand
Normalbefund: bis zum neunten Lebensjahr sind spiegelbildliche Bewegungen der hängenden Hand normal, dominante Hand etwas besser.
Pathologische Hinweise:
- Ruckartige, steife Bewegungsabläufe, die Finger sind verkrampft und vermehrt flektiert. Mitbeteiligung des ganzen Arms mit Streckung, verstärkte klonische Mitbewegung der hängenden Hand → Hinweis auf **MCD**;
- hypotones Schütteln der Finger bei der Bewegung anstelle des Verbleibens in ihrer Stellung bei der Rotation → Hinweis auf **dyskinetische Bewegungsstörung**.

Fingeropposition in Sequenz

Durchführung: Möglichst rasch und flüssig sollen nacheinander die Fingerspitzen zur Daumenspitze geführt werden, und zwar mehrmals hintereinander vom Zeigefinger zum kleinen Finger und zurück. Der ausführende Arm ist gebeugt, die andere Hand hängt locker neben dem Körper.
Beobachtungskriterien: Bewegungsablauf, Mitbewegung der anderen Hand, Synkinesien im Mundbereich
Normalbefund: Normalerweise gelingt dies schon im Kindergartenalter nach mehrmaligem Üben, häufig bei jüngeren Kindern Mitbewegungen der anderen Hand. Dominante Hand etwas besser.
Pathologische Hinweise:
Verlangsamter mühsamer Bewegungsablauf mit Stockungen und Überspringen von Fingern oder zweifaches Antippen mit dem gleichen Finger. Die Umkehr beim kleinen Finger ist schwierig. Deutliche assoziierte tonische Reaktionen der anderen Hand, wobei Synkinesien nicht obligat sind → Hinweis auf **MCD**.

Mundmotorik und Stimme

Durchführung: Bei geöffnetem Mund führt das Kind die Zunge rasch von einer Mundecke zur anderen; dann soll es die Lippen ringsum im Uhrzeigersinn und gegenläufig lecken.
Beobachtungskriterien: Bewegungsablauf und Stimmverhalten
Normalbefund: ab dem Schulalter geschmeidige rasche Bewegungen

Pathologische Hinweise:
Unharmonischer Ablauf, Artikulationsschwierigkeiten, ungenaue Stimmdosierung (zu laut oder zu leise) und anamnestisch langes Geifern im Kleinkindalter → Hinweis auf **diskrete Störung der Hirnnervenkerne**.

Weiterführende Diagnostik

Des Weiteren sollten Tests zur motorischen Koordination mit taktil-kinästhetischer Wahrnehmung, zur visuellen Wahrnehmung, zur Raumerfassung, zur auditiven Wahrnehmung und Sprache, zu serieller und intermodaler Leistung erfolgen – vor allem dann, wenn sich im oben dargestellten Untersuchungsgang Defizite ergeben haben.

Lauth (2000) stellt vier weiterführende Fragen zur therapieweisenden Diagnostik:
- Liegen Mängel in der Verfügbarkeit oder Anwendung von **Teilleistungen** vor?
- Bestehen Mängel in der **Regulation von Handlungen**?
- Sind Beeinträchtigungen im **strategischen Planungsverhalten** festzustellen?
- Sind **Wissens- oder Kenntnisdefizite** für die Störung wesentlich?[16]

Aus der Beantwortung dieser Fragen ergibt sich sowohl die weiterführende individuelle Diagnostik als auch die Konzeption der Therapie.

Einbindung der homöopathischen Anamnese

Die homöopathische Anamnese verläuft zum größten Teil parallel zu dem geschilderten Untersuchungsgang. Die Anamnese zur **schulischen Situation** und der **sozialen Einbindung** ist häufig Spiegelbild der aktuellen Konflikte, die zusammen mit den Lösungsstrategien wegweisend für die Mittelwahl sind (☞ 3.2 Arzneimittelwahl).

Sozial- und **Familienanamnese** lassen sich gut mit den Zeichnungen oder z. B. mit dem Satzergänzungstest verbinden. Die Verhaltensbeobachtung gibt viele Hinweise. Typische Fehler bei der Überprüfung der Schulfertigkeiten sind in der Rubrik „Gemüt – Fehler" zu finden.

Während der körperlichen Untersuchung lässt sich gut die **Krankheitsanamnese im Kopf-zu-Fuß-Schema** erheben. Im Anschluss daran werden die noch offenen Symptombereiche wie Essensmodalitäten, Schweiß, Schlaf, Träume, Ängste etc. abgefragt. Wichtig ist auch die Frage nach **Nahrungsmittelunverträglichkeiten**.

---

[16] Lauth G; Linderkamp F: Diagnostik und Therapie von Aufmerksamkeitsstörungen, in: Hyperkinetische Störungen bei Kindern, Jugendlichen und Erwachsenen, S. 127–158.

> **Aus der Praxis**
> Die Essensmodalitäten sind häufig nicht sehr ergiebig. Nach langer Überlegung wird verkündet, die Vorlieben seien Pommes, Pizza, Schnitzel und McDonald's, oder Nudeln mit Nudeln. Sie können aber diagnostische „Goldkörner" liefern. So brachte das „Verlangen nach Austern" bei einem Jungen die richtige Entscheidung für *Lachesis*, das sonst wohl nicht so schnell erkannt worden wäre.
> Von dem bekannten homöopathischen Arzt Norbert Enders stammt der nützliche Tipp, danach zu fragen, was die Kindern denn gern auf der Pizza hätten.

2.5.3 Nachgespräche

Im Anschluss an den Untersuchungsgang führe ich gemeinsam mit Patient und Eltern ein sehr positiv darstellendes Gespräch. Dem Kind soll ein verstärkendes Feedback gegeben werden, warnende Zwischentöne werden von den Eltern verstanden.

Fragebögen

Den Eltern werden Fragebögen ausgehändigt: für jeden Elternteil und den oder die Lehrer. In manchen Fällen ist es sinnvoll, auch von anderen Bezugspersonen die Bögen ausfüllen zu lassen, z. B. wenn die Nachmittagsbetreuung über andere Personen oder einen Hort erfolgt.

Die Eltern werden gebeten, die Bögen unabhängig voneinander auszufüllen, wobei sie im Nachhinein vergleichen können.

Bei der Entscheidung, welcher Lehrer befragt wird, ist nach Möglichkeit das Kind mit einzubeziehen.

Manchmal ist es hilfreich, verschiedene Lehrer zu befragen, z. B. wenn emotionale Spannungen vermutet werden, gerade ein Lehrerwechsel stattgefunden hat oder in bestimmten Fächern sehr unterschiedliche Schulleistungen gebracht werden. Die Fragebögen für den Lehrer versehe ich mit dem Praxisstempel und füge eine Visitenkarte bei, um mich als Ansprechpartner anzubieten.

Für Kinder ab dem elften Lebensjahr sind ebenfalls validierte Fragebögen erhältlich. Zwar habe ich bei den von mir untersuchten Kindern und Jugendlichen wenig Kongruenz zwischen der Selbsteinschätzung und dem Fremdurteil festgestellt, dennoch bieten die Bögen eine gute Gelegenheit, noch einmal die gesamte, auch differentialdiagnostische Palette psychischer Störungen abzufragen und gegebenenfalls nachzuhaken. Einige der aufgeführten Fragen können von den Kindern als verletzend empfunden werden. Deshalb weise ich im Vorfeld darauf hin: „Einige Fragen haben mit Dir sicherlich überhaupt nichts zu tun. Sie treffen aber auf andere Kinder zu, deshalb stehen sie mit im Bogen. Wenn etwas nicht zutrifft, kreuze einfach die Null an. Du kannst die Frage auch durchstreichen, wenn sie Dich ärgert oder etwas dazu schreiben."

Elterngespräch

Die Eltern werden gebeten, folgende Unterlagen mitzubringen:
- die ausgefüllten **Fragebögen**, soweit schon bearbeitet,
- **Zeugnisse**, gegebenenfalls auch aus der Grundschule,
- das **U-Heft** über die kinderärztlichen Kontrolluntersuchungen,
- **Vorbefunde**, soweit vorhanden,
- **Impfpass**,
- aktuelle **Schulhefte**, wenn noch nicht eingesehen,
- eine **Fotografie** des Kindes für die Patientenakte.

Das Elterngespräch besteht aus drei Teilen:
- **Ergänzung, Vervollständigung** und **Überprüfung der Anamnese**,
- **Befundmitteilung**, teilweise als Hypothese, da noch Untersuchungsergebnisse ausstehen,
- Vorstellung des **therapeutischen Konzepts**.

Ergänzung, Vervollständigung und Überprüfung der Anamnese

Meist beginne ich das Gespräch mit der Frage, wie das Kind die Untersuchungssituation erlebt hat. Den Eltern wird so die Möglichkeit gegeben, Kommentare des Kindes weiterzugeben oder eigene zu machen. Bemerkungen wie „bei Ihnen war er aber besonders ruhig und gut drauf" oder „da hat er sich aber besonders viel Mühe gegeben" sind nicht als Komplimente misszuverstehen. Sie sind ein wichtiges Feedback für die eigene Bewertung der Untersuchungssituation. Als Therapeut läuft man sonst leicht Gefahr, die Symptomatik zu bagatellisieren.

Sichtung des mitgebrachten Materials

- Die **Fragebögen** werden orientierend und vergleichend ausgewertet. Es genügt zunächst die Durchsicht nach thematischen Schwerpunkten und divergierenden Einschätzungen der Eltern darüber, wie ausgeprägt die Symptomatik ihres Kindes ist.

Oft zeigen sich dynamische familiäre Prozesse, die direkten Einfluss auf das Kind haben, wie unterschiedliche Erziehungsstile von Mutter und Vater, emotionale Spannungen zwischen den Elternteilen und dem Kind oder auch Spannungen zwischen den Eltern.

- Die **Zeugnisse** schaue ich vor allem im textlich ausformulierten Teil durch und achte dabei auf konsistente Einschätzungen oder Brüche bei der Beurteilung der Konzentrationsfähigkeit, der Ablenkbarkeit und des Sozial- und Arbeitsverhaltens. Wichtig sind auch die Verläufe der Noten: Zeigen sie eine Kontinuität oder sind sie – z. B. bei einem Lehrerwechsel, mit Eintritt in die Pubertät oder aufgrund einschneidender Veränderungen im sozialen Umfeld – positiv oder negativ verändert.
- Das **U-Heft** gibt Hinweise auf perinatale Komplikationen und den Verlauf der kindlichen Entwicklung. Hier ist aber unbedingt eine genaue Nachfrage erforderlich, viele Ereignisse oder Auffälligkeiten spiegeln sich nicht in den Befunden wider. Bei der Durchsicht lässt sich leicht die emotionale und gesundheitliche Situation der Eltern während Schwangerschaft und Kleinkindalter mit explorieren, ebenso Veränderungen in der Familiensituation, z. B. durch Umzüge, die durchaus Veränderungen im Verhalten der Kinder bewirken können. Für die Eltern ist dieser kausale Zusammenhang aber nicht immer ersichtlich und wird deshalb nicht erwähnt.
- **Vorbefunde** lasse ich mir sowohl zur allgemeinen Krankengeschichte als auch zur speziellen Diagnostik von Aufmerksamkeitsstörungen und Verhaltensauffälligkeiten mitbringen. Sind die Kinder mit Stimulanzien eingestellt oder gab es therapeutische Versuche im Vorfeld, ist eine besonders intensive Exploration der zur Verschreibung führenden Situation und Diagnostik sowie zu Verlauf, Dosierung und Einstellungsphase der Medikation wichtig. Von besonderem Interesse ist dabei das therapeutische Konzept, wie und ob eventuell komorbide Teilleistungsstörungen diagnostiziert und behandelt wurden.
- Den **Impfpass** schaue ich ebenfalls nur orientierend durch und frage nach Reaktionen auf Impfungen oder zeitgleiche Veränderungen im Verhalten.

Nach Durchsicht der mitgebrachten Unterlagen hat sich häufig schon ein Bild ergeben, aus dem ersichtlich wird, wo die Dynamik des Falls liegt und in welche Richtung weiter nachzufragen ist.

Prüfstand für die Arbeitshypothese
Es ist darauf zu achten, sich nicht „spekulativ" festzulegen und bestimmte Faktoren überzuinterpretieren.
Immer wieder ertappe ich mich dabei, meine eigene Arbeitshypothese nicht ausreichend zu hinterfragen. Taucht dann z. B. bei der Ergänzung der homöopathischen Anamnese ein mittelbestimmendes Symptom auf, bin ich geneigt, dies zunächst geflissentlich zu übersehen, da es mit meinem „Fallbild" nicht übereinstimmt. Für dieses falsche „therapeutische" Verständnis müssen Therapeut und vor allem auch der Patient in der Regel bitteres Lehrgeld bezahlen.

Die beim Kind durchgeführte homöopathische Anamnese ist in jedem Fall durch die Elternbefragung zu den Befunden und zur Schließung von Anamneselücken zu überprüfen und zu ergänzen. Hier ist auch der vom Kind bearbeitete Fragebogen von großer Hilfe. Für einige Eltern „tun sich Abgründe auf", wenn sie merken, welche Sorgen und Ängste ihrer Kinder sie nicht gesehen haben. Umgekehrt kann es sein, dass etwas, das die Eltern als sehr bedeutsam eingeschätzt haben, für das Kind in der Selbstbeurteilung nur eine untergeordnete Rolle spielt. Eventuell sollte hier auch nochmals ein diagnostisches Nachfassen des Behandlers erfolgen.

Befundmitteilung

Die Befundmitteilung muss bei noch ausstehenden Untersuchungsergebnissen von Fremddiagnostik oder Fremdbeurteilung zunächst hypothetisch formuliert werden. Wird dies deutlich zum Ausdruck gebracht, haben die meisten Eltern dafür Verständnis.
Was Eltern auf der Seele liegt, ist die Frage „Hat mein Kind nun ADHS – ja oder nein?". Diese Frage ist in den meisten Fällen nicht mit Ja oder Nein zu beantworten. Selbst wenn es eine eindeutige Antwort gäbe, lässt sich daraus keine direkte therapeutische Konsequenz abzuleiten. Deshalb behelfe ich mir mit folgender Erklärung:

> **Erläuterung der Befundermittlung gegenüber den Eltern** (☞ Abb. 2-9)
> Die Antwort auf diese Frage ist nicht so leicht und würde Ihnen auch nichts nützen. Es wäre dasselbe wie die Feststellung: „Das Kind hat Fieber!" Dann sieht man: Ja, die Körpertemperatur ist erhöht, aber man weiß nicht, woher das kommt. Deshalb lässt sich daraus noch keine Behandlung ableiten, und nur darum geht es.
> **Diagnose:** Schauen wir uns also zunächst die Diagnose ADHS an. Sie ist eine Verhaltensbeschreibung, die zu einem Krankheitsbild zusammengefasst wurde. Um aber wirksam behandeln zu können, müssen wir entweder die Ursachen kennen oder – wie in der Homöopathie – die individuellen Ausprägungen und Besonderheiten berücksichtigen.
> Die Diagnose ADHS wird dann gestellt, wenn das Kind folgende drei Parameter aufweist:
> - erhöhte Ablenkbarkeit,
> - verkürzte Konzentrationsspanne,
> - erhöhte Impulsivität.
>
> Diese Verhaltensweisen müssen im Verhältnis zum durchschnittlichen Verhalten der Altersklasse auffällig erhöht sein. Es gibt Kinder, deren Leben ausschließlich durch diese Verhaltensweisen geprägt ist: →

- Sie schaffen es nicht, auch nur einfache Tätigkeiten auszuführen, ohne gleichzeitig eine Vielzahl anderer Sachen anzufangen.
- Sie schaffen es nicht, einen der tausend Gedanken in ihrem Kopf zu Ende zu denken.
- Sie handeln immer erst und denken dann – eventuell!

Diese Patienten bilden den einen Pol, nennen wir ihn „ADHS-positiv".

Die drei kritischen Parameter sind aber seelisch-geistige Eigenschaften, keine messbaren, „objektiven" Laborwerte. Außerdem sind sie auch abhängig davon, wer sie wie bewertet, sind also abhängig von der „Brille" des Beurteilers.

Zu diesen drei Eigenschaften könnte man auch sagen: „spontan, flexibel und offen" – also Eigenschaften, die wir bei unseren Kindern als erwünscht ansehen.

Es gibt auch Menschen, die weder spontan noch flexibel noch offen sind. Sie entsprechen der Karikatur des „preußischen Beamten" – obwohl die in Wirklichkeit ganz anders sind. Aber mit diesem Bild können Sie es sich gut vorstellen.

Diese Menschen bilden den Gegenpol, nennen wir ihn entsprechend „ADHS-negativ".

Zwischen diesen beiden Polen gibt es ein Kontinuum, und das ist die Menschheit. Wir alle bewegen uns irgendwo in diesem Spannungsfeld. Nun wurde behauptet: Hier ist die Grenze, links davon ist man krank, rechts davon ist man gesund. Es sieht so aus, als hätten wir hier einen Zahlenstrahl, auf dem jeder Mensch mit verschiedenen Untersuchungsmethoden genau eingeordnet werden kann.

Diese Einordnung ist aber nicht starr. Noch einmal: **Es handelt sich um geistige und psychische Parameter.** Und die sind abhängig von sehr vielen äußeren oder inneren Einflüssen, die dann zu einer Linksverschiebung führen können. Diese Einflüsse sind sehr unterschiedlich und situationsabhängig. Es kann Prüfungsangst, langweiliger Unterricht, Ärger zu Hause, Pubertät, Verliebtheit – kurz, es kann alles Mögliche sein.

Bin ich als lebhafter Mensch auf dieser Skala nun relativ weit links eingeordnet und es kommen diese Einflüsse dazu, so kommt es zu einer Linksverschiebung und damit zu einem Überschreiten des Grenzwertes zwischen „Gesundheit und Krankheit".

Ritalin®: Dieser Mechanismus funktioniert natürlich auch, wenn ich im pathologischen Bereich angesiedelt bin, es kommt dann zu einer Verschlimmerung der Symptomatik.

Ist ein Patient am Pol „ADHS-positiv" und ich bekomme ihn nicht sehr schnell homöopathisch in den Griff – was aber manchmal sehr wohl →

funktioniert –, wird der Leidensdruck so groß, dass ich eine probatorische Behandlung mit einem Stimulanz wie Ritalin® für indiziert halte.
Ich muss diesen Patienten erst einmal in Bereiche bringen, wo er für andere Therapieformen zugänglich wird, sie wahrnehmen und für sich umsetzen kann. Erst dann kann die eigentliche Therapie folgen, denn bei der Behandlung mit Stimulanzien werden die Symptome nur verdeckt.
Ist er weiter rechts angesiedelt oder im Normalfall im gesunden Bereich und nur bei Stress jenseits des Grenzwertes, halte ich Ritalin® für kontraindiziert. Hier dreht es ich darum, die Filter- und Abwehrfunktion gegen die zur Pathologie führenden Reize zu stärken. Das erreiche ich durch Homöopathie, die aber eingebettet sein muss in ein Behandlungskonzept, zu dem auch andere Bausteine gehören wie Ergotherapie, Heilpädagogik, pädagogische Arbeit, Elterntraining etc.
Schwierig ist die Frage nach Ritalin® bei Patienten, die im mittleren pathologischen Bereich stehen. Hier kann es durch Stress zu einem Dekompensieren kommen. Das hängt auch von der individuellen Empfindlichkeit gegen diese Einflüsse ab.

Zu dieser Erklärung entwerfe ich folgende Skizze als Visualisierung (☞ Abb. 2-9), mit deren Hilfe sich auch optisch eine Einordnung des Patienten vornehmen lässt. Natürlich gibt das Schema nur den subjektiven Eindruck des Therapeuten wieder. Gleichzeitig lässt sich bei der Darstellung Behandlungsmöglichkeiten, die die Filterfunktion stärken, zum Therapiekonzept (s. u.) überleiten.

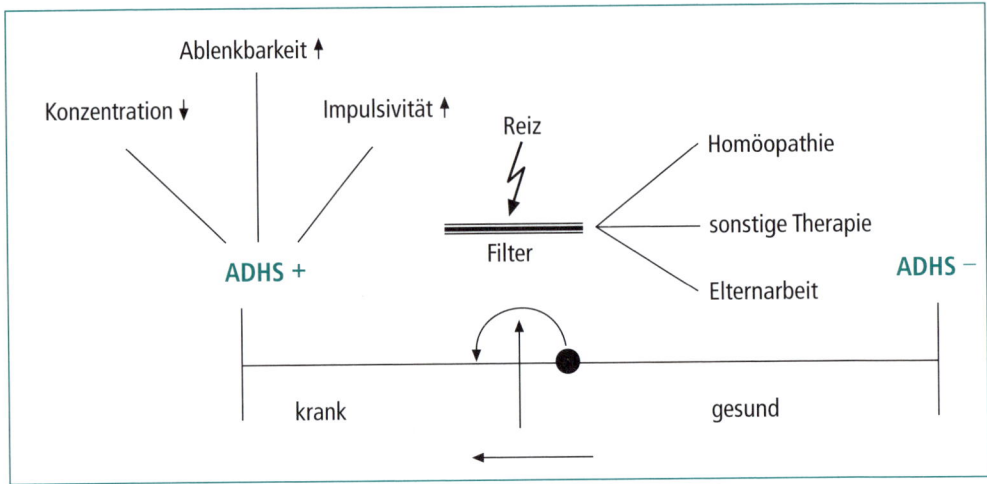

Abb. 2-9: Visualisierung der Befundmitteilung

Behandlungskonzept

Wichtig ist es, den Eltern klarzumachen, dass die Behandlung einer chronischen Störung wie ADHS nicht allein durch medikamentöse Maßnahmen erfolgen kann (☞ Abb. 2-10).

> **Erläuterungen zum therapeutischen Konzept gegenüber den Eltern**
> Wenn ADHS wirklich nur eine Hirnstoffwechselstörung wäre, müssten wir diesen nur korrigieren, und das Problem hätte sich erledigt. Nach unserer Erfahrung ist das nicht so. Die Behandlung muss – in der Homöopathie ebenso wie auch in der Schulmedizin – multimodal sein, das heißt, auf mehreren Behandlungssäulen ruhen.
> Die breiteste Säule ist die Elternarbeit. Das ist die schlechte Nachricht des Tages. Es ist und bleibt so, dass wir als Eltern nun einmal die Verantwortung für unsere Kinder haben und dafür sorgen müssen, dass sie mit ihren Leben zurechtkommen können. Auf das, was Sie konkret tun können, gehe ich nachher noch genau genauer ein.
>
> **Nicht medikamentöse Maßnahmen**
> Bei dieser Arbeit sind Sie allerdings nicht allein. Das ist die gute Nachricht des Tages. Es gibt eine Menge von Möglichkeiten, die Sie hierbei unterstützen können. Zunächst einmal die nicht medikamentösen Maßnahmen, lassen Sie sie uns „sonstige Förderung" nennen. Hierzu zählen unter anderem die Psychotherapie, Ergotherapie, Heilpädagogik oder Psychomotorik.
> Bei der **Psychotherapie** unterscheidet man zwischen verhaltenstherapeutisch orientierten Formen und der tiefenpsychologisch-orientierten Vorgehensweise. Ob überhaupt notwendig und welche Form für ihr Kind geeignet wäre, besprechen wir später. Manchmal kann auch eine Familientherapie sinnvoll sein.
> Die **Ergotherapie** dient dazu, die festgestellten Defizite in der Motorik und bei der Koordination zu verringern, und die Konzentrationsfähigkeit zu verbessern. Der Therapeut gibt Ihnen hierbei auch Tipps, was Sie zu Hause üben können.
> Ein ähnliches Ziel hat auch die **Psychomotorik**. Sie wird meistens in Vereinen ausgeübt. Das hat den Vorteil, dass die Behandlung meistens sehr preiswert ist, und Ihr Kind sich in einer Gruppe befindet. Bei dem Verein, mit dem unsere Praxis zusammenarbeitet, ist es so, dass die Gruppen nicht nur aus ADHS-Kindern zusammengesetzt sind. Meistens geht es sehr lustig zu. Die Kinder dürfen sich erst einmal richtig austoben und werden dann zur Ruhe geführt. Das Schöne dabei ist, dass die Kinder nicht unter Leistungsdruck stehen, aber trotzdem viele Möglichkeiten zu einem Erfolgserlebnis haben.
> →

Gute Erfahrungen haben wir auch mit der **Heilpädagogik** gemacht. Die Therapeutin, mit der wir zusammenarbeiten, macht mit den Kindern „geistiges Karate". Ich weiß allerdings nicht, ob man hierbei auch einen schwarzen Gürtel erwerben kann. Trotzdem macht es den meisten Kindern viel Spaß. Es besteht aus gemeinsamen Konzentrations- und Entspannungsübungen. Unter der Moderation der Therapeutin können die Kinder dann in kleineren Gruppen sie belastende Sorgen und Probleme besprechen. Das Reizvolle dabei ist, dass die Lösungsvorschläge von Gleichaltrigen kommen, die die Problematik viel besser verstehen als wir Erwachsene. Denn machen wir uns nichts vor, wir können beim besten Willen die Welt nicht mehr mit den Augen unserer Kinder sehen.

Teilleistungsstörungen: Des Weiteren müssen wir feststellen, ob bei Ihrem Kind wirklich eine Teilleistungsstörung wie Lese-Rechtschreibschwäche oder Dyskalkulie vorliegt. Wenn dem so wäre, ist eine gezielte Förderung nach unserer Erfahrung unabdingbar. Verschiedene Institute bieten Testungen an, häufig gibt es aber auch speziell ausgebildete Lehrer, die Tests durchführen und Sie auch beraten können.

Liegen Hinweise auf perinatale Komplikationen mit daraus resultierenden sensomotorischen Störungen vor, ist eine **osteopathische Diagnostik** und eventuelle **Behandlung** zu empfehlen. Es ist allerdings sinnvoll – wie mit sämtlichen anderen Ko-Therapeuten auch –, sich davon zu überzeugen, dass der entsprechende Behandler Erfahrung in der Arbeit mit ADHS-Kindern hat.

Elternarbeit
Die bisher besprochenen Maßnahmen zielen alle allein auf das Kind ab. Teilweise ist es aber sehr sinnvoll, auch an uns Eltern zu arbeiten. Häufig machen wir Fehler im Umgang mit den Kindern, die das Leben ausgesprochen erschweren. In speziellen **Eltern-Trainingsprogrammen** können wir lernen, kritische Situationen gar nicht erst entstehen zu lassen oder wie wir uns möglichst konstruktiv konfliktlösend verhalten. Gute Erfahrungen haben wir mit dem Programm „Triple P" (☞ 4.3.1) gemacht. Dies wird häufig durch Bausteine eines anderen sehr erfolgreichen Eltern-Kind-Trainings – „THOP" (☞ 4.3.2) – ergänzt.

Medikamentöse Therapie
Die Behandlung mit **Ritalin®** (☞ 5 Ritalin®) und anderen Psychopharmaka wären gegebenenfalls Thema eines extra Gesprächs. Schwerpunkt der in unserer Praxis durchgeführten medikamentösen Therapie ist die **homöopathische Behandlung** (☞ 3 Homöopathische Behandlung).

2.5 Untersuchungsgang zur Eingangsdiagnostik

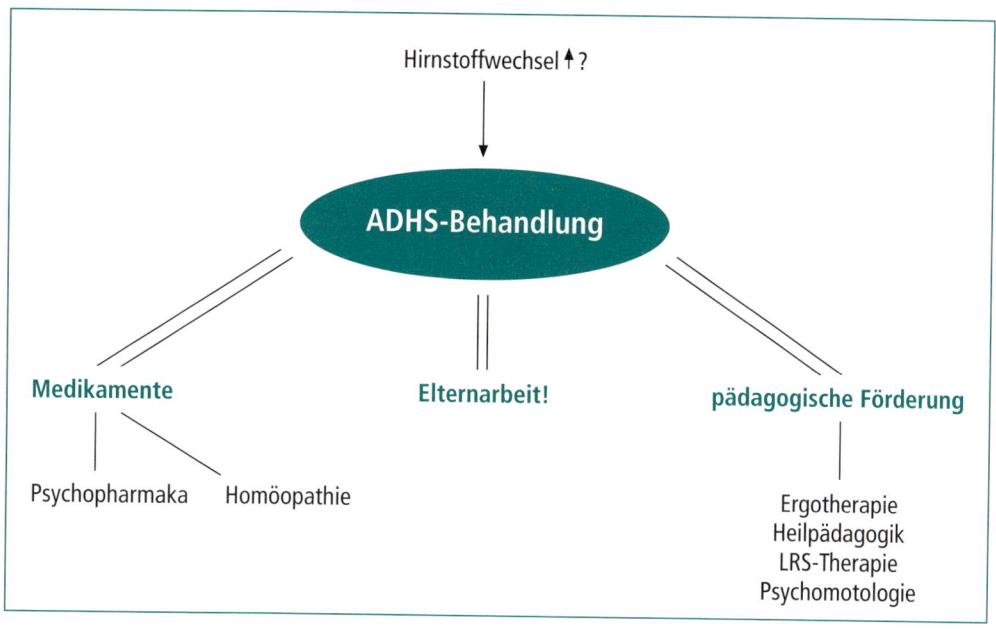

Abb. 2-10: Visualisierung Behandlungskonzept

I Identifizierung der dringlichsten Probleme

Hierbei ist darauf zu achten, dass es möglichst konkrete Situationen sein müssen, an denen gearbeitet werden kann, und nicht allgemein gehaltenes Missempfinden. In der Regel sind es folgende Situationen, die für die Eltern sehr belastend sind:

- **„Hausaufgabenkrieg"**: Das Kind benötigt die ständige Anwesenheit der Mutter bei den Hausaufgaben, um sie strukturiert oder überhaupt fertig zu bekommen. Dabei benötigt es sehr viel Zeit, die der Mutter für anderes abgeht. (☞ 4.2.1)
- **„Mitteilungszwang"**: Das Kind redet ununterbrochen und vor allem dazwischen, sobald jemand anderes auch nur den Mund aufmacht und auch einmal etwas sagen will. Familiäre Rituale wie eine gemeinsame Mahlzeit werden zur Qual. (☞ 4.2.2)
- **„Hörstörung"**: Das Kind hört nicht, nimmt scheinbar überhaupt nicht wahr, was man zu ihm sagt, um was man es bittet oder wozu man es auffordert. Erst wenn man nach der 50. „ruhigen" Aufforderung brüllt, wird die Hörschwelle überschritten und den Aufforderungen murrend und beleidigt nachgekommen. (☞ 4.2.3)
- **„Gedächtnissieb"**: Das Kind „vergisst" regelmäßig schon erlernte Routinetätigkeiten wie das Wegräumen seiner Kleidung, Zähneputzen, Tischdecken, Abräumen usw. (☞ 4.2.4)

- „Trödelei": Jeder Morgen wird zum Drama, weil das Kind – obwohl zeitig geweckt – es nicht schafft, rechtzeitig angezogen zum Frühstück zu erscheinen und pünktlich das Haus zu verlassen. Nur unter ständigem Antreiben der Mutter kommt es rechtzeitig aus dem Haus. (☞ Tab. 4-2).

Diese Probleme werden nach ihrem „Störwert", nach der Dringlichkeit und nach der subjektiv empfundenen Belastung nummeriert. Bei den Follow-ups werden sie mit abgefragt und Lösungsstrategien vermittelt (☞ Kap. 3.8 Follow-up und Verlaufskontrolle).

Mit dem dringlichsten Problem beginne ich meist schon in der ersten Sitzung. Das hat den Vorteil, dass auch bei einer möglicherweise unzureichenden Mittelwirkung schon ein therapeutischer Effekt da ist, eine Entlastung stattfindet und die familiäre Situation sich entspannt.

2.6 Differentialdiagnostik

Viele Kinder weisen zusätzlich zum ADHS weitere Störungen auf, die möglicherweise die eigentlichen Ursachen für das ADHS-Verhalten sind. Es stellt sich also die Frage, ob die Symptome tatsächlich im Rahmen eines ADHS zu interpretieren sind, oder ob sich die Problematik nicht mit einer anderen Diagnose besser erklären lässt.

Bei der Differentialdiagnostik muss zwischen psychogenen und körperlich bedingten Symptomen unterschieden werden.

Tab. 2-8: Differentialdiagnostik ADHS

Psychogene Störungen	
entwicklungsbedingte Hyperaktivität	evtl. Normavariante im Klein- und Vorschulalter
psychische Störungen oder Verhaltensauffälligkeiten	**Angst/Angststörungen** • phobische Störung • soziale Ängstlichkeit • generalisierte Angststörung **Depressionen** **Ticstörungen** **tief greifende Entwicklungsstörungen** • frühkindlicher, atypischer Autismus • Rett-Syndrom • desintegrative Störungen

2.6 Differentialdiagnostik

Tab. 2-8: Differentialdiagnostik ADHS (Fortsetzung)

	• überaktive Störungen mit Intelligenzminderung und Bewegungsstereotypien • Asperger-Syndrom • sonstige tief greifende Entwicklungsstörungen
Störungen sozialer Funktionen	• reaktive Bindungsstörung • Bindungsstörung mit Enthemmung
Störungen des Sozialverhaltens	Persistierendes Verhaltensmuster, bei dem entweder die Grundrechte anderer oder die wichtigsten altersentsprechenden sozialen Normen oder Gesetze verletzt werden.
Intelligenzminderung und schulische Überforderung	• IQ unter 50 • Erethismus bei geistiger Behinderung
schulische Unterforderung	• überdurchschnittliche Begabung in bestimmten kognitiven Bereichen • Hochbegabung
umschriebene Entwicklungsstörungen	• Legasthenie • Dyskalkulie
Körperliche Störungen	
Hörstörungen Epilepsie eingeschränkte visuelle Fähigkeiten posttraumatische Zustände nach Schädel-Hirn-Verletzungen banaler chronischer Schlafmangel	Können als Aufmerksamkeitsstörung fehlinterpretiert werden oder ADHS-Symptome hervorrufen.
Medikamente Alkohol, Drogen	Beeinträchtigung der Aufmerksamkeit

2.6.1 Entwicklungsbedingte Hyperaktivität

Die wichtigste und häufigste Differentialdiagnose ist eine entwicklungsbedingte Hyperaktivität. Sie ist eine Reifungsvariante, die gelegentlich im Extrembereich liegen kann.

Dabei ist besonders zu berücksichtigen, dass sich die gesellschaftlichen Akzeptanzgrenzen verschoben haben. Viele Eltern akzeptieren mittlerweile ein Verhalten ihrer Kinder, dass die Toleranz der Mitmenschen in hohem Maße belastet. Umgekehrt fühlen sich viele Menschen übermäßig gestört, wenn Kinder in der für sie kennzeichnenden, ansteckenden Lebendigkeit ihrer Freude oder Trauer Ausdruck verleihen.

Gerade im **Kleinkind- oder Vorschulalter** ist ein entwicklungsbedingtes expansives Verhalten normal und sinnvoll. Die Kinder wollen ihre Grenzen kennen lernen und testen sie massiv aus. In Anbetracht der bisher nur unzureichend validierten Untersuchungsmöglichkeiten (☞ 2.1 Apparative Diagnostik) sollte bei Kindern in diesem Alter die Diagnose ADHS äußerst zurückhaltend gestellt werden. (☞ 1.2.3 Schwierigkeiten bei der Diagnosestellung, S. 15: der zweieinhalbjährige Dennis, der mit Amphetaminsaft behandelt wurde, ☞ 2.3 ADHS im Vorschulalter).

„Hinter der Diskussion um möglicherweise steigende Prävalenzraten steht schließlich auch die Frage nach der Abgrenzung von ADHS und Normvariationen: Zeigen nicht alle Kinder zu bestimmten Zeiten eine gewisse Unruhe? Kommt Unaufmerksamkeit nicht bei sehr vielen Kindern vor? Wird Impulsivität und Spontaneität nicht vielleicht doch manchmal verwechselt? In zunehmendem Maße wird akzeptiert, dass ADHS keine diskrete und gut von der Normvariation abgrenzbare diagnostische Einheit darstellt, sondern dass eine dimensionale Betrachtung ihr angemessen ist: ADHS ist eben nicht wie Masern oder Mumps, also eine Krankheit, die man entweder hat oder nicht hat, sondern eher wie Bluthochdruck oder Übergewicht anzusehen, also eine Problematik, die mehr oder weniger stark ausgeprägt sein kann. Die Diagnose ist dann bei den extremen Ausprägungen eher leicht zu stellen, wesentlich schwieriger ist sie jedoch bei den Kindern und Jugendlichen, die weniger stark von der Symptomatik betroffen sind – und das ist der größte Teil der vorgestellten Kinder. Ein Teil unserer differentialdiagnostischen Schwierigkeiten ist also dadurch begründet, dass wir kategoriale Diagnosen machen wollen, wo dimensionale Betrachtungsweisen angemessen sind. Die differentialdiagnostische Fragestellung gewährt, wenn man so will, abgelöst von der Fragestellung, wie stark derjenige von der Problematik betroffen ist – ob zweifelsohne das Vollbild einer ADHS Symptomatik vorliegt (das ist vermutlich höchstens bei drei bis fünf Prozent aller Kinder der Fall) oder ob die Problematik weniger stark ausgeprägt ist bis hin zu einer Temperamentsvariation".[17]

2.6.2 Psychische Störungen oder Verhaltensauffälligkeiten

Psychische Störungen oder Verhaltensauffälligkeiten nehmen im Grundschulalter zu. Zwischen dem ersten und dem vierten Schuljahr verdreifacht sich die Zahl der behandlungsbedürftigen Erkrankungen (Resch 2002).

---

[17] Döpfner M, Lehmkuhl G: ADHS Report 16.

2.6 Differentialdiagnostik

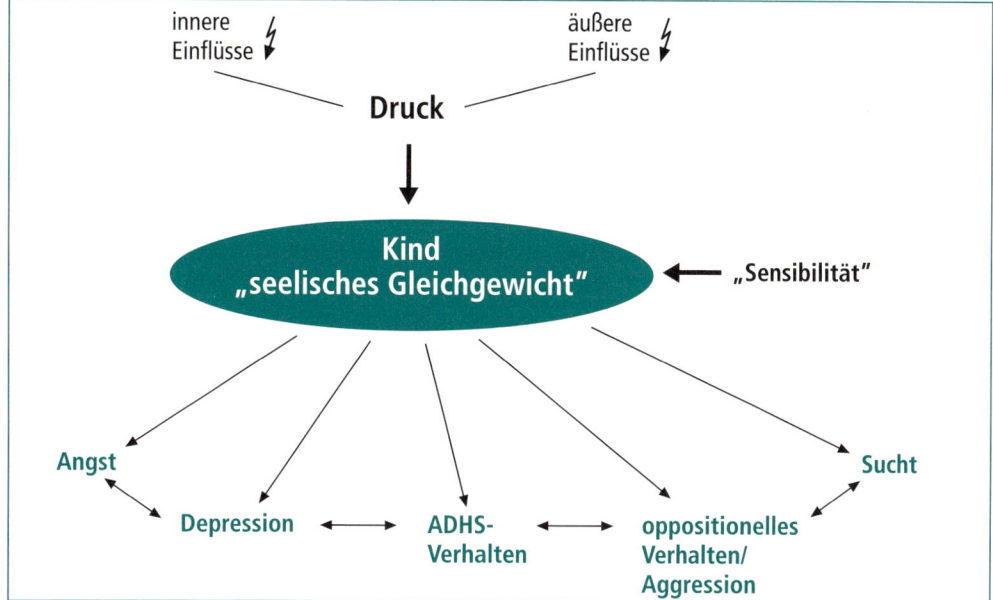

Abb. 2-11: Entwicklung von Verhaltensauffälligkeiten

Innere und/oder äußere Einflüsse wie genetische Konstitution oder Schulstress bzw. familiäre Konflikte üben auf die Kinder einen immensen Druck aus. Manche Kinder halten ohne äußere Anzeichen stand, stecken ihn quasi weg. Kommt aber Sensibilität oder Durchlässigkeit gegenüber Reizen hinzu, gerät das Kind aus dem seelischen Gleichgewicht. Es entwickelt, fast als Ventilfunktion, ein auffälliges Verhalten: z. B. Angst, Depression, ADHS-Verhalten, Opponenz, Aggression oder Entwicklung einer Sucht. Häufig stellen diese Auffälligkeiten keine isolierte Störung dar, sondern sind miteinander verbunden.

Psychische Störungen können sowohl Begleiterkrankungen als auch Folgeerscheinungen von ADHS sein, wenn sich psychogene Symptome und Grundsymptomatik gegenseitig begünstigen und verstärken. Sie können aber auch für sich alleine eine Symptomatik entwickeln, die dem Bild eines ADHS entspricht.

Angststörungen

Angst ist ein Grundgefühl des Menschen. Sie hat für uns lebenswichtige Aufgaben: sie warnt uns, spornt uns an, verleiht uns in Notsituationen Flügel und lässt uns blitzschnell reagieren. Manchmal schießt sie über das Ziel hinaus und erreicht das genaue Gegenteil: wir sind gelähmt wie das Kaninchen vor der Schlange.

Angst als Überreaktion kann sich verselbstständigen zur **chronischen Angststörung**. Dabei äußert sich Angst sehr unterschiedlich (s. u. Beispiele). Die Auslöser sind manchmal nicht erkennbar, weder für die Eltern noch für die Kinder.

Eine Angststörung kann zum alles beherrschenden Lebensgefühl werden und den Alltag so sehr beeinträchtigen, dass er nicht mehr bewältigt werden kann. Vor allem unbehandelt entwickelt der Patient oft Vermeidungsstrategien, geht allen Situationen aus dem Weg, in denen er Angst haben könnte. Dadurch entsteht ein Teufelskreis, die Angst weitet sich aus auf andere Situationen, die dann wieder vermieden werden müssen usw. Es ist dann die Angst vor der Angst, der sich alles, auch im unmittelbaren Lebensumfeld des Betroffenen, unterordnet.

Niemand ist wirklich gefeit gegen die Entwicklung einer solchen Störung, auch die scheinbar so mutigen Raubeine nicht. Allerdings sind häufiger die **sensibleren Kinder mit einem geringeren Selbstwertgefühl** betroffen. Schon von Natur aus unsicherer, reichen schon geringe Anlässe, um sie nachhaltig aus der Bahn zu werfen.

Begünstigende Faktoren

- **Schulisch:** Misserfolg, Klassen- oder Schulwechsel, überforderndes oder abwertendes Lehrerverhalten, konkurrierende oder missgünstige Klassenkameraden, Mobbing.
- **Familiär:** Streit im Elternhaus mit resultierender Unsicherheit, gestörtes Eltern-Kind-Verhältnis, z. B. nach Trennungen oder bei Unzufriedenheit der Eltern mit der eigenen Stellung in der Familie, Krankheit oder Verlust von Angehörigen, Geschwisterrivalität.
- **Individuelle Eigenschaften:** Teilleistungsschwächen wie z. B. Lernstörungen, Labilität, depressive Zustände etc.

Oft können Kinder ihre Ängste nicht konkret ausdrücken, verschweigen und verstecken sie. Nicht anders als die Erwachsenen auch, begreifen sie selber nicht, was mit ihnen los ist.

Warnzeichen für Eltern und Therapeuten

- Konzentrationsstörungen
- Schlafstörungen und resultierende Erschöpfungszeichen
- Körperliche Symptome wie Kopf- und Bauchschmerzen
- Übelkeit, Appetitlosigkeit, Ess-Störungen
- Gewichtsveränderungen
- Emotionales Ungleichgewicht mit überschießender Wut
- Apathie
- Überschießend aggressives Verhalten als Gegenreaktion

2.6 Differentialdiagnostik

Angststörungen bei Kindern und Erwachsenen werden im ICD-10 gesondert behandelt. Die differentialdiagnostisch wichtigen phobischen Störungen, die Störungen mit sozialer Ängstlichkeit des Kindesalters und die generalisierte Angststörung des Kindesalters haben aber eindeutig Ähnlichkeiten mit Störungen der in Abschnitt F 4 definierten Erkrankungen des Erwachsenenalters. Gegenwärtig geht man jedoch davon aus, dass die Unterschiede in der Art und Weise, wie sich Angststörungen im Kindesalter äußern, eigene Kategorien dafür rechtfertigen.

Tab. 2-9: Angststörungen im Kindesalter nach ICD-10

F 93.1	phobische Störung
F 93.2	Störungen mit sozialer Ängstlichkeit
F 93.8	generalisierte Angststörung

F 93.1 Phobische Störung des Kindesalters

Eine anhaltende oder wiederkehrende Angst, die zwar entwicklungsphasenspezifisch ist, die aber übermäßig ausgeprägt und mit deutlichen sozialen Beeinträchtigungen verbunden ist. Die Störungen müssen mindestens vier Wochen anhalten. Auszuschließen sind eine generalisierte Angststörung des Kindesalters (s. u.) oder andere umfassendere Störungen.

F 93.2 Störungen mit sozialer Ängstlichkeit des Kindesalters

Anhaltende Ängstlichkeit in sozialen Situationen, in denen das Kind auf andere fremde Personen trifft. Sie bedingt ein Vermeidungsverhalten und äußert sich in Befangenheit, Verlegenheit oder übertriebener Sorge über Angemessenheit des Verhaltens gegenüber Fremden. Dadurch werden die sozialen Beziehungen in verstärktem Maße beeinträchtigt. Zu Familienmitgliedern oder gut bekannten Gleichaltrigen sind gute soziale Beziehungen möglich. Diese Störung beginnt im Allgemeinen während der natürlichen Phase des Fremdelns, dauert aber übermäßig lange an.

F 93.8 Generalisierte Angststörung des Kindesalters

Die Kinder haben **intensive Ängste und Sorgen** über einen Zeitraum von mindestens sechs Monaten an mindestens der Hälfte der Tage. Sie haben Schwierigkeiten, mit den Sorgen fertig zu werden. Ängste und Sorgen sind mit mindestens drei der folgenden Symptome verbunden (mindestens zwei Symptome an mindestens der Hälfte der Tage):
• Ruhelosigkeit, Gefühl, überdreht und nervös zu sein,
• Müdigkeit, Erschöpfung und Ermattung,

- Konzentrationsschwierigkeiten oder das Gefühl, der Kopf sei leer,
- Reizbarkeit,
- Muskelverspannung,
- Schlafstörungen wegen der Ängste und Sorgen.

Die vielfältigen Ängste und Befürchtungen treten in mindestens zwei Situationen und Zusammenhängen oder Umständen auf.

Die generalisierte Angststörung tritt nicht anfallartig auf, sie bezieht sich nicht auf ein einzelnes Hauptthema wie z. B. bei der Trennungsangst. Sie beginnt in der Kindheit oder im Jugendalter, verursacht klinisch deutliches Leiden und beeinträchtigt die sozialen, beruflichen und andere wichtige Lebens- und Funktionsbereiche.

Die Kinder in den folgenden beiden Fallbeispielen wurden mir als vermutliche Traumsusen zur ADHS-Diagnostik vorgestellt:

> **Klara**
> Klara, acht Jahre alt, sitzt in der Mathearbeit und schwitzt. Ihr Herz klopft bis zum Hals. Die Zahlen vor ihren Augen tanzen Cha-Cha-Cha. Im Kopf geht es zu wie auf einer Achterbahn – und dann gähnende Leere. Nichts ist greifbar.
> Dabei hat sie so viel geübt. Zu Hause konnte sie alles, es lief wie geschmiert, noch gestern Abend.
> Sie hat sich so viel Mühe gegeben – aber sie hört in ihrem inneren Ohr schon wieder die Kommentare von Lehrerin und Eltern: „Schade, Kind. Wir verstehen das nicht, du bist doch eigentlich so intelligent. Wenn Du Dich nur mal ein bisschen konzentrieren würdest, wenn du nicht immer so viele Leichtsinnsfehler machen würdest".
> Die kapieren gar nichts. Ihr ist alles andere als „leicht-sinnig" zumute, eher „schwerst-mütig". Und was gäbe sie nicht darum, sich konzentrieren zu können. Sie versucht es ja verzweifelt. Aber etwas hat sie gepackt, erlaubt ihr nicht, ihre Fähigkeiten zu entfalten – Angst.

> **Andrea**
> Andrea hat Bauchweh. Und Kopfschmerzen. Wie immer, wenn sie zur Schule muss. Niemand kann sich das erklären. Sie ist in der vierten Klasse, schreibt gute Noten, die Lehrer mögen sie und die Klassenkameraden sind eigentlich auch ganz nett. Aber wenn sie etwas im Unterricht sagen soll, wenn sie in der Pause angesprochen wird, wird ihr immer so komisch. Was, wenn sie jetzt etwas Falsches sagt? Wie neulich, als sie in der Deutschstunde nicht richtig geantwortet hat und alle so lachen mussten. Sie hätte im Erdboden versinken können. Häufig wünscht sie sich, sie →

> könne genauso forsch und offen wie die anderen auftreten und mal ihre Meinung sagen. Doch jedes Mal, wenn sie es versucht, versagt ihre Stimme, sie spricht zu leise, wird von den anderen gar nicht richtig gehört. Und es wird immer schlimmer. Wie ihre Bauchschmerzen und das Kopfweh. Wahrscheinlich kann sie deshalb heute wieder nicht in die Schule – obwohl sie es wirklich gerne wollte. Aber etwas versperrt ihr den Weg – Angst.

Depressionen

Ebenso wie die Angststörungen unterscheiden sich affektive Störungen oder Depressionen vom klassischen Verlauf eines ADHS dadurch, dass sie weniger kontinuierlich auftreten. Sie beginnen meist nicht vor dem sechsten Lebensjahr.
Hinweise können sein:
- Spielunlust,
- Schlafstörungen,
- Müdigkeit,
- Appetitstörung,
- sozialer Rückzug,
- Somatisierungen wie Kopf- und Bauchweh,
- Todeswünsche,
- psychomotorische Agitation mit Ängstlichkeit und eventuell zwanghaften Ritualen.

Auch bei diesen Erkrankungen sind **Konzentrationsschwierigkeiten** und **motorische Unruhezustände** zu beobachten. Dies erschwert die Differentialdiagnostik zum ADHS, vor allem dann, wenn die Störung frühzeitig beginnt. Manchmal lässt sich nicht unterscheiden, ob Misserfolge und Frustrationen im Gefolge von ADHS Traurigkeit und Depressionen hervorgerufen haben oder ob umgekehrt die affektive Grunderkrankung zu Konzentrationsschwierigkeiten und anderen ADHS-Symptomen geführt hat.

Ticstörungen

Tics sind definiert als unwillkürliche, plötzliche, schnelle, wiederholte, nicht rhythmische, stereotype Bewegung oder Vokalisation.
Man unterscheidet nach ICD-10 zwischen der **vorübergehenden Ticstörung** (F 95.0), der **chronischen** und **motorischen** oder **vokalen Ticstörung** (F 95.1) und dem **Tourette-Syndrom**, bei dem vokale und motorische Tics multipel kombiniert sind (F 95.2). Sie lassen sich von der motorischen Unruhe des ADHS gut abgrenzen, da immer wieder das gleiche Bewegungsmuster

erfolgt, während die Hyperaktivität in der Erfindung aller möglichen und unmöglichen Bewegungen unerschöpflich zu sein scheint.

Tief greifende Entwicklungsstörungen

Hierzu zählen die unterschiedlichen Autismus-Formen, das Rett-Syndrom, andere desintegrative Störungen des Kindesalters, überaktive Störungen mit Intelligenzminderung und Bewegungsstereotypien, das Asperger-Syndrom und sonstige tief greifende Entwicklungsstörungen.

Tab. 2-10: Tief greifende Entwicklungsstörungen nach ICD-10	
F 84.0	frühkindlicher Autismus
F 84.1	atypischer Autismus
F84.2	Rett-Syndrom
F84.3	andere desintegrative Störungen des Kindesalters
F 84.4	überaktive Störungen mit Intelligenzminderung und Bewegungsstereotypien
F 84.5	Asperger-Syndrom
F 84.8 + 9	sonstige tief greifende Entwicklungsstörungen

Frühkindlicher Autismus (F 84.0)

Manifestation vor dem dritten Lebensjahr. Der frühkindliche Autismus zeigt eine auffällige und beeinträchtigte Entwicklung in mehreren Bereichen:
- **Sprachentwicklungsverzögerung** und **Störung des Sprachverständnisses**,
- **Beeinträchtigung der sozialen Interaktion**,
- **Unfähigkeit** zum adäquaten, **altersgerechten Spielen**.

Die Symptomatik ist vielfältig. Die Kinder haben Schwierigkeiten, durch Blickkontakt, Mimik, Gestik oder Körperhaltung soziale Interaktionen zu regulieren. Insbesondere der Kontakt zu Gleichaltrigen ist gestört. Ihre Reaktion auf Gefühle anderer ist unangemessen und labil. Häufig können sie nicht spontane Freude, Interessen oder Tätigkeiten mit anderen teilen. Die Sprachentwicklung ist verspätet oder komplett gestört und wird nicht begleitet von Versuchen, dies durch Gestik oder Mimik zu kompensieren. Es kommt zum sinnlosen Wiederholen von Worten oder Phrasen. Die Kinder sind nicht in der Lage zu Rollenspielen. Stattdessen beschäftigen sie sich mit – gewöhnlich mehreren – stereotypen und begrenzten Interessen, teilweise mit ungewöhnlicher Intensität.

Sie zeigen zwanghafte Handlungen oder Rituale und sich ständig wiederholende Bewegungsabläufe. Oft beschäftigen sie sich nur mit Teilaspekten ihres Spielzeugs, z. B. der Oberflächenbeschaffenheit, dem Geruch oder der Farbe.

Atypischer Autismus (F 84.1)

Diese Form des Autismus kann sich entweder in einem **atypischen Erkrankungsalter** manifestieren (F 84.10), eine **andere Symptomatik** aufweisen (F 84.11) oder sich sowohl in Erkrankungsalter und Symptomatik vom frühkindlichen Autismus unterscheiden (F 84.12).

Rett-Syndrom (F 84.2)

Beim Rett-Syndrom handelt es sich um eine wahrscheinlich **X-chromosomal vererbte Erkrankung** mit Hirnatrophie, progredienter Demenz und einer Stoffwechselstörung, die sich häufig als Hyperammonämie manifestiert.
Diese Kinder haben eine eindeutig normale perinatale und postnatale Entwicklung und eine normale Entwicklung während der ersten fünf Lebensmonate. Bei der Geburt ist der Kopfumfang normal.
- Das Kopf-Wachstum nimmt zwischen dem fünften Lebensmonat und dem vierten Lebensjahr ab.
- Es kommt zu einem Verlust der bereits erworbenen zielgerichteten Handbewegungen zwischen dem fünften und 30. Lebensmonat. Die soziale Kommunikation wird während dieser Zeit gestört.
- Rumpfbewegungen oder Gangbild sind unsicher.
- Sprachverständnis und Sprachfähigkeit sind gestört.
- Es besteht eine schwere psychomotorische Verlangsamung.
- Häufig sind stereotype Handbewegungen wie z. B. Waschbewegungen oder ständiges Ringen der Hände.

Andere desintegrative Störungen des Kindesalters (F 84.3)

Bis zum zweiten Lebensjahr eindeutig normale Entwicklung. Mit Beginn der Störung kommt es zu einem endgültigen **Verlust vorher erworbener Fähigkeiten**.
Mindestens zwei der folgenden Bereiche sind betroffen:
- Sprachfähigkeit und Sprachverständnis,
- Spielen,
- soziale Fertigkeiten oder adaptives Verhalten,
- Darm- oder Blasenkontrolle,
- motorische Fertigkeiten.

Die Kinder zeigen ein auffälliges soziales Verhalten im Bereich der gegenseitigen sozialen Interaktion oder der Kommunikation. Sie haben begrenzte, sich wiederholende und stereotype Verhaltensmuster, Interessen und Tätigkeiten. Ihr Interesse an der Umwelt ist insgesamt vermindert.

Überaktive Störungen mit Intelligenzminderung und Bewegungsstereotypien (F 84.4)

Diese Kinder haben neben einer schweren motorischen Überaktivität mindestens zwei der folgenden Aktivitäts- und Aufmerksamkeitsprobleme:
- Sie zeigen eine anhaltende **motorische Ruhelosigkeit** mit Laufen, Springen und anderen Bewegungen des ganzen Körpers.
- Sie haben **deutliche Schwierigkeiten, sitzen zu bleiben** – höchstens wenige Sekunden, außer sie sind mit einer stereotypen Tätigkeit beschäftigt.
- Sie zeigen eine **exzessive Aktivität in Situationen, die eigentlich Ruhe erfordern**.
- Ein sehr **schneller Aktivitätswechsel** ist typisch. Einzelne Tätigkeiten dauern weniger als eine Minute. Ausnahme auch hier: stereotype Aktivitäten.
- Fixierte und **sich ständig wiederholende motorische Bewegungsmuster**: dies können komplexe Bewegungen des ganzen Körpers sein oder Teilbewegungen wie Schlagen mit den Händen.
- **Sie spielen ausgiebig und ausdauernd mit einem einzigen Objekt** (z. B. mit fließendem Wasser) oder zeigen **ritualisierte Aktivitäten**, in die sie auch andere Personen mit einbeziehen.
- Es kann zu **Selbstverletzungen** kommen.
- Der **IQ** liegt häufig **unter 50**.

Die soziale Integration und Kommunikationsfähigkeit ist bei diesen Kindern deutlich besser als bei den Kindern mit den oben genannten Störungen.

Asperger-Syndrom (F 84.5)

Kinder mit diesem Syndrom haben zunächst keine klinisch eindeutige, allgemeine Verzögerung der Sprachentwicklung oder insgesamt der kognitiven Entwicklung.

Ab dem zweiten Lebensjahr sprechen die Kinder einzelne Worte und benutzen ab dem dritten Lebensjahr kommunikative Phrasen. Während der ersten drei Lebensjahre entsprechen auch ihre Fähigkeiten zur Selbsthilfe und die Neugier an der Umgebung einer normalen intellektuellen Entwicklung.

Im motorischen Bereich zeigt sich eher eine **Entwicklungsverzögerung**, die Kinder sind oft ungeschickt.

Sie zeigen in der weiteren Entwicklung eine **qualitative Beeinträchtigung der gegenseitigen sozialen Interaktionen**, wie dies auch beim Autismus der Fall ist.

Häufig haben sie ein ungewöhnlich intensives umschriebenes Interesse oder begrenzte, sich wiederholende und **stereotype Verhaltensmuster**.

Sonstige tief greifende Entwicklungsstörungen (F 84.8 + 9)

Störungen, die keine eindeutige Zuordnung zu den anderen F-84-Kategorien des ICD-10 erlauben.

Döpfner weist mehrfach darauf hin, dass bei Kindern mit tief greifenden Entwicklungsstörungen häufig auch ADHS-Symptome zu beobachten sind. Die differentialdiagnostische Abgrenzung ist besonders schwierig, wenn die autistische Symptomatik etwa im Falle des Asperger-Syndroms weniger extrem ausgeprägt ist und die Kinder intellektuell weiter entwickelt sind. In diesen Fällen wird nach ICD-10 kein ADHS, sondern nur die autistische Störung diagnostiziert, obwohl auch bei autistischen Kindern die Zusatzinformation, ob zusätzlich Symptome eines ADHS vorliegen, für die Behandlung relevant sein kann.

Störungen sozialer Funktionen mit Beginn in der Kindheit und Jugend

Man unterscheidet bei den Bindungsstörungen zwischen der reaktiven Bindungsstörung, die überwiegend durch mangelnde Ansprechbarkeit und sozialen Rückzug gekennzeichnet ist, und der Bindungsstörung mit Enthemmung, die sich durch Fehlen selektiver sozialer Bindungen auszeichnet.

Tab. 2-11: Bindungsstörungen nach ICD-10

F 94.1	reaktive Bindungsstörung des Kindesalters
F 94.2	Bindungsstörung des Kindesalters mit Enthemmung

Reaktive Bindungsstörung des Kindesalters (F 94.1)

Beginn vor dem fünften Lebensjahr. Die Kinder reagieren **widersprüchlich und ambivalent** in den unterschiedlichen sozialen Situation. Es kommt zu einer emotionalen Störung mit Verlust emotionaler Ansprechbarkeit, sozialem Rückzug und mit aggressiven Reaktionen auf eigenes Unglücklichsein sowie zu einer ängstlichen Überempfindlichkeit.

Die soziale Kommunikation bleibt jedoch vor allem zu erwachsenen Bezugspersonen erhalten.

Bindungsstörung des Kindesalters mit Enthemmung (F 94.2)

Relative **Wahllosigkeit und Distanzlosigkeit in der Auswahl von Personen**, bei denen die Kinder Trost suchen. Es kann sich auch um fremde Personen handeln. Schon in der Kleinkindzeit fallen sie durch allgemeines Anklammern und Aufmerksamkeit forderndes, unterschiedslos freundliches Verhalten auf. Die typische „Fremdel"-Phase fehlt bei ihnen.

Kinder mit ADHS zeigen häufig ein ähnliches Verhalten. Im Zweifelsfall sollten beide Diagnosen gestellt werden.

Störungen des Sozialverhaltens

Störungen des Sozialverhaltens werden definiert als das Vorliegen eines wiederholten, persistierenden Verhaltensmusters, bei dem entweder die Grundrechte anderer oder die wichtigsten altersentsprechenden sozialen Normen oder Gesetze verletzt werden. Dieses Verhalten muss mindestens sechs Monate anhalten, um die Kriterien eines Störungsbildes zu erfüllen.

Im ICD-10 ist ein umfangreicher Katalog von Verhaltensweisen aufgelistet, die als Symptome benannt werden.

Das Störungsausmaß wird in den folgenden drei Bereichen zusätzlich näher beschrieben:
- **Hyperaktivität** (Unaufmerksamkeit, unruhiges Verhalten).
- **Emotionale Störung** (Angst, Depressionen, Zwanghaftigkeit, Hypochondrie).
- **Schweregrad** der Störung des Sozialverhaltens:
  - **Leicht:** Keine oder nur wenige Symptome neben denen, die für die Diagnose gefordert werden. Die Verhaltensprobleme verursachen anderen Personen nur geringen Schaden.
  - **Mittelgradig:** Die Zahl der Symptome und der Schaden für andere liegt zwischen leicht und schwer.
  - **Schwer:** Viele schwere Verhaltensprobleme, die bei anderen Personen beträchtlichen Schaden verursachen, z. B. Diebstahl, schwere körperliche Gewalt oder Vandalismus.

Unterschieden wird zwischen sozialen Störungen, die sich auf den familiären Rahmen beschränken, Störungen bei fehlenden oder vorhandenen sozialen Bindungen, Störungen mit oppositionellem aufsässigem Verhalten und sonstigen Störungen des Sozialverhaltens.

Sie stellen die **häufigste komorbide Störung bei Kindern und Jugendlichen mit ADHS** dar. Gleichzeitig sind sie eine wichtige Differentialdiagnose. Kinder mit diesen Verhaltensauffälligkeiten leisten Widerstand gegen Arbeiten oder schulische Aufgaben, die Anstrengung und Aufmerksamkeit verlangen, da sie sich diesen Anforderungen nicht gewachsen fühlen und Forderungen anderer prinzipiell ablehnen.

Sehr häufig sind auch ausgeprägte impulsive Verhaltensweisen, vor allem in sozialen Situationen. Das klinische Bild wird vor allem bei älteren Jugendlichen durch die Störung des Sozialverhaltens dominiert, während die ADHS-Symptome in den Hintergrund treten können.

Intelligenzminderung und schulische Überforderung

Auf den schulischen Leistungsdruck und seine Folgen wurde bereits im Kapitel „Ursachen" eingegangen (☞ 1.3). Wenn die Symptomatik verstärkt im schulischen Umfeld auftritt, stellt sich grundsätzlich die Frage, ob entweder die Schulform nicht geeignet ist oder ob Anforderungen und Art und Weise der Vermittlung des Unterrichts nicht den Bedürfnissen des Kindes entsprechen. Häufig sind es Kinder mit einem normalen IQ, die durch schulische Überforderung verträumt oder verlangsamt wirken. In diesen Fällen ist gründlich zu prüfen, ob Fördermaßnahmen, eine andere Schulform oder freiwilliges Wiederholen eines Schuljahres eine therapeutische Intervention überflüssig machen können.

Bei Verdacht auf Intelligenzminderung ist selbstverständlich ein Intelligenztest durchzuführen. Nach ICD-10 wird bei Kindern mit einem **IQ von unter 50** die Diagnose ADHS nicht mehr gestellt. Erethismus bei geistiger Behinderung sollte nicht gleichgesetzt werden mit einem ADHS bei normaler Intelligenz, obwohl phänomenologische Ähnlichkeit besteht.

Schulische Unterforderung

Unterforderung im Unterreicht kann erhebliche „ADHS-Symptome" hervorrufen. Steigen die schulischen Anforderungen, verschwinden die Symptome jedoch meist rasch.

Immer wieder wird von Eltern oder wohlmeinenden „Experten" die Verdachtsdiagnose „Hochbegabung" gestellt. Eine wirkliche Hochbegabung ist allerdings selten. Auch bei einem überdurchschnittlichen IQ nach einem Intelligenztest ist erfahrungsgemäß den wenigsten Kindern mit dieser Diagnose gedient.

Viele Kinder weisen in umschriebenen kognitiven Bereichen gute Fähigkeiten auf, haben aber nicht die soziale Kompetenz, um mit älteren Schülern wirklich mithalten zu können. Das Überspringen in eine höhere Klasse sollte also gründlich abgewogen werden. Diese begabten Kinder können auch in dem Klassenumfeld gefördert werden, das ihrem Alter entspricht, indem sie z. B. Sonderaufgaben oder Tutor-Funktionen für schwächere Schüler übernehmen.

Umschriebene Entwicklungsstörungen

Teilleistungsschwächen wie **Legasthenie** oder **Dyskalkulie** werden oft als Konzentrationsschwächen fehlinterpretiert. Die Kinder wirken besonders bei Aufgaben aus diesem Bereich unaufmerksam und unruhig. Wenn bei anderen schulischen Leistungen diese Problematik nicht auftritt, ist die Diagnose ADHS eher zu verneinen.

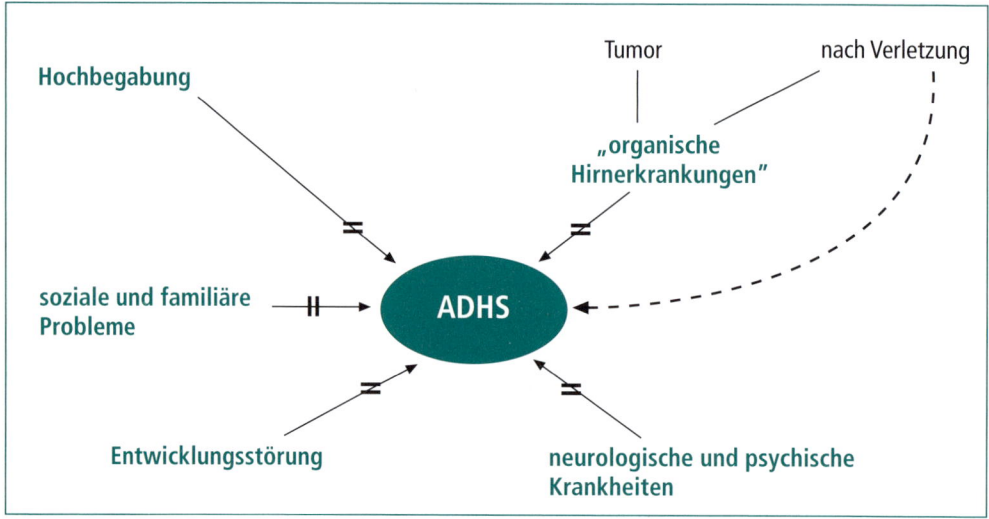

Abb. 2-12: Differentialdiagnostik ADHS

2.6.3 Körperliche Ursachen

Eine Reihe körperlicher Ursachen können als Störungen der Aufmerksamkeit fehlinterpretiert werden oder solche Störungen hervorrufen: Hörstörungen, epileptische Anfälle, eingeschränkte visuelle Fähigkeiten, posttraumatische Zustände nach Schädel-Hirn-Verletzungen oder aber auch banaler chronischer Schlafmangel.

Die Einnahme von Medikamente wie Antiepileptika, aber auch Alkoholkonsum oder Drogenmissbrauch beeinträchtigen die Aufmerksamkeit.

2.7 Begleiterkrankungen

Die meisten der im Kapitel „Differentialdiagnostik" (☞ 2.6) erwähnten Störungen können als Komorbidität auftreten. Viele Kinder mit ADHS weisen neben den Kernsymptomen weitere psychische Auffälligkeiten auf, die für ihre Entwicklung ein zusätzliches Risiko darstellen. Sie müssen bei Diagnostik und Therapie mitberücksichtigt werden. **Kern- und Begleitsymptomatik potenzieren sich wechselseitig.**

> **Tab. 2-12: Die häufigsten begleitenden Verhaltensstörungen bei ADHS**
>
> 1. Oppositionelle Verhaltensstörungen, Störungen des Sozialverhaltens
> 2. Depressive Störungen
> 3. Angststörungen
> 4. Teilleistungs- und Entwicklungsstörungen
> 5. Ticstörungen (Tourette-Syndrom)
> 6. Visuelle und akustische Wahrnehmungsstörungen
> 7. Störungen der sensorischen Integration
> 8. Manien

Oppositionelle Verhaltensstörungen, Störungen des Sozialverhaltens

Häufigste begleitende Verhaltensstörungen.
Risikofaktoren: Kombinierte Störungen im familiären Umfeld und geringer sozialer Status. Kinder dieser Gruppe weisen häufig weitere Störungen auf wie Lese- und Rechtschreibstörungen, Defizite in den verbalen Fähigkeiten oder Störungen visueller Diskriminationsfähigkeiten.

Depressive Störungen

Kernsymptomatik: Zunehmende soziale Probleme, anhaltendes Schulversagen und daraus resultierender sozialer Rückzug. Diese Probleme verhindern in der Folge die Entwicklung eines gesunden Selbstbewusstseins und begünstigen die Entstehung depressiver Störungen.

Angststörungen

Akute Angststörungen im familiären Umfeld sind ein Risikofaktor. Erfahrungsgemäß kann die medikamentöse Behandlung mit Stimulanzien die Angststörung massiv verschlimmern.
Begünstigende Faktoren:
- Perinatale Komplikationen
- Schul- und Versagensängste (auch als Folge von ADHS)
- Familiäre Probleme wie Scheidungen oder Partnerschaftsprobleme
- Todesfälle

Angststörungen werden von Eltern und Lehrern oft nicht erkannt, da die Kernsymptomatik des ADHS in den Vordergrund gestellt wird. Bei Vorliegen von Risikofaktoren sollte deshalb besonderes Augenmerk auf die Abklärung von Angststörungen gerichtet werden.

Teilleistungs- und Entwicklungsstörungen

Kinder mit ADHS haben häufiger psychomotorische Entwicklungsverzögerungen z. B. bei **Sprachentwicklung** und expressiver **Sprachfähigkeit**. Im Schulalter können Lernstörungen wie **Lese-**, **Rechtschreib-** oder **Rechenschwäche** auftreten.
Medikamentöse Stimulanzientherapie: Als Beweis für den Behandlungserfolg wird üblicherweise das Schriftbild angeführt. In Therapiestudien ließ sich allerdings nachweisen, dass sich die schulische Leistungsfähigkeit, insbesondere bei Vorliegen von Lernstörungen, unter Stimulanzien nicht durchweg verbessern.

Ticstörungen

Fast ein Drittel der Kinder mit ADHS leiden begleitend unter einer Ticstörung. Die Störung kann durch eine Stimulanzientherapie hervorgerufen oder aber verschlimmert werden. Noch größer ist die Korrelation zwischen ADHS und einem **Tourette-Syndrom**: 70 % der Patienten mit Tourette-Syndrom leiden ebenfalls an ADHS.

Visuelle und akustische Wahrnehmungsstörungen

Nach unserer Erfahrung sollten bei Verdachtsmomenten die Patienten zur Überprüfung einer **Winkelfehlsichtigkeit** und/oder einer **Störung der zentralen Hörverarbeitung** an den Facharzt überwiesen werden.

Störungen der sensorischen Integration

Häufig ist die **Reizverarbeitung** von äußeren oder inneren Sinneseindrücken bei den Patienten gestört. Die Kinder sind sehr geräuschempfindlich, obwohl sie selber eine erhebliche Lautstärke vor allem beim Sprechen entwickeln. Ihre Bewegungen sind überschießend, unkoordiniert und ungeschickt. Eine spezifische ergotherapeutische Diagnostik kann hier differenziert Defizite aufzeigen.

Manien

Bei Kindern und Jugendlichen in Deutschland werden manische Affektstörungen derzeit selten diagnostiziert. Manien unterscheiden sich in der Symptomatik von ADHS. Es gibt jedoch Hinweise darauf, dass Kinder mit ADHS ein erhöhtes Risiko für die Entwicklung einer Manie haben. In den USA werden mittlerweile Manien oder bipolare Störungen auch bei Kindern und Jugendlichen vermehrt diagnostiziert und standardmäßig mit Psychopharmaka behandelt.

3
Homöopathische Behandlung

3.1 Behandlungsziel

Wir verstehen ADHS als chronische Erkrankung: „Sich selbst überlassen und ohne den Gebrauch eines gegen sie spezifischen Heilmittels nehmen sie [chronische Krankheiten] immer weiter zu. Sie steigen selbst beim besten geistig und körperlich diätetischen Verhalten und quälen den Menschen mit immer höheren Leiden bis ans Ende des Lebens."[18]

Im Unterschied zu einer akuten Erkrankung muss eine tief sitzende Störung wie ADHS nach der Gesamtheit der Symptome mit konstitutionellen Arzneimitteln behandelt werden. Eine konstitutionelle Behandlung dauert in der Regel Monate bis Jahre.

Das Ziel der Behandlung ist die **Heilung** des Patienten. Inwieweit ist eine vollständige Heilung einer ADHS-Störung im Sinne einer chronischen Krankheit möglich? Um diese Frage beantworten zu können, muss zunächst der Begriff der Heilung geklärt sein.

> **Heilung**
> Nach Hebung aller Krankheitssymptome und des ganzen Inbegriffs der wahrnehmbaren Zufälle bleibt nur Gesundheit übrig. Es kann nichts anderes übrig bleiben.[19]

Henny Heudens-Mast bemerkt in ihrem Buch „Hyperkinese":
„Was ist überhaupt Heilung? Ich habe den Eindruck, dass auch in homöopathischen Kreisen der Begriff der Heilung nicht klar ist. Wir schleppen alle noch einen schulmedizinischen Rucksack mit uns herum!

Ich mache einen deutlichen Unterschied zwischen Besserung und Heilung. In der Schulmedizin wird man eine Besserung gern eine Heilung nennen. Heilung bedeutet, dass die Probleme wirklich vorbei sind und jemand sein Leben leben kann, ungehindert durch seine Krankheit.

Das bedeutet nicht, dass man – wie es in homöopathischen Kreisen manchmal zu hören ist – völlig ohne kleinere Beschwerden durchs Leben gehen kann, dass sozusagen alles perfekt ist.

Ich kann von mir sagen, dass ich noch keinen perfekten Menschen gesehen habe, nicht vor und auch nicht nach der Behandlung! Wir werden alle einige Schwächen behalten, die zu haben sogar gut sein kann.

Wenn jemand erschöpft ist, und er bekommt dann einen Schnupfen! Ja, warum bekommt er ihn wohl? Damit er sich ein bisschen ausruht. Es ist gesund und richtig zu spüren, dass man sich ein bisschen in Acht nehmen

---

[18] Hahnemann S: Organon der Heilkunst, § 78.
[19] Ebd., § 19.

sollte. Es ist gut und wichtig, dass unser Körper solche wunderbaren Signale sendet, und wir sollten auf ihn hören."[20]

Der Therapeut muss sich außerdem darüber im Klaren sein, in welchem Verhältnis der Leidensdruck auf den Patienten und sein Umfeld verteilt ist. Häufig leiden die Familien, insbesondere die Eltern, mindestens genauso unter dem ADHS ihrer Kinder, teilweise sogar mehr.

Levy und O'Hanlon (2001) unterscheiden zwischen „Knoblauch-Problemen" und „Bohnen-Problemen". Während bei „Bohnen-Problemen" vor allem der Patient selber leidet, leiden bei „Knoblauch-Problemen" in erster Linie die anderen. ADHS und Störungen des Sozialverhaltens gelten deshalb als klassische Knoblauch- Probleme, weil beim Patienten der Wunsch nach Veränderung häufig viel weniger dringend ist als in seinem Umfeld. Sie finden sich häufig eigentlich ganz in Ordnung.

> **Erläuterung des Behandlungsziels im Elterngespräch**
> Die Homöopathie geht davon aus, dass jede Erkrankung eine Störung des Gleichgewichts der Lebenskraft ist. Die Lebenskraft versucht zunächst, die Störung auszugleichen, schafft es aber ab einem gewissen Grad nicht mehr, die Störung zu kompensieren. Dies gilt insbesondere dann, wenn die innere Störung durch äußere Faktoren verstärkt wird. Dann kann es zur Dekompensation kommen (☞ Abb. 2-9).
> Die Homöopathie gibt dem Organismus medikamentös die erforderlichen Informationen, um die Störung besser ausgleichen zu können und das Gleichgewicht der Lebenskraft wiederherzustellen. Die Patienten sind dann wieder mehr in ihrer Mitte, mehr im Lot.
> Ziel der homöopathischen Behandlung ist es also, dem Kind dabei zu helfen, dass es besser an seine Fähigkeiten herankommt und besser mit sich und seiner Umwelt klarkommt – und seine Umwelt mit ihm.

Es kann nicht das Ziel der homöopathischen Behandlung sein, nur ein besseres „Funktionieren" des Kindes durch eine reine Symptom-Unterdrückung zu erreichen – etwa um dem Kind den Klassenerhalt in einer „Schul-Liga" zu sichern, in die es aufgrund seiner intellektuellen Fähigkeiten eigentlich nicht gehört.

---

[20] Heudens-Mast H: Leitfaden zum heilenden homöopathischen Heilmittel. Band 1: Hyperkinese, S. 12.

3.2 Arzneimittelwahl

3.2.1 Bewertung der Symptome

Symptome nach § 153

ADHS ist eine chronische Störung. Eine chronische Krankheit verläuft allmählich und kann sich nicht von selber auslöschen.[21] **Wie jede konstitutionelle Behandlung einer chronischen Störung, muss der Krankheitsfall individuell je für sich behandelt werden.** Das passende Arzneimittel muss nach Möglichkeit anhand der **einzigartigen Merkmale (Symptome)** des Patienten gefunden werden.

> **Merke:**
> ADHS ist keine „bewährte" Indikation!

Bei der Bewertung der Symptome sollte zunächst nach so genannten **§-153-Symptomen** gesucht werden.

> **Organon, § 153**
> „Das Aufsuchen eines homöopathisch spezifischen Heilmittels erfolgt durch das Gegeneinanderhalten des Zeichen-Inbegriffs der natürlichen Krankheit gegen die Symptomenreihen der vorhandenen Arzneien [...]. Dabei sind die **auffallenderen, sonderlichen,** ungewöhnlichen und **eigenheitlichen** (charakteristischen) Zeichen und Symptome des Krankheitsfalls besonders und fast einzig fest ins Auge zu fassen".

Oft ist es schwierig, Symptome eindeutig diesen Kategorien zuzuordnen. Die Entscheidung darüber, welche Symptome des vorliegenden Krankheitsfalls charakteristisch und besonders auffallend sind, fällt stets mit der subjektiven Beurteilung des Beobachters. Dabei besteht die Gefahr, dass der Therapeut seinem eigenen Vor-Urteil erliegt und sich vom sicheren Boden der „Beobachtung und Erfahrung"[22] in das Reich des Spekulierens begibt.

---

[21] Vgl. Organon, §§ 72, 78.
[22] Ebd., § 205.

> **Schwierigkeiten bei der Symptombewertung nach Organon, § 153**
> Auf dem Homöopathie-Kongress des DZVhÄ in Celle im Jahr 2000 stellte ein berühmter belgischer Kollege einen *Phosphor*-Fall vor.
> Aus dem Verlauf der Video-Anamnese ließ sich das Mittel gut nachvollziehen. Mehr Schwierigkeiten hatte ich allerdings mit der Begründung, der Patient weise ein Symptom nach § 153 auf: Er trinke lieber kalte Milch, anstelle von Bier. Dies sei für einen belgischen Jugendlichen so ungewöhnlich, dass es als wegweisendes Symptom zu werten sei. Das Verlangen nach kalter Milch sei so ähnlich wie das Verlangen nach Eiscreme, woraus sich zwingend *Phosphorus* als Mittel ergebe.

Gesamtheit der Symptome

Wenn – wie leider häufig – kein eindeutiges Symptom nach § 153 des Organon zu beobachten ist, orientiert sich die Suche nach dem passenden Arzneimittel an der Gesamtheit der Symptome.

Körperliche Symptome

Leider sind bei den meist jungen ADHS-Patienten selten ausreichend viele körperliche Symptome zu finden, die klare Hinweise auf ein Arzneimittel mit ähnlichen Verhaltensweisen geben und es bestätigen. Viele Kinder zeichnen sich durch eine ausgeprägte körperliche Gesundheit aus: Sie haben oder hatten keinen Hautausschlag, keine spastische Bronchitis, keine Allergie und keine Warzen, deren Lokalisation den Weg zum Arzneimittel weisen würde. Der Descensus der Hoden war problemlos, eine Phimose liegt nicht vor und die Zähne sind auch gerade. An Kinderkrankheiten gab es nur Windpocken, die Impfungen wurden gut vertragen usw.

Modalitäten

Auch die Modalitäten bieten nicht immer viel. Das Kind ist am Meer genauso zappelig wie zu Hause, es schläft in den Bergen genauso spät ein, es isst gerne Gummitierchen und mag keinen würzigen Käse. Es schwitzt zwar beim Sport, hat aber keine Nachtschweiße, die Verdauung ist regelmäßig, Durchfall und Verstopfung wechseln sich nicht ab usw.

Gemütssymptome

> **Organon, § 211**
> „Der Gemütszustand des Kranken gibt bei der homöopathischen Wahl eines Heilmittels of am meisten den Ausschlag. Als Zeichen von bestimmter Eigenheit kann es dem genau beobachtenden Arzt unter allen am wenigsten verborgen bleiben."

Die Gemütssymptome des Patienten betreffen vor allem die **akute Stimmung**, den **Instinkt der Selbsterhaltung** (Vitalität, Selbstbewusstsein, Mut, Ehrgeiz etc.), die **Emotionen** (Kummer, Kränkung, Ärger, Verhältnis zu den Mitmenschen etc.) und den **Intellekt** (Auffassung, Gedächtnis, Konzentration, Lernen, Phantasie etc.).[23] Hier wird der Therapeut vor allem fündig, ist aber angehalten, sehr genau zu beobachten und nicht vorschnell zu interpretieren, um nicht die Objektivität zu verlieren.

Eine weitere Schwierigkeit besteht darin, dass die Fremdbeurteilung durch die Umgebung und das eigene Erleben des Kindes stark divergieren können:

- Unverständliche Wutanfälle sind z. B. für die Kinder eine höchst berechtigte Reaktion auf Beleidigung oder Provokation.
- Scheinbar grundloses Weinen ist Ausdruck der zutiefst empfundenen Ungerechtigkeit dieser Welt.
- Die Eifersucht gegenüber den Geschwistern kann folgenden Vorteil haben: „Wenn ich mich mit meinem Bruder auch nur ein bisschen streite, hält das meine Mutter überhaupt nicht aus. Sie spielt dann mit uns oder gibt uns Süßigkeiten, damit wir aufhören."
- Die angeblich aus Angst vor der Dunkelheit und dem Alleinsein offen gelassene Zimmertür kann sich bei vertraulichem Nachfragen als raffinierter Vorwand entpuppen: „Von meinem Bett aus kann ich den Flurspiegel sehen, und über den Spiegel den Fernseher im Wohnzimmer."

Als Therapeuten müssen wir sehr genau hinhören und nachfragen, um uns nicht selber auf eine falsche Fährte zu locken.

Pathognomonische Symptome

Es wird diskutiert, ob auch direkt zum Störungsbild der Hyperkinesie gehörende Symptome zur Mittelwahl herangezogen werden dürfen. Heudens-Mast schreibt dazu:

„Dies ist eine Grundsatzfrage, und wir stellen sie jetzt in Bezug auf die Hyperkinesie. Wenn wir Ruhelosigkeit haben, Mangel an Konzentration, Impulsivität, Gesten, Wechselhaftigkeit und Widerspruch, sehen wir, dass

---

[23] Drescher M: Fallaufnahme, in: Homöopathie in der Kinder- und Jugendmedizin, S. 60.

all diese Symptome miteinander in Verbindung stehen. Wenn man ruhelos ist, kann man sich nicht konzentrieren auf geistige Arbeit. Die Wechselhaftigkeit hängt immer wieder mit Impulsivität zusammen. Es ist ein ganzes Paket und man kann nicht sagen, das sind sechs oder sieben ganz verschiedene Symptome. Oder, ein Kind ist nur dann ein hyperkinetisches Kind, wenn es dieses Bild hat.

Wenn uns diese Symptome als Kriterien für die Mittelwahl dienen würden, wäre das sehr praktisch. Man würde ins Wartezimmer einen Automaten hängen, man wirft 20 Euro ein, drückt auf Hyperkinese und heraus kommt Lachesis. Der Patient geht wieder und ist geheilt von seiner Krankheit. Ich mache es ein bisschen lächerlich, nur damit wir darüber nachdenken können.

Wir haben bei einem Kind bestimmte Symptome, und unsere Frage lautet, welches sind bei diesem Fall von Hyperkinese die charakteristischen Symptome, die nicht zum Syndrom gehören? Damit machen wir gleichzeitig schon eine Analyse […].

Ein einfaches Beispiel ist das von dem Krebspatienten, der mit Chemotherapie behandelt wird oder wurde. Er fragt uns: ‚Können Sie mir helfen, mir ist übel, jeden Tag muss ich erbrechen und sehen Sie, mir fallen die Haare aus.' Was können wir Homöopathen machen? Können wir hier sagen: Haarausfall bei jungen Leuten? Nein, es gehört zu den Symptomen, die durch die Behandlung verursacht werden. Jemand hat Leberkrebs und Schmerzen im Leberbereich und Verdauungsprobleme. Sind das charakteristische Symptome? Nein! Das gehört zu dem logischen Symptom-Bild dieser Krankheit."[24]

> **Aus der Praxis**
> Nach unserer Meinung und Erfahrung können jedoch sehr wohl auch pathognomonische Symptome zur Mittelwahl herangezogen werden. Natürlich führt es nicht weiter, in die Rubrik „Konzentration – schwierig" mit 256 Arzneimitteln oder in die Rubrik „Konzentration – schwierig – bei Kindern" mit sechs Arzneimitteln hineinzuschauen und zu erwarten, nur hier fündig zu werden.
> Wir suchen nach den spezifischen Äußerungen der Erkrankung bei unserem Patienten. Aber auch diese spezifischen Äußerungen sind pathognomonisch und gehören zur Erkrankung und nicht zum Patienten. Geht das ADHS bei diesen Patienten zum Beispiel mit einer Lese-Rechtschreibschwäche einher, die sich dadurch äußert, dass der Patient immer wieder Buchstaben auslässt, so kann es durchaus hilfreich sein, wenn die entsprechende Rubrik zu Rate gezogen wird, z.B. „Gemüt – macht Fehler – beim Schreiben – lässt Buchstaben aus": *bamb, choc, hydrog, hyper, lac-can, lyc nux-m, onos, op, puls, stram, thuj, zinc u.a.*

[24] Heudens-Mast H: a.a.O., S. 22 f.

3.2.2 Miasmen-Modell

> **Miasma**
> Aus dem Griechischen, eigentlich „Befleckung, Schmutz", Ansteckungsstoff, Krankheitserreger.
> Nach Hahnemann (vgl. Organon, §§ 72, 78) ist die Ansteckung mit dem Miasma der Psora, Sykosis oder Syphilis die Ursache für die chronischen Krankheiten.

Da die Homöopathie ein komplexes Vorgehen darstellt, gibt es immer wieder Bestrebungen, das Verfahren zu vereinfachen. Hierzu werden verschiedene Methoden und Modelle angewendet. Bei unseren Seminaren zum Thema ADHS wurden wir immer wieder auf das Miasmen-Modell angesprochen, deshalb wird an dieser Stelle mit einem praxisnahen Beispiel darauf eingegangen: Peter Gienow hat das Miasmen-Modell aktualisiert und zusammengefasst. Einer bestimmten Reihenfolge und Hierarchie in der Entwicklung der chronischen Krankheiten folgend, durchläuft der Patient bestimmte Miasmen, die er in umgekehrter Reihenfolge beim Heilungsprozess wieder passieren muss. So entwickelt sich aus der Psora die Tuberkulinie, die dann in die Sykose übergeht. Stellt die Sykose noch die ungeordnete, überschießende Reaktion des Organismus auf die Erkrankung dar, kommt es bei der Syphilinie schließlich zu destruktiven Prozessen. Carcinogenie und Parasitose sind weitere Miasmen (☞ Abb. 3-1).

Dieses Modell bietet bei der Arzneimittelwahl den Vorteil, eine Stadien-Einteilung der chronischen Erkrankungen vorzunehmen. Dadurch lässt sich die Mittelsuche auf das Mittel eingrenzen, das zum jeweils aktiven Miasma passt, welches wiederum Hinweise darauf liefert, mit welchen Symptomen beim Gelingen des Heilungsprozesses als nächstes zu rechnen ist. Anhand der

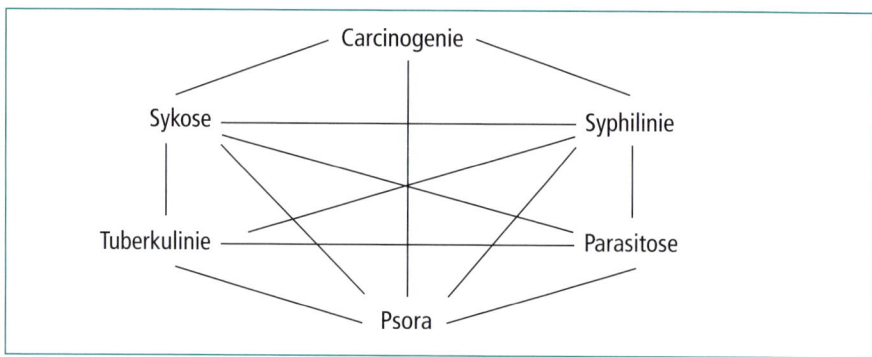

Abb. 3-1: Miasmen-Modell, modifiziert nach Gienow

umgekehrten Reihenfolge lässt sich kontrollieren, ob der Prozess in die richtige Richtung geht und es nicht nur zu einer Verlagerung der Symptomatik kommt.

Die Anwendung des Modells scheint gerade bei ADHS sinnvoll, da sich diese chronische Störung oft nicht nur auf den direkt betroffenen Patienten bezieht, sondern weit darüber hinaus in das Familienschicksal hineinreicht (z. B. die genetische Komponente oder systemische Zusammenhänge). Heudens-Mast beschreibt in ihrem Buch „Hyperkinese" anhand von Kasuistiken ein erfolgreiches Vorgehen mit dieser Methode.

> **Aus der Praxis**
> Das Vorgehen nach dieser Methode ist theoretisch einleuchtend, erfahrungsgemäß kommt es aber zumindest bei uns bei der praktischen Umsetzung immer wieder zu Problemen:
> 1. So ist nicht immer klar, ob ein Zustand schon eindeutig sykotisch oder noch tuberkulinisch ist. Man gerät leicht in die Gefahr, ins Spekulative abzugleiten.
> 2. Aus der Gesamtheit der Symptome muss man die für das jeweils aktive Miasma wichtigen isolieren und sich bei der Mittelwahl auf diese beschränken. Es ist nicht immer eindeutig, welche Symptome die wichtigen sind, vor allem dann, wenn es sich um Gemütssymptome handelt.
> 3. Die Mittelauswahl wird nur begrenzt erleichtert, da es viele Mittel gibt, die mehrere Miasmen abdecken.
> 4. Idealer Endpunkt wäre die Ausheilung des psorischen Miasmas. Aber nicht immer gelingt es, z. B. Hautausschläge (als Symptom des psorischen Miasmas) als Vorstufe der Heilung zu erreichen. Dennoch geht es den Patienten häufig schon viel besser.
>
> Trotz dieser praktischen Schwierigkeiten kann das Miasmenmodell – vor allem, wenn ein an sich gut gewähltes Mittel nicht ausreichend wirkt – eine wichtige Hilfestellung bieten und sollte in die Fallanalyse mit einbezogen werden.

3.3 Heilungshindernisse

3.3.1 Schwierige Symptomenauswahl

Auch der erfahrene Therapeut steht bei der Behandlung von ADHS oft vor der Schwierigkeit, wegweisende Symptome zu finden, da die Patienten kaum eigenartige Merkmale haben (☞ 3.2 Arzneimittelwahl).

Es kann aber auch der umgekehrte Fall eintreten: Der Patient bietet so zahlreiche Symptome, dass man vor „lauter Bäumen den Wald" nicht mehr sieht. In diesen Fällen ist es sehr schwer, ein Mittel zu finden, das Verhaltens-Veränderungen an die erste Stelle setzt. Hinweise für die Mittelwahl erhält man nur durch hartnäckiges und genaues Beobachten des Patienten-Verhaltens. Mit der Zeit entstehen Engramme, Eindrücke, die sich intuitiv mit dem Arzneimittel verbinden und die Arbeit sehr erleichtern.

3.3.2 Vorbehalte gegen homöopathische Arzneimittel

Es kommt vor, dass Eltern von ADHS-Patienten Vorbehalte gegen homöopathische Arzneimittel haben, vor allem gegen Nosoden.

> **Nosode**
> Aus krankhaften Körperprodukten (Mensch oder Tier) hergestellte und in höheren Potenzen zur Therapie der gleichen Krankheit angewandte Arznei.
> Beispiel *Carcinosinum*: hergestellt aus unterschiedlichen Krebsgeweben (meist Mammakarzinome).

Besonders dramatisch war der Fall von Clement:

> **Clement**
> Clement ist ein hochbegabter Junge, der an ADHS leidet. Bei ihm steht die Aufmerksamkeitsstörung im Vordergrund.
> Die ersten beiden Jahre der Grundschule konnte er die ADHS-Störung relativ gut kompensieren. Es reichten ihm kurze Blicke an die Tafel, um sehr schnell alles zu verstehen, was die Lehrerin mit viel Mühe und Geduld den anderen beibrachte. Die meiste Zeit konnte er sich wieder seinen Tagträumen hingeben. Seine schulischen Leistungen waren trotzdem gut.
> In der dritten Klasse wird der Stoff komplexer, es wird mehr gefordert, die neue Lehrerin geht schneller vor. Plötzlich reicht es nicht mehr, nur kurz an die Tafel zu schauen. Clement kann die mittlerweile erforderliche Aufmerksamkeitspanne nicht mehr aufbringen und reagiert darauf mit Panik, wirft sich auf den Boden, schreit und strampelt, weint schluchzend. Er ist kaum zu beruhigen. Der Unterricht in der Stunde ist für alle gelaufen. Diese immer wieder vorkommenden Szenen verschlechtern Clements soziale Stellung innerhalb der Klasse zusätzlich.
> Clement wird vom Kinderpsychiater daraufhin mit dreimal täglich 10 mg Ritalin behandelt. Seine Aufmerksamkeitspanne bessert sich, er erreicht wieder sein altes Leistungsniveau. Auch sein Verhalten ändert sich: Er ➔

ist nicht mehr so impulsiv, sondern zurückgezogen und in sich gekehrt. Häufig wirkt er traurig. Bei der geringsten Kritik fängt er an, bitterlich zu weinen. Als er dann auch noch Tics entwickelt, entschließt sich die Mutter zu einem anderen therapeutischen Weg und stellt Clement beim Homöopathen vor. Clement erhält *Carcinosinum* C 200 als Einmalgabe ohne Mitteilung des Arzneimittels.

Sechs Wochen später: Clement ist fröhlicher, offener, ausgeglichener, kann sich besser konzentrieren. Die Ritalin®-Dosis konnte auf einmal täglich 10 mg reduziert werden. Die Tics haben sich reduziert, das Weinen hat aufgehört.

Im Laufe der Zeit tritt die alte Symptomatik jedoch zum Teil wieder auf. Daraufhin wird die Medikation auf eine Q-Potenz umgestellt. Die Mutter kennt nun vom Verabreichen des Mittels den Namen des Medikaments. Im Internet informiert sie sich über die Herkunft und das Ausgangsmaterial der Nosode – und entschließt sich daraufhin, doch lieber die Behandlung mit Ritalin® fortzusetzen, wobei die Dosis weiter erhöht werden musste.

3.3.3 Krankheitserhaltende Prozesse

Vor allem **ungeklärte Konflikte im sozialen Umfeld** können den Heilungsprozess behindern, z. B.:
- Trennung im Elternhaus,
- Diskrepanz zwischen schulischen Anforderungen und Leistungsvermögen des Patienten,
- Mobbing in der Peer-group.

In diesen Fällen sollte, wenn möglich, nicht nur homöopathisch, sondern auch anderweitig interveniert werden (Psychotherapie, Coaching (☞ Kasuistik 12, S. 230 etc.). Es ist sinnvoll, wenn der Therapeut als neutrale, außen stehende Person nicht nur den Patienten, sondern auch das familiäre und/oder schulische Umfeld über die Mechanismen aufklärt und informiert, die zum Erhalt oder der Verschlimmerung der Symptomatik führen können.

Kasper
Der neunjährige Kasper ist ein Grenzgänger. Kurz nach seiner Geburt erkrankt er an Mononukleose. Nach überstandener Krankheit ist er unruhig, schreit viel und ist sehr schreckhaft. Auch später im Kindergarten hat er Schwierigkeiten, im Stuhlkreis ruhig sitzen zu bleiben und beim Basteln ausdauernd mitzumachen. Nach der Einschulung macht er große Entwicklungsschritte, schafft es, während des gesamten Unterrichts sitzen zu bleiben und seine Aufmerksamkeit auf den Lernstoff zu konzentrieren. →

> Mit den Hausaufgaben gibt er sich sehr viel Mühe. Er hat ein hervorragendes Schriftbild, arbeitet sauber, fleißig und ordentlich.
> Dieser Fleiß wird belohnt. Bei einer Arbeit erzielt er ein besonders gutes Resultat. Doch unter dieser Arbeit steht folgender Kommentar: „Die von Kasper in dieser Klassenarbeit erreichten Ergebnisse entsprechen nicht seinem Kenntnisstand. Offensichtlich haben Sie sich, auf welchem Wege auch immer, die Arbeit im Vorfeld besorgt. Dies ist nicht sinnvoll und verfälscht Kaspers Leistungsbild. Ich werde deshalb diese Arbeit nicht werten."
> Bei der nachfolgenden Auseinandersetzung zwischen Eltern und Lehrerin wird auch der Schulleiter mit eingeschaltet, der sich vor die Lehrerin stellt. Die Situation eskaliert, die Lehrer lehnen eine weitere Diskussion mit den Eltern ab und stellen den Antrag auf eine Überstellung Kaspers auf eine sonderpädagogische Schule. Entgegen der ärztlichen Meinung begründen sie dies damit, dass nicht ein ADHS vorliege, sondern eine schlichte Überforderung des Schülers.
> Da die Diskussion mit dem Lehrerkollegium nicht weiterführte, wird der Schulrat eingeschaltet. Nach Klärung der Sachlage und Aufklärung über die Hintergründe durch den behandelnden Arzt kann Kasper die zweite Klasse auf einer anderen Regelschule noch einmal wiederholen. Er besucht jetzt erfolgreich die Hauptschule.

Ein weiteres häufiges Heilungshindernis ist die **Ungeduld**, vor allem der Eltern oder Lehrer. Der Leidensdruck in der Familie ist meist schon sehr hoch, wenn sich die Eltern an einen Privatarzt wenden. Entweder ist die Situation bereits eskaliert oder es stehen Weichenstellungen wie z. B. die Empfehlung für die weiterführenden Schulen an. Der Zeitdruck verstärkt den Leidensdruck zusätzlich.

Die Eltern sehen zwar, dass sich unter der homöopathischen Behandlung die Symptomatik verringert und die Leistungen verbessern, die Besserung reicht aber nicht aus, um die vermeintliche Zielhürde zu überspringen.

In manchen Fällen kommt es zu einer massiven **Frustration** bei nicht linearer Entwicklung des Heilungsprozesses. Auch wenn sich das Verhalten des Patienten stabilisiert hat, kann es aufgrund einer Veränderung z. B. der äußeren Faktoren zu einer **erneuten Verschlimmerung der Symptomatik** kommen.

In allen diesen Fällen ist es wichtig, den Eltern die Zusammenhänge deutlich zu machen (Abb. 2-9) und nicht durch einen unangebrachten Wechsel des Mittels das Bild zu verwischen.

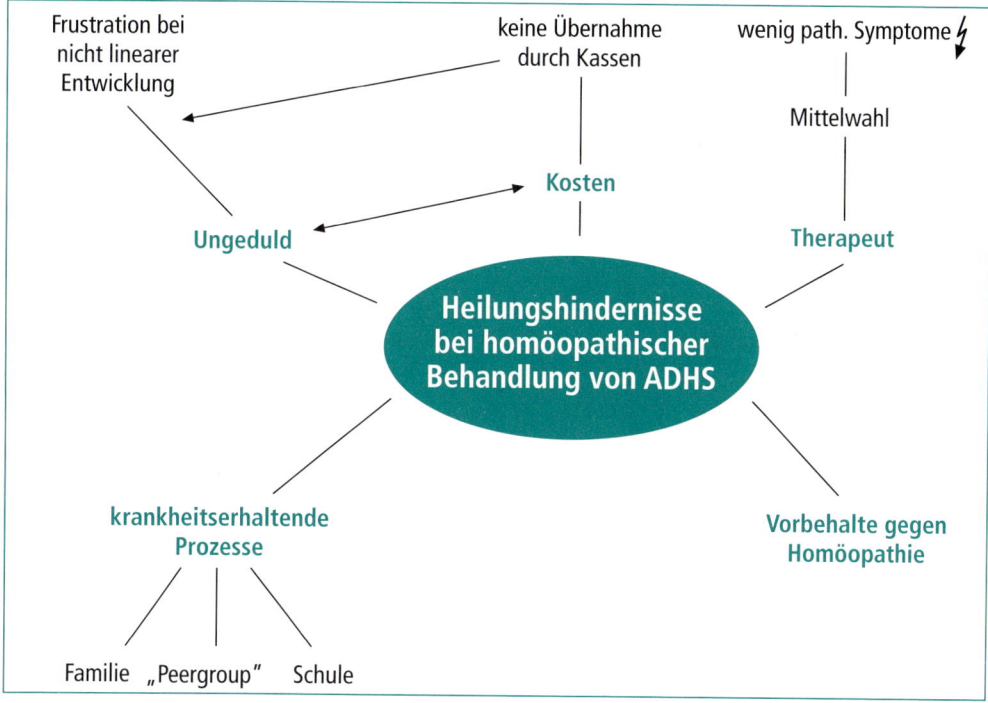

Abb. 3-2: Heilungshindernisse

3.4 Kombinationstherapie mit Methylphenidat

Die medikamentöse Behandlung von ADHS umfasst – separat oder kombiniert – zwei Therapieformen:
- Therapie mit Stimulanzien wie Methylphenidat (☞ 5 Ritalin®),
- homöopathische Behandlung mit dem Simile der Krankheitssymptome.

Vorbehandelte Patienten

Bei Patienten, die mit Ritalin® vorbehandelt wurden (☞ Kasuistik 4, 5, 12), ist in der Regel die Weiterführung der Stimulanzien-Therapie auch unter homöopathischer Behandlung zunächst angezeigt. Das Absetzen von Methylphenidat und der gleichzeitige Beginn der homöopathischen Behandlung würde zu einem Verwischen der Symptomatik führen. Weiter ist zu berücksichtigen, dass sowohl die familiäre als auch die schulische Situation zu Beginn der homöopathischen Behandlung meist sehr angespannt ist. Ein Wegfall des Benefits von Methylphenidat kann zu einer weiteren Eskalation und Verringerung der Compliance führen.

Kontraindikation

Die Fortsetzung der Therapie mit Methylphenidat ist kontraindiziert, wenn entweder die Indikation nicht besteht oder sich Nebenwirkungen eingestellt haben (☞ Kasuistik 8). In diesen Fällen muss die Medikation selbstverständlich sofort abgesetzt werden.

Additive Effekte

Nach unserer Erfahrung ist die Kombination aus Stimulanzien- und homöopathischer Therapie möglich. Häufig zeigt eine Kombinationstherapie additive Effekte.

> **Aus der Praxis**
> - Bei fortdauernder Ritalin®-Gabe hat sich der Einsatz von Homöopathika in **Q- oder LM- Potenzen** besonders bewährt. Die Stimulanziendosis wird schrittweise verringert und schließlich in vielen Fällen ganz abgesetzt.
> - Bei wenigen Patienten kam es z. B. durch erhöhten Leistungsdruck während einer Prüfungsphase in der Schule zu einer Dekompensation. Die Symptomatik verstärkte sich derart, dass eine **vorübergehende additive Therapie mit Stimulanzien** erneut erforderlich wurde. Diese lag jedoch immer unter der Eingangsdosierung. Hier stellt sich natürlich die kritische Frage, ob mit der Wiedereinführung von Methylphenidat nicht eine Art „Schuldoping" betrieben wird. Nach individueller Nutzen-Risiko-Abwägung erscheint die Maßnahme jedoch vertretbar.
> - In sehr wenigen Fällen mit stark ausgeprägter hyperaktiver Symptomatik, dramatischer Dekompensation im sozialen und schulischen Bereich und wenn sich nicht rasch eine tief greifende Verbesserung unter homöopathischer Therapie zeigt: Therapiebeginn **initial mit einer zusätzlichen Stimulanzien-Therapie**. Auch hier handelt es sich zugegebenermaßen um eine Mischung aus medizinischer und psychosozialer Indikation. Diese Patienten sind zu Therapiebeginn in der Regel so dekompensiert, dass sie für andere, kausale Therapieformen kaum zugänglich sind.
> In solchen „Notsituationen" ist eine engmaschige Therapiekontrolle dringend erforderlich: Drei jugendliche Patienten entwickelten unter der Stimulanzien-Therapie ausgeprägte depressive Reaktionen, sodass ein Behandlungsabbruch indiziert war.

3.5 Repertorium

> **Hilfreiche Rubriken**
> ▶ Gemüt – Ruhelosigkeit – Kindern, bei
> ▶ Gemüt – Konzentration – schwierig – Studieren
> ▶ Gemüt – Zorn – Widerspruch, durch
> ▶ Gemüt – Langeweile
> ▶ Gemüt – Spielen – Unfähigkeit zu spielen
> ▶ Gemüt – Waschen – Abneigung dagegen, sich zu waschen, zu baden
> ▶ Gemüt – Gedanken – Vergehen, Schwinden der Gedanken – Lesen, beim
> Insbesondere sei auf die Rubriken
> ▶ Gemüt – Fehler – Schreiben, beim
> ▶ Gemüt – Fehler – Lesen, beim
> ▶ Gemüt – Fehler – macht – Rechnen, beim
> mit den entsprechenden Unterrubriken hingewiesen, die sich bei der Arzneimittelwahl häufig als hilfreich erwiesen haben.
> Ängste und Träume des Kindes als herausragende Symptome
> ▶ Gemüt – Aktivität, Geschäftigkeit, Tätigkeit, Tatendrang
> ▶ Gemüt – Aktivität, Geschäftigkeit, Tätigkeit – allgemein – hyperaktiv
> ▶ Gemüt – Aktivität, Geschäftigkeit, Tätigkeit – allgemein – ruhelos
> ▶ Gemüt – böswillig, mutwillig …
> ▶ Gemüt – Eile, Hast …
> ▶ Gemüt – Energie – sehr viel
> ▶ Gemüt – Entwicklung – geistige – gehemmt, Stillstand
> ▶ Gemüt – retardierte Kinder
> ▶ Gemüt – Langeweile …
> ▶ Gemüt – Gehen, Laufen – Drang zu gehen …
> ▶ Gemüt – Gesten – macht …
> ▶ Gemüt – Konzentration – schwierig …
> ▶ Gemüt – Konzentration – schwierig – Lernen, Studieren, Lesen, beim
> ▶ Gemüt – Konzentration – schwierig – Aufmerksamkeit nicht halten, kann die
> ▶ Gemüt – Konzentration – schwierig – Kindern, bei
> ▶ Gemüt – impulsiv …
> ▶ Gemüt – lebhaft …
> ▶ Gemüt – ruhelos …
> ▶ Gemüt – Ruhelosigkeit – bei Kindern
> ▶ Gemüt – ruhelos – bewegen – muss sich ständig
> ▶ Gemüt – Schreien, Kreischen – allgemein – bei Kindern …
> ▶ Gemüt – Schreien, Kreischen, allgemein – bei Kindern – im Schlaf
> ▶ Gemüt – Spielen …   ➜

- Gemüt – Spielen – Kinder sind unfähig zum
- Gemüt – Spielen – Abneigung gegen – bei Kindern
- Gemüt – Stimmung veränderlich …
- Gemüt – Stimmung – wechselnd …
- Gemüt – Wildheit …
- Gemüt – Zerstörungswut, Destruktivität…
- Stimme – laut …
- Extremitäten – Gehenlernen spät
- Extremitäten – ruhelos
- Allgemein – Aktivität …
- Allgemein – Aktivität – Bedürfnis nach
- Allgemein – Aktivität – gesteigert
- Allgemein – Aktivität – körperlich
- Allgemein – Bewegung – Verlangen nach
- Allgemein – Bewegung – amel
- Allgemein – Energie, sehr viel
- Allgemein – Ruhelosigkeit – körperliche
- Allgemein – Greifen, Anfassen – Gegenstände …

Nicht selten wird bei hyperaktiven Kindern von Hyperaktivität schon im Mutterleib berichtet:
- Weibliche Genitalien – Fötus – Bewegungen – heftig …

Weitere hilfreiche Rubriken[25]
- Abneigung gegen Milch/Unverträglichkeit von
- albernes Benehmen
- Beschwerden nach Tadel
- boshaft
- chaotisch
- Egoismus
- Empfindlichkeit gegen alle äußeren Eindrücke
- entflieht um wegzulaufen
- Ermahnung verschlechtert
- Fehler beim Schreiben
- Furcht, dass er morden könnte
- Geräuschempfindlichkeit wird bei Musik besser
- geschwätzig, springt schnell von einem Thema zum anderen
- Grobheit, ungebührliches Verhalten
- heftig, hitzig, Raserei   →

---

[25] Vgl. Bonath T: ADHS, in: Homöopathie in der Kinder- und Jugendmedizin, S.175–190.

- ▸ heftige Raserei
- ▸ Kleptomanie
- ▸ Konzentration beim Lernen/Lesen fällt schwer
- ▸ küsst alle und jeden
- ▸ lächerliche, alberne Gedanken
- ▸ Milch verschlechtert
- ▸ Reizbarkeit bei Kindern
- ▸ Ruhelosigkeit bei Kindern
- ▸ Ruhelosigkeit beim Sitzen
- ▸ Ruhelosigkeit, Gehen draußen bessert
- ▸ schnell im Handeln
- ▸ Süßigkeiten verschlechtern
- ▸ Teilnahmslosigkeit abwechselnd mit Angst und Ruhelosigkeit
- ▸ Ungeschicklichkeit
- ▸ verflüchtigende Gedanken
- ▸ Verlangen zu töten
- ▸ weigert sich, Medizin zu nehmen
- ▸ will Feuer anlegen
- ▸ Wunsch nach Gesellschaft, behandelt sie aber abscheulich
- ▸ Wut führt zu heftigen Untaten
- ▸ zanksüchtig
- ▸ zerschneidet Kleidung
- ▸ Zerstörungssucht

3.6 Arzneimittelbilder und Kasuistiken

Wie bei jeder konstitutionellen Behandlung einer chronischen Störung muss auch beim ADHS jeder Krankheitsfall individuell behandelt und das jeweilige Mittel anhand der Besonderheiten gefunden werden (☞ 3.2.1 Bewertung der Symptome).

ADHS ist keine „bewährte" Indikation. Dennoch gibt es Mittel, die nach unserer Erfahrung häufiger auftreten. Im Folgenden haben wir versucht, sie systematisch nach dem Thema darzustellen, das im Störungsbild im Vordergrund steht. Diese Darstellung soll ein Wegweiser sein, ohne Anspruch auf Vollständigkeit.

Um ein möglichst vollständiges Bild dieser vielschichtigen Störung zu vermitteln, liegt der Fokus der Fallbeispiele auf Patienten, die im Alter von etwa neun Jahren zur Erstanamnese kamen. In dieser Altersgruppe zeigt sich die ADHS-Störung besonders oft und ausgeprägt, da hier die schulischen Anforderungen deutlich ansteigen.

In den Kasuistiken wird in den Abschnitten „Anamnese", „Verordnung" und „Verlauf" zunächst ausführlich der Fall dargestellt. Eine anschließende „Essenz" fasst stichpunktartig die wesentlichen Merkmale zusammen. In der „Fallanalyse" wird der Weg der Arzneimittelfindung nachgezeichnet. Das oder die jeweilige(n) Arzneimittelbild(er) und differentialdiagnostische Überlegungen runden den Fall ab.

Um das Patientengeheimnis zu wahren, wurden persönliche Angaben zu den Patienten anonymisiert. Die Eigennamen sind fiktiv.

Die „RADAR-Analysen" (☞ Tab. 3-2 – 3-16) geben die Erstanalysen wieder, die die jeweilige Untersuchungssituation wiederspiegeln. Sie sind also eine Kopie des „Original-Notizblattes" der Untersuchung mit einer Liste von Arzneimitteln, aus denen die Erstverordnung ausgewählt wurde. Mit Bedacht wurde nicht das hinterher verordnete Mittel an die erste Stelle gesetzt.

Tab. 3-1: ADHS-Störungsbilder mit wichtigen Mitteln	
motorische Hyperaktivität (☞ 3.6.1)	*Agaricus, Arsenicum album, Calcium-Salze* v.a. mit *Halogenverbindungen (calc-br, calc-f, calc-i), Carcinosinum, Kalium bromatum, Lycopodium, Medorrhinum, Sulphur, Tarentula, Tuberculinum, Veratrum album, Zincum*
oppositionelles Verhalten und Aggressivität (☞ 3.6.2)	*Anacardium, Aranea ixobola, Belladonna, Calcium phosphoricum, Capsicum, Cina, Ferrum metallicum, Histaminum, Hyoscyamus, Lycopodium, Lyssinum, Magnesium carbonicum, Sulphur, Stramonium, Tarentula, Tuberculinum*
Aufmerksamkeitsdefizit und Entwicklungsverzögerung (☞ 3.6.3)	*Ambra grisea, Barium carbonicum, Bufo rana, Calcium carbonicum, Calcium phosphoricum, andere Calcium Salze (insbesondere Halogenverbindungen), Carcinosinum, Chocolade, Helleborus, Lycopodium, Phosphorus*
Aufmerksamkeitsdefizit mit Angst und/oder Depression (☞ 3.6.4)	*Aconitum, Arsenicum album, Bismuthum, Carcinosinum, Crotalus horridus, Colocynthis, Natrium sulphurium, Phosphorus, Stramonium*

3.6.1 Wichtige Mittel bei motorischer Hyperaktivität

Agaricus

(☞ auch S. 155) Frühzeitige neurologische Störung mit ausgeprägter **Störung der Fein- und Grobmotorik**. **Zuckungen** und übertriebene, überschießende Bewegungen, **Tics**, Grimassen. Störung der sensorischen Integration mit Licht-, Geruchs-, Geräusch- und Berührungsempfindlichkeit. Logorrhö, Angst- und Erregungszustände, aber auch Furchtlosigkeit mit der Gefahr der Selbstverletzung wegen **mangelnder Gefahreneinschätzung**. Deutliche Verschlimmerung bei Leistungsanforderungen, bei Druck, Tadel und Kritik. Albernes Verhalten. **Entwicklungsverzögerung** mit „zwergenhaftem" Eindruck. Tuberkulinisches Miasma.

Arsenicum album

(☞ auch 3.6.4, S. 226) **Unruhe mit Angst:** vor Alleinsein und Verlassenwerden, Furcht im Dunkeln, Angst vor Tod und Sterben. Ausgeprägtes Sicherheitsverlangen, **zwanghafte Ordnung** und Pedanterie. Unsicherheit. Tadelsüchtig. **Nächtliche Panikattacken**. Lacht nicht, Logorrhö. Anorexia nervosa. Häufig Probleme im Gastrointestinalbereich, Verschlimmerung bei Leistungsanforderungen.

Calcium-Salze

Neben *Calcium phosphoricum* stehen hier die Halogene wie *Calcium chloratum*, *Calcium iodatum* und *Calcium fluoratum* im Vordergrund. Oft bestehen Grundsymptome von *Calcium* wie **Ängste**, **Schlaffheit**, **Entwicklungsverzögerung**, **Eigensinn** und die bekannten körperlichen Symptome, wie z.B. Kopfschweiße und Infektneigung, diese Grundsymptomatik wird durch die spezifischen Symptome der einzelnen Salze ergänzt.

Calcium phosphoricum

Reizbarkeit und Weinerlichkeit, **Unzufriedenheit**, häufig sehr sensibel, schnell gelangweilt, starkes Verlangen nach Aufmerksamkeit und Zuwendung. **Verzögerte Entwicklung** in Motorik, Sprache und körperlicher Reifung. Häufig **körperliche Symptome bei seelischen Belastungen**: Schulkopfschmerz, Schulbauchschmerz, Durchfälle. Viele Ängste: im Dunkeln, bei Gewitter, vor dem Alleinsein.

Carcinosinum

(☞ auch 3.6.4, S. 223) Ähnlich wie *Arsenicum album*. **Perfektionismus**, Versagensängste, **Blockade bei Anforderungen**: „Ich kann das nicht!".

Carcinosinum-Kinder stehen unter einem unerträglichen Druck, dem sie durch zwei scheinbar gegensätzliche Verhaltensweisen auszuweichen versuchen:

Typ1: Überanpassung, möchte gefallen und „lieb sein", gerät in Panik, wenn dies nicht gelingt; **überempfindlich gegen Tadel**, übersensibel, mitfühlend, Prüfungs- und Erwartungsängste.

Typ2: Rebellion, lehnt sich gegen Anforderungen trotzig auf, despotisch und gewalttätig; kann starke Ähnlichkeit mit *Lycopodium* oder *Stramonium* haben.

Carcinosinum ist nach unserer Erfahrung neben *Tuberculinum* und *Medorrhinum* die häufigste Nosode bei ADHS-Kindern.

Kalium bromatum

Wirkt stark auf Psyche und neurobiologisches System. Ständige motorische Unruhe mit Zappeln, Nesteln, **Zupfen an Gegenständen** und Kleidern. **Zittern**, schlimmer bei Anforderungen; Händeringen. **Angstzustände, schlimmer nachts**, paranoide Angst vor Vergiftung; Unsicherheit, hohe moralische Ansprüche, die Konflikte auslösen, z.B. **Religiosität** und Sexualität. Taubheitsgefühl der Schleimhäute, des ganzen Körpers. Schlaflosigkeit, Zähneknirschen.

Lycopodium

(☞ 3.6.2, S. 178) Häufig **angepasstes Verhalten** in der Schule oder Gruppe, aber **diktatorisches** Verhalten gegenüber Familie oder Bekannten; tyrannisch gegen jüngere Geschwister. Reizbarkeit. **Konzentrationsschwäche mit vielen Flüchtigkeitsfehlern**, Fehler beim Lesen, Rechnen, Schreiben, **Legasthenie**. Viele Ängste, Prüfungsangst. Starke motorische Unruhe und Zappeligkeit. Muss häufig essen, starkes Verlangen nach Süßem.

Medorrhinum

Gekennzeichnet durch eine „extreme" Persönlichkeit, vital, überschießend, **überdreht**, laut, ohne Grenzen, alles in **Eile**, unbändige Energie. Wechselndes, extrem **gegensätzliches Verhalten**, Extro- und Introvertiertheit, Konzentrationsschwäche mit Fehlern beim Sprechen, Lesen, Schreiben (lässt Wörter aus). Extrem kurze Aufmerksamkeitsspanne, auch bei spielerischen Tätigkeiten. Gewalttätigkeit, **boshaft** und grausam gegen Haustiere, Geschwister, Klassenkameraden; gewalttätig gegen Eltern. **Nägelbeißen**, sogar die Fußnägel. Zwänge, wäscht sich ständig die Hände. Häufig allergische Reaktionen mit chronischer Sinusitis und Rhinitis. Warzen. Zitrusfrüchte verschlimmern alles. Frühzeitige sexuelle Tätigkeiten. Besserung am Meer.

Sulphur

(☞ auch S. 147) Ähnlich wie *Tuberculinum* sehr hohes Energiepotential, Unverträglichkeit von Tadel, Schwierigkeiten beim Akzeptieren von Regeln, **kann sich nicht einordnen**, dabei aber nicht bösartig, hohe Impulsivität und Durchsetzungsvermögen. **Unordentlich** und schlampig, nicht nachtragend, neugierig, unabhängig von der Meinung anderer über sie.

Tarentula hispanica

Ungeheure **motorische Ruhelosigkeit**, wie unter Zwang, sich zu bewegen; starke Übererregung des Nervensystems, dadurch empfindlich gegen alle Sinnesreize, **Musik und Rhythmus bessern**. Abneigung gegen Berührung; manipulatives, bösartiges, **intrigantes Verhalten**; Manie und Wutausbrüche; übermäßiges sexuelles Interesse (ähnlich wie *Medorrhinum*), plötzliche Impulse und Launen.

Tuberculinum

Hohes Energiepotential mit starker motorischer Unruhe, die aber gerichtet sein kann; laut, unzufrieden mit dem, was es gerade macht, deshalb **ständig neue Beschäftigungen**, spielt mit einem Spielzeug nur kurz, will dann das nächste. **Wutanfälle** mit Schreien und Handgreiflichkeiten auch gegen Erwachsene. Häufig lange Enuresis, **Zähneknirschen** im Schlaf; viele Nahrungsmittelunverträglichkeiten, die auch das Verhalten verschlimmern: Milch, Zucker, Weizen, Farbstoffe, Früchte.

Veratrum album

(☞ auch S. 139) Frühreife, die zu Übererregung und Ruhelosigkeit führt; intellektuell und ernsthaft, schnell frustriert; extreme innere Unruhe mit sich ständig **wiederholenden Handlungen** als Ventil. Ohne Zielrichtung. Überschießender **Ehrgeiz**, der rücksichtslos umgesetzt wird; Gefühllosigkeit. Will immer im Mittelpunkt stehen.

Zincum

Übererregung und dadurch Erschöpfung, ständige motorische **Unruhe, vor allem in den Beinen**, überempfindlich gegen Sinneseindrücke, gegen Reden anderer; dabei selbst logorrhoisch; Unzufriedenheit mit ständigem Jammern und Nörgeln; starke Verschlimmerung bei Auslassen von Mahlzeiten. Schlimmer durch unterdrückte Ekzeme.

Kasuistik 1: David

Anamnese

⏐ Erstuntersuchung

David (neun Jahre) ist in der dritten Klasse Grundschule, als er zur Erstanamnese kommt: ein aufgeweckter Junge, rotblond, relativ klein für sein Alter, mit charmantem Lächeln und dem Schalk im Auge. David ist sehr neugierig, fragt nach allen möglichen Gegenständen im Sprechzimmer, will wissen, wofür die vielen Bücher notwendig sind, ob mein Computer der billige von Aldi ist. Dabei ist er freundlich und umgänglich, aber auch in dieser Einzelsituation recht anstrengend.

Zunächst ist er sehr unruhig, rutscht auf dem Stuhl hin und her oder bewegt ständig mindestens ein Körperteil. Sobald man ihm jedoch eine Aufgabe gibt, wird er viel ruhiger, vertieft sich darin und ist nicht mehr zu stören.

Als er den Sitzplan der Klasse zeichnen soll (☞ Abb. 2-2), entwickelt er ein ganzes Soziogramm, in dem er die Beziehungen aller Klassenkameraden zu ihm dokumentiert. Es stellt sich heraus, dass er nur wenige Freunde, aber viele Gegner hat. Besonders zwei machen ihm zu schaffen, schlagen und ärgern ihn während der Pause oder auf dem Schulweg. Einer hat ihn einmal an ein Gitter gebunden und dort stehen gelassen. David wehrt sich in solchen Situationen nicht.

Beim Zeichentest „Baum/Haus/Familie" (☞ 2.5 Untersuchungsgang zur Eingangsdiagnostik) entwirft er ein für seine Altersklasse erstaunliches Gemälde (☞ Abb. 2-3). Von meinem Lob beflügelt, ist er nicht mehr zu bremsen und entwirft aus dem Stegreif ein Labyrinth, durch das es tatsächlich nur einen Weg gibt (☞ Abb. 3-3), und eine „maritime Studie" (☞ Abb. 3-4).

Beim Zeichnen ist er voll konzentriert, ruhig und bleibt bei der Sache. Wenn er beschäftigt ist, wirkt er vollkommen ausgeglichen, motiviert und zufrieden. Ist die Aufgabe erledigt, muss allerdings direkt die nächste kommen, sonst beginnen Unruhe und Zappeligkeit von neuem.

⏐ Schulsituation

Seine schulischen Leistungen sind sehr unterschiedlich, die meisten Schwierigkeiten hat er in Mathematik (Durchschnittsnote Fünf plus). Bei Mathetests hat er Schwierigkeiten, sich die Zeit einzuteilen, er träumt vor sich hin, vergisst Gelerntes, wird bei Fehlern wütend auf sich und schlägt sich dann selber. In Heimat- und Sachkunde ist er sehr gut.

Wegen seiner Unruhe, seiner wechselnden Leistungen und seines Sozialverhaltens hat die Lehrerin mehrfach darauf gedrängt, David mit Ritalin® zu behandeln. Seine Mutter hat dies jedoch immer vehement abgelehnt.

3.6.1 Motorische Hyperaktivität: Arzneimittelbilder und Kasuistiken

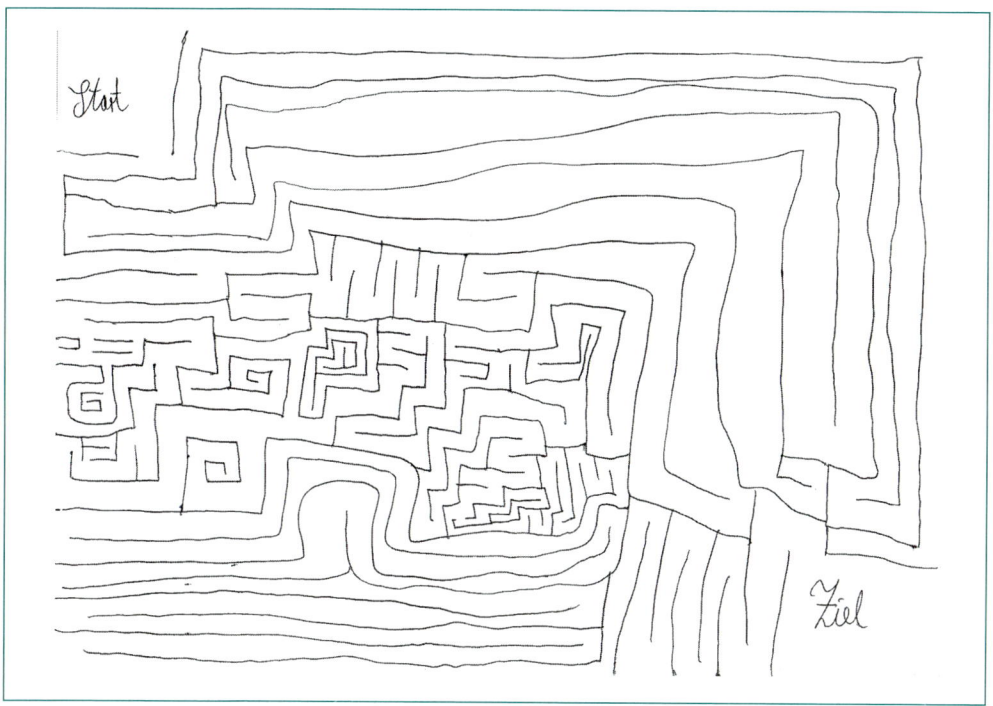

Abb. 3-3: Labyrinth (David, neun Jahre)

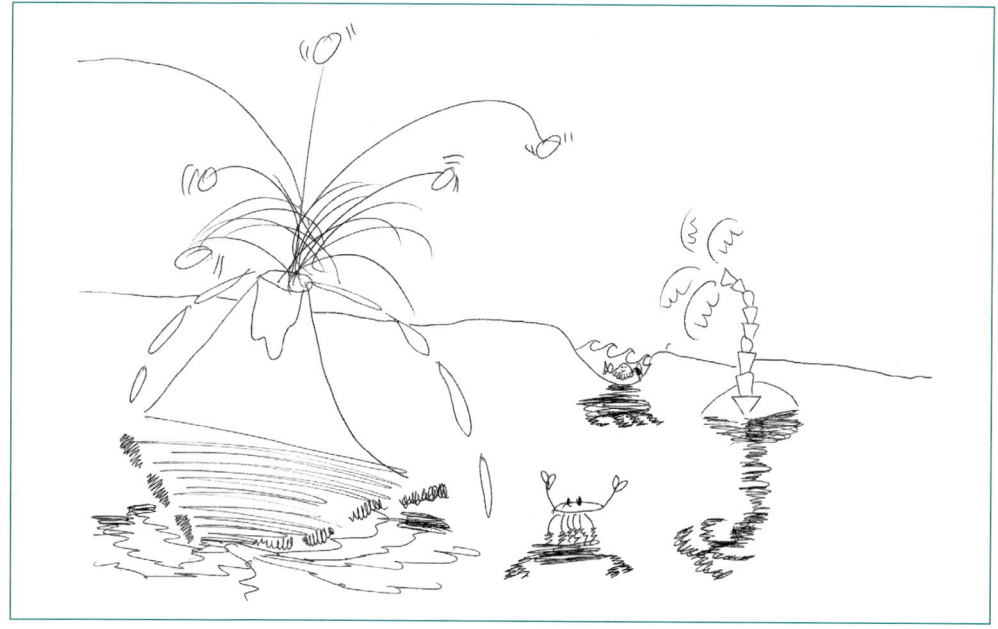

Abb. 3-4 Maritime Studie mit Einsiedlerkrebsen (David, neun Jahre)

Körperliche Untersuchung

Bei der körperlichen Untersuchung zeigen sich wenig Auffälligkeiten. David hatte als Kleinkind an Neurodermitis gelitten, eine Krankheit, von der die Mutter ebenfalls betroffen war. Er hat ein extremes Verlangen nach Schokolade, die aber seine Unruhe verschlimmert. Das Gleiche gilt für Haferflocken. Er trinkt gerne kaltes Wasser, schwitzt viel, schläft gut und regelmäßig. Auffällig ist noch seine Geräuschempfindlichkeit. Selbst Vogelstimmen können ihm zu laut sein.

Beobachtungen der Mutter

Ich bat seine Mutter, einige Notizen zu Davids Verhalten zu machen:
Stimmung: nervös, unruhig, kann nicht stillsitzen, zeitweise schwatzhaft, nur noch selten fröhlich, er ist traurig und resigniert. Häufig wirkt er abgeschlagen.
Er bringt nichts zu Ende, weint, wenn etwas nicht klappt, haut sich gegen den Kopf, wenn er einen Fehler macht. Er verzeiht sich selber nicht.
Er ist verzweifelt, hat Angst vor der Zukunft.
Er hat kaum noch Freunde, ist oft wochenlang allein und leidet unter der Einsamkeit. Andererseits reizt er seine Schulkameraden durch sein Benehmen.
Seine Intelligenz geht zurück.
Wenn er unbedingt etwas will, gibt er keine Ruhe, bis er es entweder hat oder ich mit ihm geschimpft habe.
Häufig zerreißt David seine Kleidung.
Verhalten zu Hause: sehr wechselhaft. Wenn es ihm gut geht, ist er höflich, zuvorkommend, hilfsbereit, lieb, voller Mitgefühl, umsichtig, hilft gelegentlich freiwillig im Haushalt. Er ist dann eigentlich so, wie es sein sollte, was aber nicht oft vorkommt. Dann bastelt er, malt mit Leidenschaft, erfindet Comics, schreibt Geschichten oder geht in den Keller und arbeitet mit Holz. Er sägt, hämmert und werkelt, hat schon eigene Erfindungen gemacht. Er stellt sich sehr geschickt an. Man merkt, dass es ihm Spaß macht. David hat sich schon einige Spielzeuge selber gemacht. Dabei kann er sich stundenlang ohne Probleme konzentrieren.
Wenn es ihm schlecht geht, dann neigt er zum Grabschen. Er hat schon fremde Leute begrabscht an Brust, Po oder Penis.
Ordnung ist für ihn ein Fremdwort. Wo er ist, ist auch Chaos. Sein Schulranzen fliegt in die Küche, Spielzeug wird im ganzen Haus verteilt usw.
Verhalten in der Schule: Oft ist er unkonzentriert, lässt sich von allem und jedem ablenken, hat schnell den Faden verloren, stört andere im Unterricht, macht nicht mit, holt seine Schulsachen nicht hervor, oder räumt sie nicht weg. Die ganze Klasse muss an der Tür warten, bis David nach mehrfacher Aufforderung seine Sachen eingeräumt hat. Vorher darf keiner gehen.

Er verdreht Zahlen, kann nicht zwei und zwei zusammenrechnen, stiert Löcher in die Luft, zigmal muss man ihn auffordern, leichte Aufgaben zu erledigen. Er schreibt nicht mit, wenn er soll. Einmal hat er ein leeres Blatt beim Aufsatzschreiben abgegeben. Beim nächsten Aufsatz hat er dann eine Zwei plus geschrieben.

Er benimmt sich sehr kindlich, zieht Grimassen, wälzt sich auf dem Boden herum, lässt sich nicht anschieben oder zu schnellerer Arbeit bewegen, geht unbeirrt seinen negativen Weg weiter. Er schaukelt mit dem Stuhl, setzt sich verkehrt herum darauf, liegt auf dem Tisch oder auch darunter, spritzt ein Getränk anderen Kindern an den Kopf, auf Kleider und an die Klassenwand. Gelegentlich beißt er. Er kann rücksichtslos und ungeduldig sein. Manchmal hat er arrogante Züge an sich.

Weder gutes Zureden noch Strafen helfen. Bei der nächsten Gelegenheit ist alles wieder so wie vorher.

Die anderen Kinder stören sich hauptsächlich daran, dass er alles aufhält, stört und nicht mitmacht, dass er sich oft so kindisch benimmt, kichert und wirr wirkt. Er zeigt ein regelrecht idiotisches Verhalten, wie von einem anderen Stern. Deshalb gibt es viele Schwierigkeiten mit den Lehrern und Schulkameraden. Er wird öfters bedroht. Ein Schulkamerad setzte ihn auf die „Mega-Schlägerliste". Er wurde gefesselt, getreten, mit der Sporttasche geschlagen, mit der Faust in den Bauch und in die Genitalien geboxt. David beteuert, nichts gemacht zu haben. Doch hängt er sich immer wieder an diese Jungen. Er wird von allen gemieden und ausgeschlossen. Dieses Jahr wird wohl niemand aus seiner Klasse zum Geburtstag kommen.

Körperlich ist er zwei Jahre zurück. Er ist der kleinste in der Klasse.

Hausaufgaben sind eine Tortur. Er sitzt vor den Aufgaben, windet sich wie ein Wurm, kann sich nicht konzentrieren und schon gar nicht dazu durchringen weiterzuarbeiten. Nur auf Verbote und Drohungen reagiert er gelegentlich noch. Wir finden das schrecklich. Doch alles andere führt bei ihm zu nichts.

Essen ist ein tägliches Drama. Wir sind schon fast fertig mit Essen, bevor er überhaupt eine Gabel im Mund hat. Zwischendurch muss er auf die Toilette oder Hände waschen, dann rührt er im Teller, bis das Essen auf dem Tisch oder der Teller auf der Hose liegt. Nur wenn er irgendetwas mit Schokolade bekommt, haut er rein und hat in Sekundenschnelle seinen Teller leer. Obst und Gemüse meidet er, wo er nur kann.

Allergien: Neurodermitis als Säugling, seit dem ersten Geburtstag beschwerdefrei. Er reagiert auf Kakao in jeder Form, auf gespritztes Obst und Gemüse, auf Spritzmittel in der Luft – wir wohnen in einer Obst- und Weinbaugegend. Er reagiert auf den Geruch von Kleber, der ihn wie betrunken macht.

Ausgeprägte **Unfallneigung:** Er fällt über die eigenen Füße oder vom Stuhl. Bei einem Sturz mit dem Fahrrad erlitt er beinahe einen Schädelbruch. Er

fällt beim Hüpfen auf dem Sofa und bricht sich den Arm, er haut sich mit dem Beil in den Zeh.
Empfindungen: Er ist sehr schmerzempfindlich. Manchmal erträgt er es kaum, berührt zu werden. Er ist sehr geräuschempfindlich. Auch leise Musik im Radio oder das Ticken der Uhr stören ihn, zum Beispiel bei den Hausaufgaben. Der Lärm im Klassenzimmer ist oft unerträglich für ihn.
Körperkraft: im Sport ist er schnell und kraftvoll, jedoch nicht auf Dauer stark belastbar."

Verordnung

Veratrum album C 200.

Verlauf

Zwei Wochen später

Per Fax erhalte ich folgende Rückmeldung von Davids Mutter: „David wirkt sehr depressiv, verzweifelt schon beim kleinsten Fehler. Er leidet seit Beginn der Behandlung an Juckreiz, der gestern Abend so schlimm war, dass er um 23 Uhr weinte und fast verrückt wurde. Er konnte nicht schlafen. Auch heute ist er wieder sehr depressiv und weint viel. Andererseits erwachen seine tollen Ideen wieder. Er liest und malt, werkelt den ganzen Tag. Wie soll ich mich verhalten? Darf ich ihm etwas gegen den Juckreiz geben? Er hat blutig gekratzte Beine. Was kann ich wegen seiner Traurigkeit tun?"
Wir beschließen, zunächst abzuwarten.

Sechs Wochen später

Bei der nächsten Vorstellung geht es David deutlich besser. Im Deutschaufsatz hat er als Einziger eine Eins geschrieben. Er ist sehr stolz. Er durfte vor der ganzen Klasse den Aufsatz vorlesen – und alle haben geklatscht. In Mathematik hat er sich auf eine Zwei verbessert.
Die Mutter berichtet, David sei ausgeglichener. Letzte Woche war sein Geburtstag. Entgegen aller Befürchtungen wären vier Klassenkameraden gekommen. Sie hätten den ganzen Tag Fußball gespielt und es sei ein rundum gelungenes Fest gewesen.
Zwischendurch hat es ein Schulfest gegeben. Davids Klasse hat bei einem Wettbewerb mitgemacht und gewonnen. Er hat sich für ein Rätsel folgende Frage ausgedacht: „Wie trennt man eine Mischung aus Salz und Pfeffer?" Die soziale Integration funktioniert viel besser. Von der Lehrerin gab es ein sehr gutes Feedback. Er fährt jetzt mit dem Fahrrad zur Schule und ist dabei vorsichtig. Sein Appetit ist immer noch nicht sehr ausgeprägt. Bei den Hausauf-

gaben hat der Punkteplan (☞ Tab. 4-1) Wunder gewirkt. Der Juckreiz ist im Laufe der dritten Woche abgeklungen, die Haut wieder verheilt.
Verordnung: Fortsetzung der Behandlung mit *Veratrum album* LM III.

Sechs Wochen später

In der letzten Zeit war David wieder unkonzentrierter, hat wieder mehr Schwierigkeiten in Mathematik und zieht sich in der Klasse zurück. Mit dafür verantwortlich ist eine Enttäuschung bei den Bundesjugendspielen: Er hat sich sehr angestrengt, aber für seine Mühe und Teilnahme noch nicht einmal eine Urkunde erhalten. Ein schönes Erlebnis war, dass er bei einem Freund übernachten durfte, mit dem er viel Zeit verbringt.
Verordnung: Ich lasse *Veratrum album* weiterlaufen und gebe als Ergänzungsmittel einmalig *Chocolade* in der C 30, das mir differentialdiagnostisch schon die ganze Zeit durch den Kopf gegangen war.

Weitere sechs Wochen später

David geht es wieder besser, er hat sich kontinuierlich stabilisiert. Motorisch ist er sehr viel ruhiger geworden. Die soziale Einbindung macht weiter Fortschritte, er hat zwei Einladungen zum Kindergeburtstag bekommen. Das Zeugnis fiel besser als erwartet aus, auch in Mathematik konnte er sich auf eine Vier retten.

Acht Wochen später

Seit drei Wochen hat David kein *Veratrum* mehr genommen. Seit dieser Zeit ist es kontinuierlich schlechter geworden. Um die Mittelwirkung besser differenzieren zu können, gebe ich das Ergänzungsmittel *Chocolade* alleine in der C-200-Potenz.
Beim vereinbarten Telefontermin **zwei Wochen später** berichtet Davids Mutter, dass in der ersten Woche eine Verbesserung zu verzeichnen gewesen sei, die aber nicht anhalten würde. Nachdem wir zwei weitere Wochen ohne Besserung abgewartet haben, verordne ich wieder *Veratrum album* LM VI.
Beim Follow-up **sechs Wochen später** hat sich wieder eine Besserung eingestellt.

Ein Jahr später

David hat es auf die Realschule geschafft. Er kommt gut mit, auch wenn er auf Aufforderungen manchmal nicht schnell genug reagiert. Auch seinen Freund hat er behalten, mit dem er in dieselbe Klasse geht.

Epilog

Obwohl sich Davids Verhalten deutlich stabilisiert hat, bekommt er auch auf der Realschule immer wieder Ärger. Wegen seines andersartigen Verhaltens wird er von seinen Mitschülern immer wieder verspottet, gehänselt und geärgert. Seine schulischen Leistungen sind zufrieden stellend, laufen aber Gefahr, unter dem wachsenden sozialen Leidensdruck abzufallen.

Essenz Kasuistik 1 (David)

Ausgangssituation

Der neunjährige David besucht die dritte Klasse Grundschule. Seine Noten sind schlecht, sein Verhalten ist hyperaktiv, kindisch und wird vom Klassenverband als störend empfunden. Die Klassenlehrerin hat eine Behandlung mit Ritalin® gefordert.

Aussehen und Kontakt

Für sein Alter ist David zu klein. Er ist neugierig, freundlich und umgänglich; zugleich überaktiv und anstrengend.

Körperliche Symptome

Als Kleinkind Neurodermitis, auch die Mutter leidet heute noch an Neurodermitis. Extreme Geräuschempfindlichkeit. Sportliche Statur, verträgt aber keine Dauerbelastung. Übermäßiges Verlangen nach Schokolade, die seine Unruhe verschlimmert (ebenso Haferflocken).

Gemütssymptome

Ruhelosigkeit, besser durch Beschäftigung. Konzentrationsschwierigkeiten, Schwatzhaftigkeit. Hartnäckig in der Willensdurchsetzung; verzweifelt, wenn er Fehler macht. Wechselhafte Stimmungen: mitfühlend, höflich und hilfsbereit im Kontrast zu kindischem, ungeduldigem und auch rücksichtslosem Verhalten. Verlangen, Fremde zu „begrapschen", wenn es ihm schlecht geht. Zerreißt seine Kleidung. In der Schule wird er von Mitschülern bedroht und geschlagen, wehrt sich aber nicht dagegen. Unfallneigung.

Verordnung

Veratrum album C 200, LM III–VI. *Chocolade* als Ergänzungs- (C 30) und als Einzelmittel (C 200).

Beobachtungszeitraum

Zwei Jahre

Fallanalyse

Davids **Ruhelosigkeit** besserte sich, sobald man ihm etwas zu tun gab oder er sich selber beschäftigen konnte. Diese Besserung hing allerdings von der Motivation ab, mit der er die Aufgabe anging: keine eigene Motivation bei Hausaufgaben, erst als er durch den Punkteplan (☞ Tab. 4-1) einen Anreiz bekam, funktionierte das Erledigen der Hausaufgaben, und die Konzentrationsschwierigkeiten ließen nach. Leitmotiv für die Mittelwahl war die Unruhe, die sich durch Beschäftigung bessert.

David war sehr **hartnäckig**, beharrlich und **eigensinnig**. Gleichzeitig sprühte er vor Ideen und **guten Einfällen**. Zeitweise wirkte er hochmütig und arrogant.

Sein Verhalten konnte **kindisch** und **albern** sein mit **Grimassieren** und albernem Kichern. Er wirkte dann oft **idiotisch** oder „als ob er von einem anderen Stern käme". Frei interpretierend habe ich dieses Symptom übersetzt in „Gemüt – Wahnideen – Ausland zu sein, im".

In dieser Rubrik steht *Veratrum album* als einziges Mittel, das ich auch einem erwachsenen Patienten mit ähnlicher Symptomatik mit Erfolg gegeben hatte („Mein ganzes Leben lang hatte ich immer den Eindruck, ich würde nicht richtig verstanden, und zwar auf allen kommunikativen Ebenen. Ich hatte häufig den Eindruck, ich spreche eine andere Sprache, als ob ich in einem fremden Land oder auf einem fremden Stern wäre.").

Auffallend war Davids **Distanzlosigkeit**, vor allem wenn es ihm schlecht ging. Er überschritt dann Grenzen und drang in die Intimsphäre von fremden Personen ein. Übersetzt habe ich diese Auffälligkeit mit der Rubrik „Gemüt – küsst – jeden".

Oft zerriss David seine Kleidung. Er zeigte eine große sowohl emotionale als auch **sensorische Empfindlichkeit**. Deutlich war auch sein **ausgeprägtes Verlangen nach Schokolade**, obwohl diese sein Befinden und Verhalten merklich verschlechterte. Im körperlichen Bereich fiel auf, dass er, obwohl eigentlich sportlich, sehr schnell erschöpfte.

Tab. 3-2: Ergebnis RADAR-Analyse Kasuistik 1

1.	Gemüt – Ruhelosigkeit	1
2.	Gemüt – Ruhelosigkeit – geistige Anstrengung amel.	1
3.	Gemüt – Ruhelosigkeit – geschäftig	2
4.	Gemüt – Beschäftigung – amel.	1
5.	Gemüt – Hartnäckigkeit, Beharrlichkeit	1
6.	Gemüt – eigensinnig, starrköpfig, dickköpfig	1
7.	Gemüt – Ideen, Einfälle – Reichtum an, Klarheit des Geistes	1
8.	Gemüt – hochmütig – arrogant	1
9.	Gemüt – Kichern	1
10.	Gemüt – Lächeln – albern	1
11.	Gemüt – Wahnideen – Ausland zu sein, im	1
12.	Gemüt – küsst jeden	1
13.	Gemüt – zerreißt – Gegenstände	1
14.	Gemüt – zerreißt – Gegenstände – Kleidung	1
15.	Gemüt – empfindlich	1
16.	Allgemeines – Speisen und Getränke – Schokolade – Verlangen	2
17.	Allgemeines – Speisen und Getränke – Schokolade – agg.	3
18.	Allgemeines – Schwäche – schnell zunehmend	2

	1 verat 15/24	2 positr 13/13	3 lyc 11/28	4 puls 11/20	5 hyos 11/16	6 choc 11/11	7 nat-sil 11/11	8 nux-v 10/18	9 caust 10/15
1.	X	X	X	X	X	–	X	X	X
2.	–	–	–	–	–	–	–	–	–
3.	X	–	–	–	X	X	–	X	–
4.	X	X	X	X	–	–	X	X	–
5.	–	X	–	–	–	–	X	–	–
6.	X	X	X	X	X	X	X	X	X
7.	X	X	X	X	X	X	X	X	X
8.	X	X	X	X	X	–	–	X	X
9.	–	X	–	–	–	X	–	–	–
10.	X	–	–	–	X	–	–	–	–
11.	X	–	–	–	–	–	–	–	–
12.	X	–	–	–	X	–	–	–	–
13.	X	–	–	–	X	–	–	X	–
14.	X	–	–	–	X	–	–	X	–
15.	X	X	X	X	X	X	X	X	X
16.	–	X	X	X	–	X	X	–	X
17.	–	X	X	X	–	X	X	–	X
18.	X	–	–	–	–	–	–	–	–

Fazit

Durch die homöopathische Behandlung in Kombination mit Veränderungen im sozialen und vor allem schulischen Umfeld ließ sich eine deutliche Stabilisierung und Verbesserung der Situation erreichen. David ist mehr in seiner Mitte, wird aber eine auffällige Persönlichkeit bleiben – anstrengend und zugleich eine wertvolle Bereicherung für seine Mitmenschen. Das Behandlungsziel war nicht, eine andere Persönlichkeit aus ihm zu machen.

Arzneimittelbild Veratrum album

Veratrum album zeichnet sich aus durch eine ausgeprägte **Überaktivität**. Diese **Ruhelosigkeit** hält ständig an.

> **Vithoulkas**
> „In ihm steckt eine unaufhörlich treibende Kraft, die ihn zu ständigem Tätigsein zwingt. Es ist eine ziellose Aktivität um ihrer selbst willen, zum Beispiel laufend Bücher oder Stühle stapeln, endlos sauber machen. Das überaktive Kind zeichnet, malt, singt, spielt ohne Unterlass, aber im Gegensatz zu *Stramonium* zerstört oder zerbricht es nichts. Solche Menschen können zur Plage werden, weil sie durch ihre Überaktivität ständig die Aufmerksamkeit in Anspruch nehmen; aber sie sind nicht wirklich destruktiv."[26]

Sobald seine Tätigkeit Anerkennung fand, wiederholte David sie so lange wie möglich. Dabei erschöpfte er sich und vor allem seine Umgebung, von der er ständig Lob erwartete.
Veratrum kann **manische Züge** zeigen und **Wahnideen** entwickeln. Bekannt ist der religiöse Wahn, aber auch die Idee, eine „hochgestellte Persönlichkeit" zu sein, was sein arrogantes Verhalten begründet.
Veratrum ist sehr **ehrgeizig**, schnell **beleidigt.** Wenn es nicht genügend Anerkennung bekommt für seine Tätigkeiten, wird es schnell streit- und tadelsüchtig.
Sein **Selbstwertgefühl** ist **herabgesetzt,** was *Veratrum album* durch **Perfektionismus** und **anmaßendes Verhalten** zu kompensieren versucht. Eigene Schwächen werden unterdrückt oder nicht mehr wahrgenommen. Vor allem in diesen Phasen kann es zu **obszönem Verhalten** kommen. Die negativen Reaktionen seiner Umwelt erzeugen in ihm zweierlei: Einerseits hält er sich für den einzig „Gesunden", auf der anderen Seite ist ihm klar, dass er „anders" ist.

---

[26] Vithoulkas G: Essenzen homöopathischer Arzneimittel, S. 172.

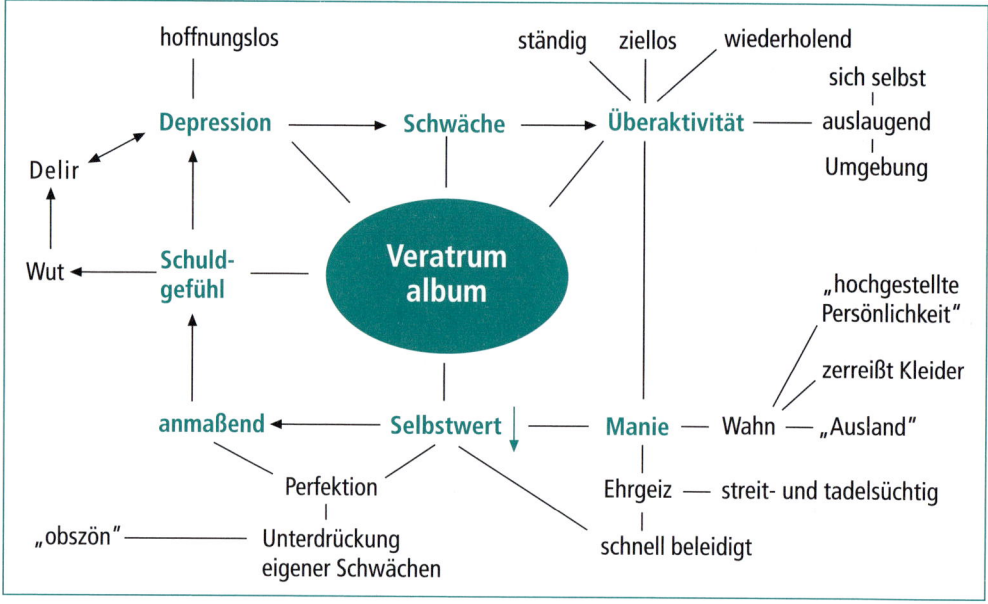

Abb. 3-5: *Veratrum album* bei ADHS

Dadurch entstehen **Schuldgefühle**, die wiederum Wut auslösen. Diese Wut kann sich zu heftigen Anfällen bis hin zum **Delir** steigern. Lässt die Wut nach, versinkt der Patient in tiefste **Depression** und **Hoffnungslosigkeit**, was schließlich in einer **kollapsartigen Schwäche** mündet. Sobald sie jedoch überstanden ist, beginnt die Überaktivität von neuem.

Arzneimitteldifferenzierung

Chocolade

Relativ neues und in den Repertorien noch nicht oft vertretenes Mittel. *Chocolade* hat ebenfalls eine geschäftige Unruhe, verhält sich kindisch, ist ideenreich und kann arrogant wirken. Es zeigt vor allem das ausgeprägte Verlangen nach Schokolade bei gleichzeitiger Verschlimmerung der Beschwerden. Dieses „eigentümliche" Symptom wurde durch *Veratrum album* nicht abgedeckt. *Veratrum* erschien aufgrund der Symptomdichte wahrscheinlicher. Als die Wirkung von *Veratrum* nachließ, gab ich *Chocolade* als Ergänzungsmittel. Die darauf eintretende Besserung konnte nun keinem der beiden Mittel zugeschrieben werden. Deshalb gab ich *Chocolade* als Einzelmittel, und zwar in einer Phase, wo David zwar unruhig, aber die Situation in der Schule nicht durch einen anstehenden Zeugnistermin zusätzlich belastet war. Als Einzelmittel brachte *Chocolade* jedoch keine Verbesserung mehr.

3.6.1 Motorische Hyperaktivität: Arzneimittelbilder und Kasuistiken

I Hyoscyamus

(☞ 3.6.2, S. 172) Für *Hyoscyamus* sprach das betont schamlose Verhalten mit „grapschenden" Übergriffen auf fremde Personen. *Hyoscyamus* ist ebenfalls ruhelos, albern, eigensinnig, ideenreich und überempfindlich im sensorischen Bereich. Es zeigt aber meist eine Eifersucht, die sich bei David nicht finden ließ.

I Stramonium

Deckt die gleichen Symptome ab wie *Hyoscyamus*, zeigt aber mehr Angst und Wut.

I Natrium carbonicum

Einziges Mittel in der Rubrik: „Gemüt – Ruhelosigkeit – geistige Anstrengung verbessert". Auch *Natrium carbonicum* kann albern und dickköpfig sein. Die Ruhelosigkeit wurde bei David aber durch angenehme Beschäftigung und nicht nur durch geistige Tätigkeit gebessert.

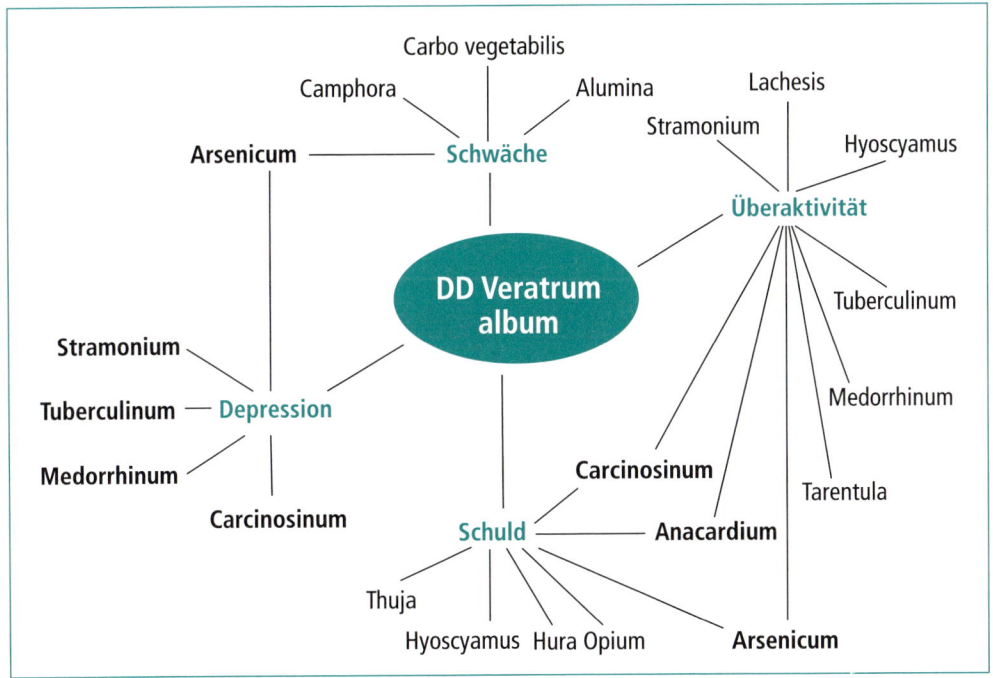

Abb. 3-6: Differentialdiagnose *Veratrum album*

Kasuistik 2: Severin

Anamnese

Erstvorstellung

Severin (sechs Jahre) ist bei der Erstvorstellung in der ersten Klasse. Er ist ein kluger Junge, der ohne Probleme alleine mit ins Sprechzimmer kommt, sehr gut Kontakt zu mir aufbaut und alle Tests mit Bravour meistert, die in den kognitiven und sprachlichen Bereich hineingehen (2.5.2 Untersuchungsgang). Im Lesen ist er sehr weit. Das Buch „Wer hat dem kleinen Maulwurf auf den Kopf gemacht?", in dem Kinder seines Alters im Allgemeinen einzelne Wörter erkennen können, liest er mir von vorne bis hinten intoniert vor. Den Film mit der Geschichte von der Hexe Zilly (2.5.2 Untersuchungsgang) schaut er sich mit Interesse an und kommentiert sofort: „Wenn da alles schwarz ist, und das Probleme macht, warum zaubert sie den Kater dann nicht einfach weiß?"

Severin hat eine Vorliebe für gekochte Eier, Milch und Milchprodukte und ein ausgeprägtes Süßigkeitsverlangen. Er ist selten durstig, trinkt aber gerne kaltes Wasser und mag keine Hitze. Vor Hunden hat er, wenn nicht Angst, so doch Respekt.

Körperliche Untersuchung

Auf der körperlichen Ebene zeigt Severin Defizite. Er hat zum Beispiel bei der Stiftführung Schwierigkeiten mit der Feinmotorik. Der Muskeltonus ist insgesamt hypoton, wodurch es zu Beeinträchtigungen im grobmotorischen Bereich kommt. Die sensorische Integration ist insgesamt gestört.

Bis auf gelegentliche Halsschmerzen ist Severin sonst völlig gesund.

Kindergarten

Die Problematik hatte schon im Kindergarten begonnen. Schriftlicher Bericht einer Kindergärtnerin: „Severin benötigt sehr viel Zuwendung und Kontakt zu Erziehern. Er übt zwar die Kontaktaufnahme mit den anderen Kindern, es fällt ihm jedoch schwer, sich in die Gruppe zu integrieren. Er braucht sehr viel Körpergefühl. Er kann sich minutenlang im Kreis drehen, um dabei seinen Körper zu spüren.

Oft ist er so in Gedanken, dass er bestimmte Gegenstände oder Personen nicht wahrnimmt. Er rennt zum Beispiel gegen eine große Schachtel, wenn er durch das Zimmer läuft, obwohl er sie eigentlich registrieren müsste. Danach passiert ihm das meist noch ein zweites Mal.

Bei Konflikten, auch mit den Erziehern, legt er sich auf den Boden, fängt an zu weinen, und gegen Gegenstände zu treten. Wenn man ihn dann ganz fest umarmt und ihm sagt, dass er erst einmal zur Ruhe kommen soll, wird er langsam ruhiger. So verhält er sich auch, wenn es um etwas geht, was er im Moment gerade nicht haben kann.

Wenn man versucht, Severin etwas zu erklären, muss man ihn zunächst bitten, ruhig zu werden und den Gesprächspartner anzuschauen. Nur dann nimmt er das Gesprochene auf und registriert, was man sagt.

Im sprachlichen und kognitiven Bereich ist Severin sehr weit in seiner Entwicklung, möglicherweise zu weit. Die Entwicklung im Wahrnehmungsbereich weist dagegen Defizite auf.

Severin hat viele Probleme mit Ausdauer und Konzentration. Er kann keine fünf Minuten im Stuhlkreis oder bei einer Beschäftigung sitzen bleiben. Er malt gerne im Stehen oder im Liegen. Bei Bilderbuch-Betrachtungen steht er nach kurzer Zeit auf und kann das ganze Buch nacherzählen. Oder er stellt so viele Fragen, dass die anderen Kinder überhaupt keine Chance haben, etwas zu sagen. Bittet man ihn darum, doch etwas Rücksicht auf die anderen zu nehmen, hält er sich für eine Minute daran."

Die Leiterin des Kindergartens berichtet vor der Einschulung an die Lehrerin: „Severin ist in unserer Gruppe sehr auffällig. Er beschlagnahmt den Erzieher oder andere erwachsene Personen sofort für sich und unterhält sich lieber mit ihnen, statt mit den Kindern zu spielen. Dies liegt aber nicht daran, dass ihm keine altersentsprechenden Spielmöglichkeiten zur Verfügung gestellt werden, sondern dass Severin die Spiele sofort begreift und sie ihm schnell zu langweilig werden. Er hilft stattdessen lieber den Erziehern. Severin hatte keinen richtigen Freund in der Gruppe. Er möchte gerne sofort die Regie übernehmen, aber seine Spiele sind zu erwachsen und für die kleinen sowie für die gleichaltrigen Kinder nicht nachzuvollziehen. Sein Verhalten macht ihn schnell zum Außenseiter der Gruppe."

Den Eltern wird geraten, Severin in eine sonderpädagogische Förderschule einzuschulen.

Schulsituation

Severin: „Ich passe schon gut auf, die Lehrerin aber nicht. Sie sieht nicht, wenn ich mich melde. Dann klopfe ich mit dem Stift auf die Tafel hinter mir oder auf den Tisch. Neulich hat sie genau gesehen, dass ich mich melde, aber dann doch jemanden gefragt, der sich damit gar nicht gut auskannte. Ein anderes Mal hat sie mir den Rücken zugedreht, sodass sie nicht sehen konnte, dass ich mich melde. Als ich sie dann am Kleid zupfte, wurde sie sehr wütend. Dabei hatte ich doch nur gedacht, dass sie gar nicht wissen konnte, dass ich mich melde. Manchmal rufe ich einfach rein, wenn ich nicht drankomme, dann ist sie auch sauer.

Immer wieder fragt sie die anderen und fragt immer nach denselben Sachen. Wenn sie es nicht weiß, warum fragt sie mich dann nicht?"

Aus diesen Schilderungen lassen sich die Probleme gut ableiten. Severins soziale Integration ist nicht sehr gut, obwohl er auch kein ausgesprochener Außenseiter ist.

Auf die Rückseite des Fragebogens zur ADHS-Diagnostik (☞ 2.2.3 Beurteilungsskala und Fragebögen) schrieb die Lehrerin: „Severin ist durch das geschilderte Verhalten in einer Regelschule nicht tragbar. Mehrfach musste er von der Klasse getrennt werden, wenn er den Unterricht massiv störte. Vermutlich leidet Severin unter ADHS, worauf sein Lernverhalten hindeutet: Bewegungsunruhe, Konzentrationsschwäche, ungesteuerte Reaktionen bei Wut und Freude, Wahrnehmungsstörungen, Ablenkbarkeit, rasche Ermüdbarkeit und verminderte Belastbarkeit. Die notwendige Zuwendung, die Severin benötigt, kann eine Lehrerin in einer Regelklasse nicht leisten."

Verordnung

Sulphur Q 1, im weiteren Verlauf *Calcium cabonicum* C 200 (zweimal Einmalgabe), *Sulphur* bis Q 6.

Verlauf

Vier Wochen später

Die Eltern geben Entwarnung: In der Schule läuft es viel besser. Die Lehrerin hat nach einem gemeinsamen Gespräch den Antrag auf Versetzung in eine Förderschule vor deren Augen zerrissen. Severin zeigt sich ordentlicher und selbstbewusster. In vielen kleinen Situationen hat es einen positiven Schub gegeben.

Sechs Wochen später

Die schulische Situation hat sich weiter stabilisiert. Das Zahlenverdrehen beim Rechnen (z. B. 14 und 41) hat sich gebessert. Probleme gibt es noch mit den so genannten Hausaufgabenblättern. Die Lehrerin hat sie dreimal mit Kommentaren für die Mutter versehen. Severin hat sie zu Hause aber nicht abgegeben. Weiterhin verliert er viele seiner Sachen.

Eine leichte Besserung ist eingetreten bei der Regulierung des Muskeltonus, der Bewegungskoordination und den ADHS-typischen Wahrnehmungsstörungen.

Weitere sechs Wochen später

Telefongespräch mit der Mutter. Severin ist wieder etwas unruhiger und ablehnender. Er ist gerade in einer Ferienfreizeit und hat Schwierigkeiten, sich auf die neue Situation einzustellen.

Wiederum sechs Wochen später

In der Kinderfreizeit hat er sich nach den Anfangsschwierigkeiten sehr wohl gefühlt. In der Schule läuft es gut. Er hat eine neue Lehrerin, mit der er sich prima versteht.

Die Mutter bestätigt seine Angaben. Die Lehrerin bezeichnete der Mutter gegenüber Severins Leistungen und Verhalten als zufrieden stellend. Die soziale Integration wird langsam besser. Severin geht jetzt zur Heilpädagogin. Auch hier gab es anfängliche Schwierigkeiten, vor allem mit dem Sitzenbleiben. Jetzt, nach der dritten Stunde, geht es viel besser. Während des Gesprächs mit der Mutter zappelt Severin auf seinem Stuhl herum. Ich frage ihn, wie es die Heilpädagogin anstellt, dass er bei ihr sitzen bleibt. „Die lässt sich vorher von mir die Unruhe geben." – „Das ist eine gute Idee! Komm, gib sie mir. Ich stecke sie in die Tasche. Nachher, wenn Du gehst, bekommst Du sie wieder." Severin reicht mir die Unruhe herüber. Ich lege sie weg, und für den Rest des Gesprächs kann Severin ruhig auf dem Stuhl sitzen und zuhören.

Eineinhalb Jahre später

Eineinhalb Jahre nach Therapiebeginn kommt Severin wieder in die Sprechstunde. Mittlerweile ist er in der dritten Klasse. Seine Klassenlehrerin, die ihn schon seit der ersten Klasse kennt, hat der Mutter gestanden: „Wir hätten damals nicht an so eine positive Entwicklung geglaubt. Severin hat sich ganz toll gemacht. Er hat für mich ein Gedicht geschrieben:

„Eigener Herd ist Goldes wert
Doch nicht so ist's beim Krankheitsherd
Da bringt der Fremde Gold allein
Dem Arzt und Apotheker ein."

Epilog

Severin ist inzwischen erfolgreich auf dem Gymnasium. In den vergangenen drei Jahren waren nur vereinzelte Mittelgaben erforderlich.

Essenz Kasuistik 2 (Severin)

Ausgangssituation

Severin ist zu Beginn der Behandlung sechs Jahre alt. In der Grundschule hat er Schwierigkeiten wegen seines Verhaltens, das die Symptome einer ADHS-Störung zeigt, sowie wegen seiner schlechten Noten. Die Schulleitung hat den Eltern geraten, Severin in einer sonderpädagogischen Förderschule unterzubringen.

Aussehen und Kontakt

Kontaktfreudig, intelligent. →

▎Körperliche Symptome

Störung der Feinmotorik, hypotoner Muskeltonus mit Beeinträchtigungen im grobmotorischen Bereich. Gestörte sensorische Integration. Keine besondere Anfälligkeit für Infektionskrankheiten bis auf gelegentliche Halsschmerzen.

▎Gemütssymptome

Hohe Intelligenz und schnelle Auffassungsgabe. Ruhelos, kann nicht ruhig sitzen bleiben; Mangel an Ausdauer. Dominant, diktatorisch im Umgang mit Gleichaltrigen. Geltungsdrang. Konzentrationsschwäche. Kann nicht zuhören, registriert das Gesagte nicht.

▎Verordnung

Sulphur Q 1–6. *Calcium carbonicum* C 200 (zweimal Einmalgabe).

▎Beobachtungszeitraum

Vier Jahre.

Fallanalyse

Severin bot bis auf die **Störung der sensorischen Integration** wenig körperliche Symptome. Auch die **Essensmodalitäten** boten wenig Hinweise auf das Arzneimittel. Zwar mochte er gerne weich gekochte Eier, Milch und Milchprodukte und hatte ein ausgeprägtes Süßigkeitsverlangen, aber darauf allein wollte ich die Verschreibung nicht begründen. Er hatte **wenig Durst**, trank gerne **kaltes Wasser**, zeigte **Respekt vor Hunden**, mochte keine Hitze.

Die Verschreibung orientierte sich vor allem am Verhalten des Patienten. Es kamen zwei Mittel in Frage:

Calcium carbonicum wegen der bei diesem Mittel häufig anzutreffenden **Muskelhypotonie** und wegen der **motorischen Störungen**. *Sulphur* wegen des für dieses Mittel typischen Verhaltens: fordernd, dominant, braucht viel Beachtung, schnelle Auffassungsgabe. Ich entschied mich für *Sulphur*, da Severin nicht die typische *Calcium*-Ängstlichkeit zeigte.

Zwischendurch erhielt er zweimal eine jeweils einmalige *Calcium-carbonicum*-Gabe C 200, die jedes Mal die motorische Entwicklung förderte.

3.6.1 Motorische Hyperaktivität: Arzneimittelbilder und Kasuistiken

Tab. 3-3: Ergebnis RADAR-Analyse Kasuistik 2

1.	Allgemeines – Speisen und Getränke – Süßigkeiten – Verlangen	1
2.	Allgemeines – Speisen und Getränke – Milch – Verlangen	1
3.	Allgemeines – Speisen und Getränke – Eier – Verlangen – gekochte Eier	1
4.	Allgemeines – Wärme – agg.	1
5.	Gemüt – Furcht – Hunden, vor	1

	1 calc	2 puls	3 tub	4 nat-m	5 chin	6 sulph	7 bell	8 bry	9 carc
	14	13	12	11	10	10	9	9	9
1.	X	X	X	X	X	X	X	X	X
2.	X	–	X	X	–	X	–	X	X
3.	X	X	–	–	–	–	–	–	–
4.	X	X	X	X	X	X	X	X	X
5.	X	X	X	X	X	–	X	–	X

Fazit

Vor Beginn der Behandlung war nach Einschätzung der Klassenlehrerin Severin in einer regulären Grundschule nicht tragbar. Sein Verhalten wies ihrer Meinung nach die Zeichen einer ADHS-Symptomatik auf. Den Eltern wurde nahe gelegt, Severin in einer Förderschule unterzubringen. Nur dort könne er die intensive Betreuung, die ein ADHS-Kind benötige, auch bekommen.

Der Erfolg, dass Severin trotz schlechter Prognose in die nächste Regelschulklasse versetzt wurde, hat verschiedene Gründe:

- Die Eltern haben sich über ADHS informiert und konnten den Umgang mit Severin neu strukturieren.
- Zwischen Lehrern und Eltern wurde ein Arbeitsbündnis geschlossen.
- Die homöopathische Behandlung mit *Sulphur* hat bei Severin einen Entwicklungsschub ausgelöst. Seine soziale Kompetenz und seine sensorische Integration haben sich verbessert.

Das meiste hat Severin geleistet. Er nimmt die Hilfe von außen an und kann sie umsetzen.

Arzneimittelbild Sulphur

Im Allgemeinen sind *Sulphur*-Kinder sehr **intelligent**. Sie haben vielfältige Interessen, auch an Themen, die ihrem Alter eigentlich voraus sind.

Sie haben eine **unbezwingbare Neugierde**. Sie nehmen Gegenstände auseinander, um ihren Mechanismus zu ergründen, können sie aber danach nicht mehr zusammensetzen.

Regeln akzeptieren sie grundsätzlich nicht, stellen aber gerne eigene auf und sind beleidigt, wenn die anderen diese nicht beachten.

Sulphur-Patienten sind sehr **ruhelos**. Eine Vielfalt an Gedanken geht ihnen andauernd durch den Kopf.

Aufgrund ihrer Intelligenz sind sie schnell von Begriff und werden genauso schnell ungeduldig mit anderen, die langsamer sind als sie.

Ihre **Ungeduld** ist häufig ein **Mangel an Ausdauer**. Sie fangen viele verschiedene Projekte an, die sie aber ebenso schnell wieder aufgeben, wenn etwas nicht nach ihren Vorstellungen läuft.

Auch **motorisch** sind sie sehr **unruhig**. Vor allem in Gruppensituationen haben sie Schwierigkeiten, still zu sitzen, ohne zumindest einen Körperteil in ständiger Bewegung zu haben. Sind sie einmal in ein Projekt vertieft, können sie stundenlang ruhig an einem Platz bleiben.

Sulphur-Kinder wirken manchmal etwas **retardiert** und langsam im Begreifen. Sie erinnern dann an *Calcium carbonicum* oder *Barium carbonicum*. Der Schein kann trügen; sie neigen dazu, die Dinge sehr gründlich zu durchdenken.

Ein weiteres Merkmal von *Sulphur* ist seine **Egozentrik** mit Schwerpunkt auf der Ich-Findung, der Suche nach der eigenen Persönlichkeit. Zwar hat *Sulphur* einen ausgesprochenen **Geltungsdrang** und neigt zur **Selbstüberschätzung**, dahinter steckt allerdings weniger das Bedürfnis, Macht über andere zu haben, als den anderen klarzumachen, dass es besser ist. Akzeptiert man seine Vorschläge, ist *Sulphur* äußerst hilfsbereit und freundlich.

Ein anderer Aspekt seiner Persönlichkeit ist eine große **Schamhaftigkeit** und **Scheu**. Diese Schamhaftigkeit zeigt sich z.B. bei der körperlichen Untersuchung. Für ein gutes therapeutisches Verhältnis ist es wichtig, dies zu akzeptieren.

Ein weiterer Wesenszug von *Sulphur* ist seine „**Faulheit**", vor allem in Situationen, wo es um Routineaufgaben oder uninteressante Tätigkeiten geht.

Sulphur ist vielfältig in seinem Erscheinungsbild. Als Haupttypen in Bezug auf eine ADHS-Störung lassen sich der „zerstreute Professor" und der „Praktiker" herauskristallisieren.

Der „zerstreute Professor"

Dieser *Sulphur*-Typ lebt in seiner eigenen Welt. Er ist sehr fleißig, arbeitsam und andauernd in eigene Projekte vertieft. Störungen machen ihn ausgesprochen wütend, weshalb er nicht gerne in Gesellschaft ist. Gegen von außen auferlegte Regeln, die ihn nur bremsen könnten, hat er eine tiefe Abneigung.

Bei seinen Projekten ist er ein ausgesprochener Perfektionist. Seine Erwartungen an sich und andere sind sehr hoch, teilweise zu hoch.

Stößt er auf Widerstände, gibt er schnell auf, wird depressiv oder „faul". Für Tätigkeiten, die ihn vorher begeistert haben, legt er dann Gleichgültigkeit

3.6.1 Motorische Hyperaktivität: Arzneimittelbilder und Kasuistiken

und Unlust an den Tag. Vor allem in Gesellschaft mit Gleichaltrigen hat er Schwierigkeiten, sich zu integrieren, da er diesen in Teilbereichen meist voraus ist. Er versteht sich besser mit älteren Kindern, die seinem geistigen Horizont entsprechen, oder mit jüngeren, die ihm bei seinen Projekten assistieren dürfen.

I Der „Praktiker"

Der Praktiker zeichnet sich durch seine dominante Art aus. Die Rolle als natürlicher Anführer von Gruppen fällt ihm praktisch zu, ist nicht etwa einem Machtstreben wie bei *Lycopodium* oder *Nux vomica* zuzuschreiben. Aus seiner Dominanz ergibt sich eine natürliche Rivalität vor allem gegenüber Gleichaltrigen. Auch der praktisch veranlagte *Sulphur*-Typ versteht sich besser mit älteren oder jüngeren Kindern. Ebenso gelten für ihn nur die eigenen Regeln, die der anderen akzeptiert er nicht, da sie „unsinnig" sind.

Auch er ist eigentlich ein Perfektionist. Aber dieser Wesenszug steht in Widerstreit zu seiner natürlichen Faulheit und Unordentlichkeit. Gewinnen Chaos und Faulheit die Oberhand, gibt er einfach auf und geht mit der Bemerkung „Ist doch sowieso egal" darüber hinweg.

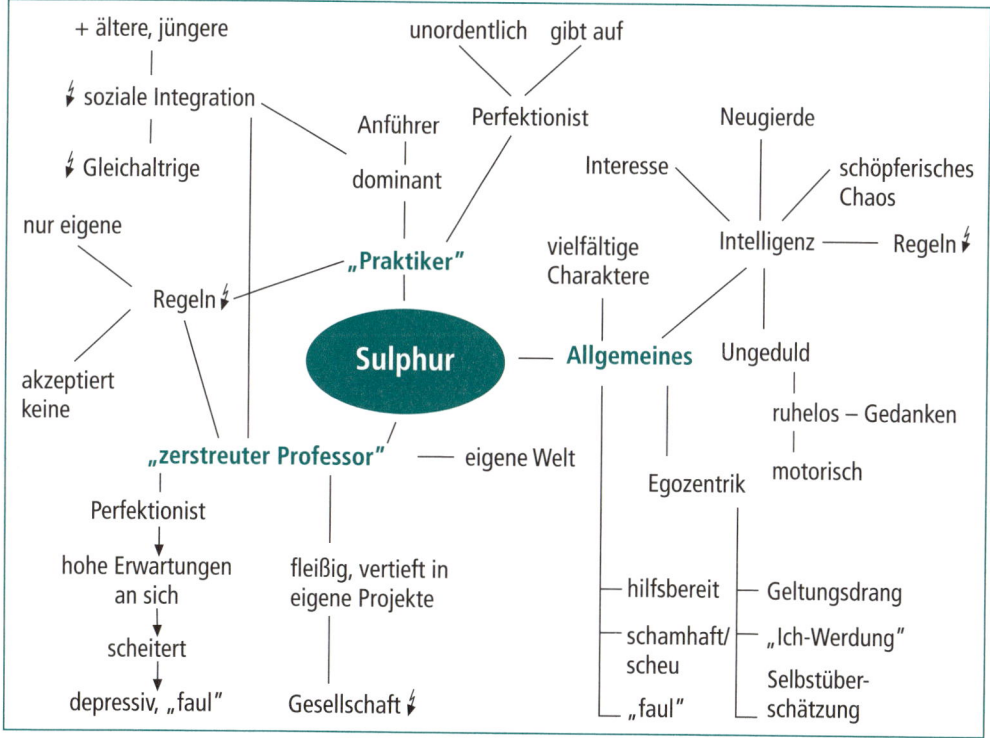

Abb. 3-7: *Sulphur* bei ADHS

Kasuistik 3: Fritz

Anamnese

Erstuntersuchung

Fritz ist acht Jahre alt, als er das erste Mal in die Praxis kommt. Er ist sehr schüchtern und mag es nicht, angesehen oder angesprochen zu werden. Fragen beantwortet er nur indirekt und leise flüsternd über die Mutter. Er spricht extrem leise. Man hat den Eindruck, er würde am liebsten wieder in seine Mutter hineinkriechen. Mithilfe einer Handpuppe in Gestalt einer Schnecke gelingt es mir, Kontakt zu Fritz herzustellen. Er erzählt, dass er in die erste Klasse Grundschule geht. In der Klasse sitzt er ganz hinten. Vor allem wegen seiner motorischen Unruhe hat er dort einen Tisch für sich alleine.

Über die erste Kontaktaufnahme hinaus ist es nicht möglich, Fritz weiter zur Mitarbeit zu bewegen. Selbst bei einfachen Anforderungen wird er motorisch sehr unruhig und zappelig. Fragen weicht er aus. Statt zu antworten, reibt er sich das Auge.

Die Einschulung war ein Jahr zurückgestellt worden. In der Schule verweigert er jegliche Mitarbeit und macht nie das gerade Geforderte. Er lässt es ohne Gegenwehr geschehen, wenn ihn seine Mitschüler schubsen.

Gespräch mit der Mutter

Die Mutter berichtet, dass es große Probleme in Schule und Familie gibt. Die Versetzung in die zweite Klasse ist gefährdet. Trotz allem geht er gerne in die Schule.

Wird Druck auf ihn ausgeübt, schreit er vor Zorn, schmeißt Sachen in die Ecke und wirft sich zu Boden. In der Schule sucht er sich zum Spielen am liebsten schwierige Kinder.

Er hat eine starke Abneigung dagegen, berührt zu werden. Bei einer Gelegenheit streichelte ihm eine ältere Frau freundlich über den Kopf. Fritz drehte sich um und haute sofort zu.

Er malt viele Bilder vom Krieg, erzählt schreckliche Geschichten. Sein Schlaf ist unruhig, er neigt zum Schlafwandeln, vor allem bei Vollmond. Auch jetzt noch, im Alter von acht Jahren, kommt er jede Nacht in das Bett der Eltern. Überhaupt war seine Entwicklung recht verzögert. Er hat sich nur einmal beeilt – bei der schnellen und heftigen Geburt. Erst mit zwölf Monaten ist er gekrabbelt und alleine gesessen, erst mit 21 Monaten konnte er laufen.

Beurteilung der Ergotherapeutin

Seine motorische Entwicklung ist zum Zeitpunkt der Erstanamnese noch sehr eingeschränkt. Er schwankt zwischen einem Zuviel und Zuwenig an Spannung. Die behandelnde Ergotherapeutin berichtet: „Mit Fritz kommt man wunderbar aus, solange man keine Anforderungen an ihn stellt. Wenn man

3.6.1 Motorische Hyperaktivität: Arzneimittelbilder und Kasuistiken

etwas will, zeigt er ein auffälliges Verhalten. Dann blockt er so gut wie alles ab. Er hat eine sehr niedrige Frustrationstoleranz. Man kann ihn kaum zu Aktivitäten motivieren. Sobald er Misserfolge erlebt, wird das Spiel abgebrochen.
Er lehnt viele Dinge mit der Begründung ab, sie wären langweilig. Über längere Zeit kann Fritz seine Aufmerksamkeit nur aufrechterhalten, wenn er Dinge tut, die ihn sehr interessieren, z. B. Lego-Spielen, Werken oder irgendetwas Technisches betrachten. Wenn etwas nicht nach seinem Willen geht, kann er sehr gereizt reagieren.
Es kommt vor, dass Fritz sich durch äußere Reize während der Behandlung ablenken lässt, z. B. durch eine kleine rote Scherbe, die draußen im Blumenbeet liegt, während er eigentlich mit mir über einen psychomotorischen Parcours klettert. Sein Verhalten ähnelt eher dem eines zwei Jahre jüngeren Kindes. Er arbeitet langsam, wenn er Aufgaben erfüllen soll. Sein Selbstwertgefühl ist sehr niedrig."

▍Auswertung der Fremdbeurteilung

Die Auswertung der Fragebögen für Eltern und Lehrer (☞ 2.2 Bestandteile der individualisierten homöopathischen Diagnosestellung) ergeben ein hochgradiges ADHS-Symptomenbild mit starken Schwierigkeiten im Konzentrations-, Lern- und Leistungsbereich.
Fritz hat noch eine andere Seite. So hat er zum Beispiel einen hoch entwickelten Sinn für Details und eine ausgeprägte technische Begabung. Zu Weihnachten hat er eine riesige Lego-Pyramide mit Falltüren, verborgenen Schätzen, Grabkammern und Geheimgängen geschenkt bekommen, die er höchst konzentriert innerhalb weniger Stunden zusammengesetzt hat. Ein anderes Mal fand im Laden seiner Eltern eine Verlosung statt. In einem großen Sack voller Schlüssel war einer, der die Tür zum Safe mit dem Gewinn öffnete. Fritz fand den passenden Schlüssel ohne Ausprobieren nur durch Vergleichen. Diese Heldentat genügte ihm. Den Gewinn überließ er den Kunden.
Fritz hat Schwierigkeiten, sich in einer Gruppe einzufügen, hat aber trotz dieser Anpassungsprobleme einen besten Freund, seinen Cousin, mit dem er viel Zeit verbringt.

Verordnung

Beginn der Behandlung mit *Agaricus* C 200, das besonders geeignet ist bei der Kombination von Entwicklungsstörungen mit ADHS.

Verlauf

▍Nach zwei Monaten

Fritz geht es gut. Die Mutter berichtet: „Er hat große Fortschritte gemacht. Die Körperbeherrschung hat sich gebessert, er spielt viel Fußball. Er hat einen weiteren Freund gefunden. Das Schlafwandeln hat aufgehört. Er kommt nicht mehr so oft in unser Bett. Auffällig ist, dass er viel weniger Wutanfälle hat. Man kann vernünftig mit ihm reden.

Ein Wermutstropfen ist allerdings die Situation in der Schule. Wahrscheinlich muss er die erste Klasse wiederholen. Die Lehrerin hat vorgeschlagen, Fritz probehalber sechs Wochen in die zweite Klasse zu versetzen und ihn dann gegebenenfalls zurückzustellen. Im Falle der Zurückstellung wäre er allerdings auch in der neuen Klasse wieder ein Außenseiter, da er erst nach der Gruppenbildung hinzukommen würde".

Nach drei Monaten

Die positive Entwicklung hält an. Die wichtigste Veränderung ist Fritz' Wechsel in eine neue Schule, wo nur eine Kleingruppe mit individueller Förderung unterrichtet wird. Die Mutter berichtet, dass das Jugendamt die Vermittlung übernommen hat. Fritz hat sich die Schule bereits angesehen. Erst wollte er nicht mit zur Schulbesichtigung, aber nach einer halben Stunde ist er langsam aufgetaut und hat mit Interesse seine neue Umgebung in Augenschein genommen. Auffällig ist, wie während des Gesprächs die Spannung von Fritz abfällt. Zuerst spricht er nur leise und stockend, dann wird die Sprache zunehmend besser. Gegen Ende des Gesprächs schenkt mir Fritz ein Bild: „Das ist eine Schnecke in ihrem Kaktus-Haus. Die macht sich jetzt langsam auf den Weg."

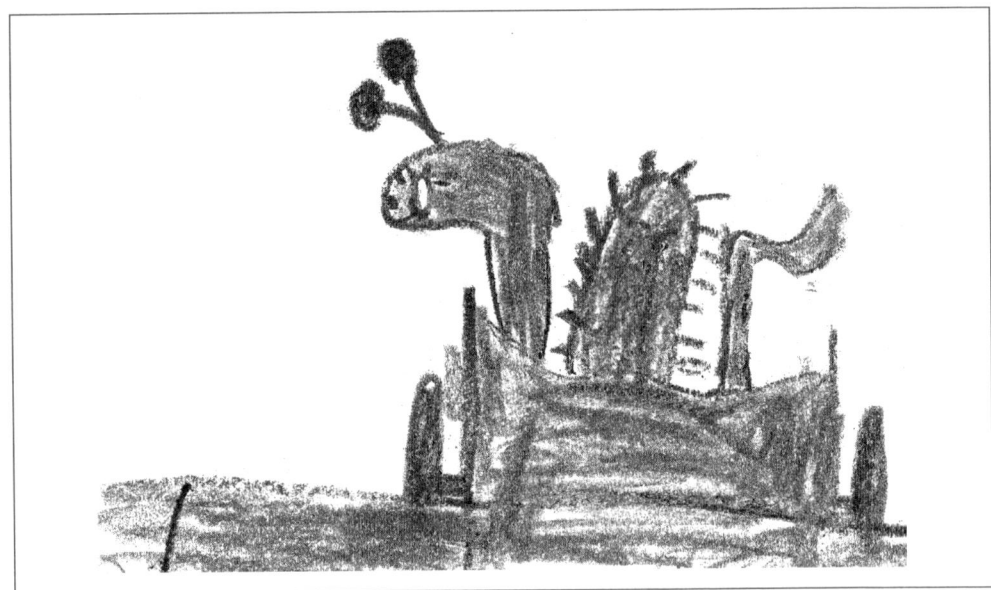

Abb. 3-8: „Schnecke im Kaktus-Haus". Zeichnung des achtjährigen Fritz.

Essenz Kasuistik 3 (Fritz)

I Ausgangssituation

Fritz ist acht Jahre alt und geht in die erste Klasse der Grundschule. Die Erstanamnese sowie die Auswertung der Fragebögen für Lehrer und Eltern ergibt eine hochgradige ADHS-Symptomatik. Die Versetzung in die zweite Klasse ist gefährdet.

I Bisherige Entwicklung

Schnelle und heftige Geburt. Allgemeine Entwicklungsverzögerung; spätes Gehen- und Sprechenlernen.

I Aussehen und Kontakt

Sehr schüchtern, versteckt sich hinter der Mutter. Kontakt ist nur mithilfe einer Handpuppe herzustellen. Motorisch unruhig und zappelig.

I Körperliche Symptome

Psychomotorische Entwicklungsstörung, hypertoner Muskeltonus.

I Gemütssymptome

Schüchternheit mit Abneigung, angesehen, angesprochen oder berührt zu werden. Ist leicht ablenkbar; verhält sich wie ein zwei Jahre jüngeres Kind. Konzentrations- und Lernschwierigkeiten. Findet in Gruppen nicht seinen Platz. Niedrige Frustrationstoleranz; er neigt zu heftigen Wutanfällen. Er erzählt schreckliche Geschichten vom Krieg und malt viele Bilder zu diesem Thema. Stark entwickelter Sinn für Details, hohe technische Begabung.

I Verordnung

Agaricus C 200, M.

I Beobachtungszeitraum

Ein Jahr.

Fallanalyse

Schwerpunkt der Analyse: Geistes- und Gemütssymptome sowie neurologische Symptome.

- Zu den **Gemütssymptomen** zählte die **Scheu** und die **Abneigung, angesehen zu werden**. Wenn man ihn ansah, wich er dem Blick aus und schaute nach unten.
- Er mochte es nicht, **angesprochen zu werden** und antwortete nur sehr ungern. Erwartete man eine Antwort, begann er, sich das Auge zu reiben.
- **Berührungen** mochte er im Allgemeinen auch nicht. Seiner heftigen Reaktion, die ältere Frau zu schlagen, ging die Erfahrung voraus, dass er in der Schule mehrfach geschubst worden war, ohne dass er sich gewehrt hätte. Seine Wutanfälle kamen meist erst dann, wenn ein Tropfen das Fass zum Überlaufen gebracht hatte.
- Ein weiteres Symptom war das **Schlafwandeln**.
- Er erzählte viele **schreckliche Geschichten**, vor allem vom Krieg.
- **Neurologische Symptome:** Auffällig bei Fritz war seine **allgemeine Entwicklungsverzögerung**, vor allem sein spätes Laufen- und Sprechenlernen. Seine motorische Entwicklung entsprach nicht seinem biologischen Alter. Häufig war er ungeschickt und tollpatschig.

3-4: Ergebnis RADAR-Analyse Kasuistik 3

1.	Gemüt – angesehen zu werden, erträgt es nicht	1
2.	Gemüt – angesehen zu werden, erträgt es nicht – blickt nach unten	2
3.	Gemüt – angesprochen zu werden – Abneigung	1
4.	Auge – reiben, Verlangen zu	2
5.	Gemüt – berührt zu werden, Abneigung	1
6.	Gemüt – Schlafwandeln	1
7.	Gemüt – Sprechen – Krieg, vom	1
8.	Gemüt – Sprechen – langsam, lernt	1
9.	Gemüt – Entwicklungsstillstand bei Kindern	1
10.	Allgemeines – Entwicklung – Entwicklungsstillstand	1

	1 agar	2 sulph	3 op	4 nat-m	5 ant-c	6 sil	7 ars	8 calc
	24	18	17	16	15	15	13	13
1.	–	X	–	X	X	X	X	X
2.	X	–	–	–	–	–	–	–
3.	X	X	X	X	X	X	X	–
4.	X	X	X	–	–	–	X	–
5.	X	–	–	–	X	X	X	X
6.	X	X	X	X	X	X	–	X
7.	X	–	–	–	–	–	–	–
8.	X	X	X	X	–	X	–	X
9.	X	–	X	–	X	–	–	X
10.	X	X	–	X	X	X	–	X

Fazit

Fritz hat eine ausgeprägte ADHS-Symptomatik, die vor allem in Gruppensituationen wie z. B. in der Schule schlimmer wird. Hinzu kommt die für ihn grundlegende Lebenserfahrung: „Ich kann das nicht!". Diese Erfahrung legt ihm ständig Steine in den Weg. Um nicht über sie zu stolpern, weicht er aus und scheut vor dem kleinsten Hindernis. Seine ganze Frustration wird in den Wutanfällen deutlich, die eigentlich Hilferufe sind.

Der Weg aus seinem Kaktus-Haus heraus ist noch lang. Die neue Schulform mit Unterricht in einer Kleingruppe ist eine große Chance für ihn, um das „Ich kann das nicht!" abzubauen.

Arzneimittelbild Agaricus

Agaricus zeigt viele **neurologische Auffälligkeiten:** Sowohl die **Fein-** als auch die **Grobmotorik** können beeinträchtigt sein. Das Kind wirkt tollpatschig und ungeschickt. Ihm entgleiten Gegenstände oder er wirft Dinge um.

Es kommt zu **Krampfanfällen**, Muskelzuckungen, bis hin zu Chorea minor. Der Patient zeigt **Tics**, zieht Grimassen und stottert.

Als Folge der neurologischen Überreizung ist er **überempfindlich gegen Sinneseindrücke** wie Licht, Berührungen, Geräusche und Gerüche.

Geistes- und Gemütssymptome: Unangenehm sind ihm Berührungen, auch auf der visuell-kommunikativen Ebene. Er hat eine **Abneigung** dagegen, **angeblickt** oder **angesprochen zu werden**. Blickkontakten weicht er ebenso aus wie dem Angesprochenwerden.

Der Zustand der Überreizung führt zu **überschießenden Reaktionen**, vor allem bei der Entwicklung von **Ängsten**. Die daraus resultierende Aktivität mündet schließlich in **Erschöpfung** und **Apathie**.

Umgekehrt kann der Patient ausgesprochen **furchtlos** sein. *Agaricus* ist das einzige Mittel in der Rubrik „Gemüt – rennt herum an den gefährlichsten Orten"; Gefahr der Selbstverletzung.

Agaricus ist im Allgemeinen **entwicklungsverzögert**. Dies betrifft motorische Tätigkeiten wie das Laufenlernen oder die Körperwahrnehmung (z. B. lang anhaltende Enuresis). Auch die Sprachentwicklung ist verzögert.

Kann das Kind erst einmal sprechen, kommt es häufig zur **Logorrhö**. Der Redestrom ist meist an keine bestimmte Person gerichtet. Dabei lässt es sich ungern unterbrechen und beantwortet keine Fragen. In seinen Monologen erzählt es am liebsten vom Krieg.

Auch das Sprachvermögen kann betroffen sein: Dazu gehören z. B. **stoßweises, atemloses Sprechen** oder **Stottern**. Häufig vergisst oder sucht der Patient beim Sprechen die Worte.

Agaricus-Patienten wirken oft zwergenhaft. Sie zeigen ein **„kindisches Verhalten"**, sind albern. Ihre Umgebung reagiert auf ihre ausufernde Fröhlichkeit gereizt und tadelnd.

Kritik erfährt *Agaricus* im Übermaß. Er wehrt sich nicht gegen seine Kritiker, **unterdrückt seine Wut** lange, um dann bei scheinbaren Kleinigkeiten und nichtigen Anlässen zu explodieren. Seine **Wutanfälle** sind gefürchtet und können sich bis zur Raserei steigern. In diesem Zustand ist er schmerz- und furchtlos.

Eine andere Reaktion auf Tadel und Kritik ist eine **Blockade** mit **stummem Trotz**. Dann ist *Agaricus* zu nichts mehr zu bewegen.

Trotziges Verhalten zeigt er auch bei Anforderungen, bei denen er sich überfordert fühlt. Das Gefühl der **Überforderung** verstärkt seine **Konzentrationsstörungen**, die vor allem morgens und nachmittags auftreten. Abends wird dies teilweise durch eine **gesteigerte Aktivität** ersetzt. Bei ständiger Belastung kann es zu Parästhesien wie **Hautjucken** ohne **Hautausschlag** kommen.

Lesen und **Schreiben** lernen die Patienten sehr spät, häufig besteht zeitgleich eine **Lese-Rechtschreibschwäche**.

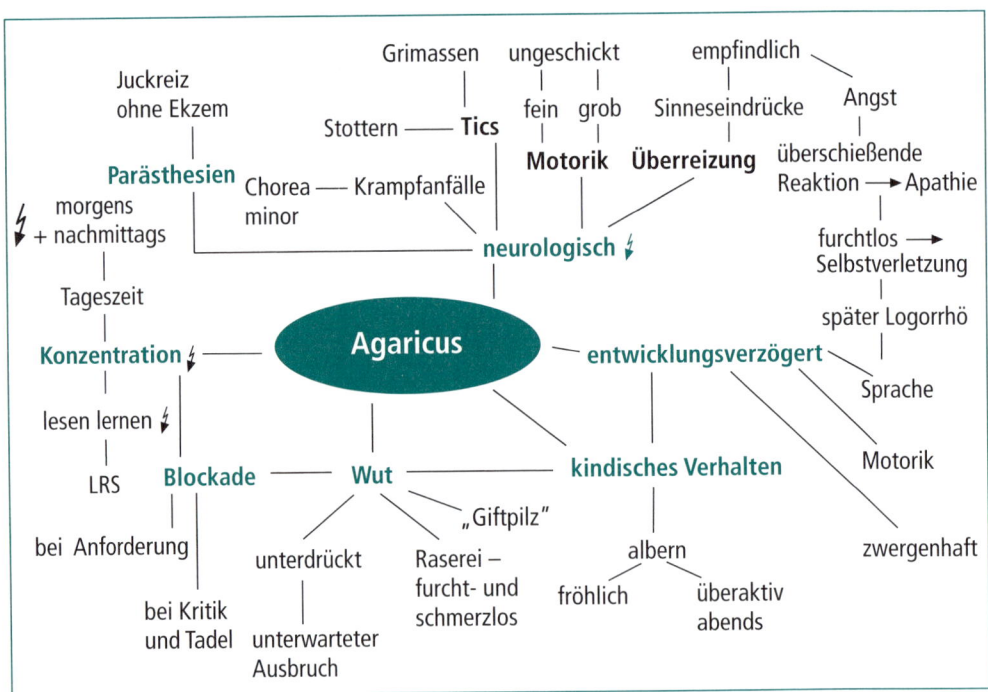

Abb. 3-9: *Agaricus* bei ADHS

Arzneimitteldifferenzierung

| Tuberculinum

Hyperaktiv und getrieben. Wichtiges Mittel bei Entwicklungsverzögerungen. Nach unserer Erfahrung zeigt es aber mehr körperliche Symptome wie Milchunverträglichkeit, nächtliches Zähneknirschen oder Nachtschweiß, die in diesem Fall bei der Analyse der Symptome ziemlich weit hinten rangierten. Aufgrund der charakteristischen Geistes- und Gemütssymptome schien *Agaricus* passender.

| Opium

(☞ 3.6.3, S. 206) Häufiges Mittel nach Geburtskomplikationen, auch – wie hier beschrieben – nach zu schnellen Geburten. *Opium*-Kinder wirken aber eher abwesend und nicht ganz wach.

| Antimonium crudum

Leitsymptom: Abneigung, angesehen zu werden. „Das Kind ist verdrießlich, möchte aber nicht wie das *Chamomilla*-Kind umhergetragen und beruhigt werden, sondern schreit und weint und reagiert wütend, sobald man ihm nur ein wenig Aufmerksamkeit schenkt."[27] *Antimonium crudum* erscheint bei der Repertorisation von ADHS bei Kindern häufig, hat aber nach unseren Erfahrungen in diesen Fällen einer tief sitzenden Störung nur eine begrenzte Wirkung und eignet sich vielleicht eher zum Einsatz als Akutmittel.

Kasuistik 4: John

Anamnese

| Erstvorstellung

John ist ein aufgeweckter Zehnjähriger, der in die dritte Klasse geht. Sein Vater ist Engländer und in der Gastronomie tätig. John wächst zweisprachig auf. Seine schulischen Leistungen sind wechselhaft. In den Kernfächern Deutsch und Mathematik, die über die weitere schulische Laufbahn entscheiden, hat er Schwierigkeiten.
Der Kinderarzt hatte zweieinhalb Jahre zuvor bei John ein ADHS festgestellt. Seit dieser Zeit bekommt er zweimal täglich 10 mg Ritalin® in Tablettenform. In den Ferien wird das Medikament abgesetzt, da sein Verhalten ohne Schulstress erträglich ist. Sobald die Schule wieder beginnt, bekommt er wieder Ritalin®.

---

[27] Nash, EB: Leitsymptome in der homöopathischen Therapie, S. 26.

Unter der Medikation erzählt er strukturiert, zeigt überhaupt keine Zappeligkeit und ist äußerst kooperativ und motiviert. Er kommt ohne seine Mutter ins Sprechzimmer, stellt sehr guten Kontakt zu mir her, ist offen und freundlich. Für die Diagnostik führe ich verschiedene Tests mit ihm durch (☞ 2.5 Untersuchungsgang zur Eingangsdiagnostik), die er souverän meistert.

John kann sich sehr gut selber beobachten. Detailliert beschreibt er die Wirkung von Ritalin®: „Ich brauche die Tabletten, um mich zu beruhigen. Wenn ich sie nicht nehme, kann ich mich nicht richtig konzentrieren. Ich nehme sie nicht gerne, sondern weil es nötig ist. Ich werde sonst zittrig und kapiere keine Aufgaben". Sein Hauptproblem ist nach seiner eigenen Auffassung seine innere Unruhe, die unerträglich wird, wenn er kein Ventil findet. Außerdem lässt er sich leicht ablenken, was in Gruppensituationen noch sehr viel schlimmer ist.

I Körperliche Untersuchung

Polypen, zahlreiche Nävi (regelmäßige Kontrolle wegen Melanom-Verdacht), Behaarung entlang der Wirbelsäule. Abgekaute Fingernägel, Haut um die Fingernägel herum beschädigt.

I Essverhalten

Starkes Verlangen nach Butter, Eiscreme und kalten Getränken.

I Gespräch mit der Mutter

Die Eltern hatten sich zeitweilig getrennt. In dieser Zeit hat sich Johns Problematik deutlich verschlimmert. Die Mutter berichtet: „Ein Nein kann John überhaupt nicht akzeptieren. Er ist sehr dominant und will immer mit entscheiden.

Auf seine ältere Schwester Nicole ist er extrem eifersüchtig. Wenn Nicole bei Tisch etwas erzählt, muss er immer etwas draufsetzen. Berichtet sie beispielsweise voller Stolz, sie habe jetzt den Frei- oder Fahrtenschwimmer, hat er mindestens den Ärmelkanal durchquert.

Hat das künstlerisch begabte Mädchen für eine Collage in Kunst eine Eins bekommen, ist er soeben aufgefordert worden, mit seinen Werken ein Museum zu bestücken. Er hat Glück, dass seine Schwester sehr geduldig ist. John ist extrem trotzig. Wenn er Nein sagt, hat man keine Chance mehr, an ihn heranzukommen. Während der Kernzeitbetreuung gibt es deshalb ähnliche Probleme. Die Kinder haben allerdings nicht die Geduld der Schwester. Erst wenn er dort ein paar Ohrfeigen bekommt, wird es besser.

John war eine Frühgeburt und musste für 14 Tage in den Brutkasten. Er war ein pflegeleichtes Baby und hat sich schnell entwickelt. Allerdings war John oft krank. Immer wieder hatte er Mittelohrentzündung und Bronchitis, die mit Antibiotika behandelt werden mussten.

Mit dem Laufenlernen fingen die Probleme an. Sobald er sich eigenständig bewegen konnte, gab es für ihn keine Grenzen mehr. Er war nicht zu halten, gefährdete sich dabei selbst und verletzte sich häufig. John war aber schon immer schmerzunempfindlich. Eine Schädelplatzwunde konnte ohne Narkose genäht werden.

Als er in die Schule kam, wurde alles noch schlimmer. Die Lehrer waren hilflos. Mit Ritalin® ist es etwas besser geworden. Aber auch unter Ritalin® provoziert John Mitschüler und Lehrer. Er redet immer dazwischen und akzeptiert keine Autorität. Frustrationen kann er überhaupt nicht ertragen. Wenn er bei einem Spiel verliert, bekommt er sofort Bauchschmerzen."

Verordnung

Carcinosinum C 1000.

Verlauf

I Vier Wochen später

Für den Folgetermin war vereinbart worden, dass John kein Ritalin® einnehmen sollte. Die Testergebnisse sollten ohne Stimulanzien-Medikation überprüft werden. Wie beim ersten Mal kommt John ohne Zögern alleine ins Sprechzimmer. Ich hatte erwartet, dass er sehr viel unruhiger, zappeliger und unkonzentrierter wäre. Aber wie beim ersten Mal meistert er auch schwierige Testaufgaben souverän. Auf die etwas verärgerte Frage, warum er das Ritalin® nicht, wie verabredet, abgesetzt habe, antwortet er gelassen: „Ich nehme seit über drei Wochen kein Ritalin® mehr. In den Osterferien haben wir damit aufgehört und ich brauche es jetzt nicht mehr."

Überrascht bitte ich die Mutter ins Sprechzimmer, die bestätigt, dass die Entwicklung so positiv verlaufen sei, dass John seit den Ferien ohne Ritalin® auskäme. Alles ist deutlich besser geworden. Das Zusammenspiel zu Hause läuft harmonisch, von den üblichen familiären Reibereien einmal abgesehen. Auch die Reaktionen aus Schule und Kernzeitbetreuung sind ausgesprochen positiv.

Essenz Kasuistik 4 (John)

I Ausgangssituation

John (zehn Jahre), dritte Klasse Grundschule; wechselhafte Leistungen in der Schule. Bekommt seit zweieinhalb Jahren Ritalin®.

I Bisherige Entwicklung

Frühgeburt (14 Tage Brutkasten). →

> **❙ Aussehen und Kontakt**
>
>   Offen, freundlich, kontaktfreudig.
>
> **❙ Körperliche und allgemeine Symptome**
>
>   Polypen, Nävi, Behaarung entlang der Wirbelsäule. Kaut an den Nägeln, zupft an der Nagelhaut. Häufige Infekte, die mit Antibiotika behandelt wurden.
>   Starkes Verlangen nach Butter, Eiscreme und kalten Getränken.
>
> **❙ Gemütssymptome**
>
>   ADHS-Symptomatik mit großer innerer Unruhe. Mangelndes Selbstwertgefühl. Trotzreaktionen; Eifersucht auf die Schwester. Schmerzunempfindlichkeit mit Gefahr der Selbstverletzung. Liebt Gewitter.
>
> **❙ Verordnung**
>
>   *Carcinosinum* C 1000.
>
> **❙ Beobachtungszeitraum**
>
>   Ein Jahr.

Fallanalyse

In Johns Fall verwendete ich bevorzugt die körperlichen und die Allgemeinsymptome.

❙ Allgemeinsymptome

- Er kam als **Frühgeburt** zur Welt und lag danach zwei Wochen im Brutkasten.
- Eine Folge dieser körperlichen Unreife waren **häufige Infekte** wie Mittelohrentzündung und Bronchitis, die mit **Antibiotika** behandelt wurden.
- Seine Polypen wurden entfernt und wuchsen wieder nach.
- Seine Haut wies viele **Nävi** auf, die unter Melanom-Verdacht immer wieder kontrolliert wurden.
- **Entlang der Wirbelsäule** hatte er eine **Behaarung**, die unmittelbar nach der Geburt noch ausgeprägter war.
- Beim Essverhalten fiel sein starkes **Verlangen nach Butter, Eiscreme** und **kalten Getränken** auf.
- Seine **Fingernägel** waren **abgekaut**, die Haut um die Fingernägel herum beschädigt, weil er immer daran zupfte.
- John erzählte, dass er **Gewitter** liebt. Er hat dann das Gefühl, dass endlich etwas passiert. Innerlich wird er dann ruhiger.

3.6.1 Motorische Hyperaktivität: Arzneimittelbilder und Kasuistiken

I Psychische Symptome

- John verspürte eine starke **innerliche Unruhe** und stand massiv unter Druck.
- Vor allem in der Schule zeigte sich sein ausgeprägter **Mangel an Selbstbewusstsein**.
- Er verhielt sich **trotzig** und rebellisch. Widerspruch oder Tadel lösten Zorn und Wut aus. Kritik ertrug er überhaupt nicht.
- Die familiäre Situation war gekennzeichnet durch eine ständige **Konkurrenz um die Aufmerksamkeit der Mutter**.

Tab. 3-5: Ergebnis RADAR-Analyse Kasuistik 4

Nr.	Symptom		
1.	Allgemeines – Krankengeschichte von, persönliche – Tonsillitis, von	1	23
2.	Allgemeines – Krankengeschichte von, persönliche – Medikamenten, von Missbrauch von allopathischen	1	3
3.	Allgemeines – Krankengeschichte von, persönliche – Antibiotika, von Benutzung von	1	3
4.	Allgemeines – Krankengeschichte von, persönliche – Ohrs, Entzündung des – inneren Ohrs, von wiederkehrenden Entzündungen des	1	1
5.	Ohr – Entzündung – Mittelohr	1	65
6.	Nase – Rachenmandelwucherung	1	21
7.	Nase – Rachenmandelwucherung – Entfernung, nach	1	1
8.	Haut – Nävi	1	33
9.	Allgemeines – Speisen und Getränke – Butter – Verlangen	1	24
10.	Gemüt – Wetter – Gewitter – liebt	1	2
11.	Gemüt – Wetter – Gewitter – während eines Gewitters, Gemütssymptome – amel.	1	4
12.	Gemüt – Beißen – Nägel	1	60

	1 carc	2 sulph	3 lyc	4 bar-c	5 sil	6 tub	7 calc	8 lach	9 merc	10 sep	11 thuj	12 carb-v	13 med	14 psor	15 puls	16 syc	17 arn	18 hep	19 calc-f
	18	18	14	13	13	12	11	9	9	9	9	8	8	8	8	8	7	7	6
1.	x	x	x	x	x	x	–	x	–	x	–	–	–	x	–	x	–	x	–
2.	–	x	–	–	–	–	x	–	–	–	–	–	–	–	–	–	–	–	–
3.	–	–	–	–	–	–	–	–	–	–	–	–	x	–	–	–	–	–	–
4.	–	–	–	–	–	–	–	x	–	–	–	–	–	–	–	–	–	–	–
5.	x	x	x	x	x	x	x	x	x	–	x	x	x	x	–	x	x	–	–
6.	x	x	–	–	x	x	–	–	x	–	–	–	–	–	–	–	–	–	x
7.	x	–	–	–	–	–	–	–	–	–	–	–	–	–	–	–	–	–	–
8.	x	x	x	–	x	–	x	x	–	x	x	x	–	–	–	–	x	–	–
9.	x	–	–	–	–	–	–	–	–	–	–	–	–	–	–	–	–	–	–
10.	x	–	–	–	–	–	–	–	x	–	–	–	–	–	–	–	–	–	–
11.	x	–	x	–	–	–	–	–	x	–	–	–	–	–	–	–	–	–	–
12.	x	x	x	x	x	x	–	–	–	–	x	–	x	–	–	–	–	x	–

Fazit

Der durch *Carcinosinum* angeregte Entwicklungsschub setzte bei John so schnell und durchschlagend ein, dass die Stimulanzien bereits nach einer Woche abgesetzt werden konnten. Ein derart schneller Erfolg nach einer langjährigen Ritalin®-Vorbehandlung ist selten und war nicht vorherzusehen.

Arzneimittelbild Carcinosinum

(☞ 3.6.4, S. 223) Johns Fall entspricht dem *Carcinosinum*-Typ, der auf den Druck, unter dem er steht, mit Trotz und Aggressivität reagiert.

Arzneimitteldifferenzierung

I Tuberculinum

Sehr hilfreiches Mittel bei Frühgeborenen mit erhöhter Infektanfälligkeit vor allem im Bronchialbereich oder mit rezidivierender Mittelohrentzündung. Typisch für *Tuberculinum* ist die Behaarung entlang der Wirbelsäule schon bei Geburt.
Tuberculinum zeigt auch das Verlangen nach Butter und beißt Nägel.
Die Verhaltenssymptomatik hätte teilweise gut zu *Tuberculinum* gepasst. Innere Unruhe und Getriebenheit sind bei *Tuberculinum* aber keine Reaktion auf Druck von außen, sondern gehören zur Persönlichkeit.
Das Zupfen der Nagelhaut ist allerdings ein typisches Zeichen für *Carcinosinum*.

I Opium

(☞ 3.6.3, S. 206) Häufiges Mittel bei Beschwerden durch Frühgeburt. Im Vordergrund stehen dabei aber die sensorische Integration und der anhaltende Schreck nach dem Geburtstrauma. Es deckt wenige der körperlichen oder allgemeinen Symptome dieses Falls ab.

I Lycopodium

(☞ 3.6.2, S. 178) Bei *Lycopodium* ist eine ähnliche körperliche und allgemeine Symptomatik zu finden. Zu *Lycopodium* hätte auch das innerfamiliäre Verhalten mit Trotz und Eifersucht gepasst. Allerdings hätte sich *Lycopodium* in der schulischen Situation eher angepasst als rebellisch gezeigt.

3.6.2 Wichtige Mittel bei oppositionellem Verhalten und Aggressivität

Anacardium

(☞ 3.7.3, S. 238) Ausgeprägtes **Hin- und Hergerissensein zwischen guten und bösen Absichten**. Zugrunde liegt eine Indifferenz, fast Gleichgültigkeit der Welt gegenüber; es wurde keine stabile Beziehung zu den Eltern aufgebaut. Gefühl von Verlassenheit, **Abgetrenntheit von der Welt**. Ausgeprägte Hassgefühle, Ärger bei Widerspruch mit aggressiven Durchbrüchen. Dabei gleichzeitig Schuldgefühle; man würde es gerne richtig machen, wenn man nur könnte. Häufig **inadäquates Verhalten bei Konflikten** wie z. B. Lachen über ernste Angelegenheiten, Teilnahmslosigkeit bei grausamen Erfahrungen. Häufig das Gefühl von Bedrohung und Verfolgtsein. Im Adoleszenzalter Ess-Störungen mit Anorexie/Bulimie, im Erwachsenenalter Borderline-Störung. Hauptmodalität: **Besserung durch Essen**. Die Kinder können so **brutal** sein, dass die Eltern sagen „wir kennen ihn nicht mehr, wenn er seinen Wutanfall hat" (vgl. *Stramonium*).

Aranea ixobola

Ähnlich *Tarentula*: Große **Unruhe** und **innere Anspannung** > **im Freien**. **Gereizt**, Unrast, innerliches Zittern. Keine klaren Auslöser, keine klaren Ängste, eher allgemeine Gereiztheit des Nervensystems mit sarkastischer, **schnippischer Sprache**, Lust am Provozieren; allgemeine Nervosität.

Belladonna

Ausgeprägte Heftigkeit in den Wutanfällen mit Stampfen der Füße und **Kopfschlagen** gegen die Wand oder das Gegenüber. Wie im Fieberdelir. Kind kämpft gegen einen imaginären Feind, weiß oft nicht mehr, wo es ist. Zugrunde liegt eine unspezifische **zerebrale Übererregung durch kleinste Einflüsse** (Licht, Sonnenhitze, Fieber; alles, was erregt).
Autistische Züge (lebt in seiner eigenen Welt). Die Wutausbrüche sind kaum vorhersehbar. Körperlich oft **rotes Gesicht**, **weite Pupillen**, Zähneknirschen nachts, Schlagen, wie rasend.

Calcium phosphoricum

Reizbar und **unzufrieden**, der *Calcium*-Anteil (Schutz, Geborgenheit, Angst) kann nicht in den Phosphor-Anteil (Verlangen nach Gesellschaft, nach Abenteuer, nach Öffnung) integriert werde. Deshalb Symptome wie:

- will dauernd an einen anderen Platz,
- Verlangen zu reisen mit Heimweh, wenn unterwegs,
- Langeweile.

Aggressivität und Widerspruchsgeist liegen innerer Zerrissenheit und Unzufriedenheit zugrunde.

Capsicum

Dicke, ungeschickte Kinder (erinnern an *calc*) mit dem Hauptsymptom **Heimweh**. Großer **Wechsel der Stimmungen.** Die Gereiztheit führt zu dem Versuch, andere zu beleidigen und zu kränken. Die Kinder sind sehr schwer zufrieden zu stellen, einmal wollen sie dieses, dann wieder jenes (vgl. *Cina, Chamomilla, Rheum*). Weinerlichkeit, Jammern. Körperlich häufig rotes Gesicht (ähnlich *Belladonna* und *Ferrum metallicum*), Verlangen nach Pfeffer.

Cina

Unzufriedenheit, **Gereiztheit und Widerspruchsgeist** ausgeprägter als bei *Chamomilla, Calcium phosphoricum* und *Capsicum*. Die Kinder sind chronisch unzufrieden, nerven die Eltern; man kann ihnen kaum etwas recht machen, außer wenn man sie dauernd schaukelt. Fürsorgliche Zuwendung wird häufig mit Ablehnung und quengeligem Schreien beantwortet. Kinder **wollen nicht angeschaut und nicht berührt werden**, sind häufig scheinbar ohne Grund ärgerlich. Die **nervöse Erregung** kann sich bis zu epileptischen Anfällen steigern. Die bekanntesten Körpersymptome sind **Würmer** und **Nasenbohren** (man muss dem Kind die Unzufriedenheit wie einen Wurm aus der Nase ziehen). Auch in langen Gesprächen und mit liebevoller Zuwendung kann man keine Ursache für die Unzufriedenheit und Gereiztheit finden.

Ferrum metallicum

Rechthaberische Kinder mit Neigung zum **Widerspruch**, Wechsel zwischen Ärgerlichkeit und Trauer, im Ärger größte nervöse Erregung mit rotem Gesicht, zum Teil Nasenbluten und extremer **Geräuschüberempfindlichkeit** (vgl. *Belladonna*). Körperlich häufig Adipositas, Anämie, Nasenbluten sowie rezidivierende Infekte ohne genauere Symptome (vor allem auch bei *Ferrum phosphoricum, Hyoscyamus*).

Hyoscyamus

(☞ 3.6.2, S. 171) **Schamlose, laszive Kinder** mit häufig obszöner, vulgärer Sprache und frühzeitig erwachtem sexuellem Verlangen, insbesondere in Form von Masturbation. Die Kinder sind wie „verhext" (Bilsenkraut war ein bekanntes Hexenkraut). Sie reden ohne Unterbrechung, zum Teil den größ-

ten Unsinn, **provozieren** die anderen (vgl. *Stramonium*), haben dabei Verlangen nach körperlicher Zuwendung und sind sehr **eifersüchtig**, wenn z.B. Geschwister bevorzugt werden. In der Erregung wissen die Kinder nicht mehr, was sie tun. Sie wirken frühreif, und „hysterisch". Ausgeprägte, neurologische Symptome (**Tics**, Grimassieren).
Angst vor Vergiftung, Hunden und Wasser. Ähnlich *Stramonium* Angst vor dem Alleinsein. Ursache ist aber nicht die archaische Angst wie bei *Stramonium*, sondern ein Gefühl von sexueller Übererregung wie „vergiftet".

Lyssinum

Ähnlich *Stramonium* und *Hyoscyamus*. Grundproblem ist eine ausgeprägte Angst vor äußeren Einflüssen wie Licht, Wasser, Angst vor Verletzung und Bedrohung. Die Kinder kommen in ausgeprägte **Erregungs- und Aggressionszustände**, schlagen und beißen, geifern, **hinterher tut es ihnen aber leid** (vgl. *Lac caninum*: legt ein Verhalten an den Tag, das es sonst nicht zeigen würde). Im Erregungszustand häufig ein Gefühl von Gequältsein; Selbstverletzungstendenzen. Um der inneren Anspannung Herr zu werden, quälende Zwangssymptome. Dabei ein Gefühl von Einsamkeit, Isoliertheit und der Angst, **ausgelacht zu werden** (ähnlich *Lac caninum*). Die wichtigsten Körpersymptome: **Verlangen nach Schokolade** und **Schmerzen in der rechten Hüfte** (z.B. bei Hüftschnupfen).

Magnesium carbonicum

Grundproblem ist die Einsamkeit und die Angst. Die Kinder fühlen sich verloren, **verlassen von den Eltern wie Waisenkinder. Streit wird nicht ertragen**, deswegen entwickeln sie schnell ein oppositionelles Verhalten. Gefühl, unerwünscht zu sein. Gefühle werden unterdrückt, um die Trauer zu reduzieren. Wie bei *Calcium* und *Capsicum* eher dicke Kinder; ausgeprägtes Verlangen oder starke Abneigung nach/gegen Gemüse. **Schlafstörungen** mit Erwachen gegen 3–4 Uhr mit Morgentief.

Stramonium

Hauptsymptom ist ein ausgeprägtes **Gefühl von Alleinsein in der Wildnis** mit Angst vor Dunkelheit und Einsamkeit, Furcht vor Wasser, Bedrohung, Hunden. Der *Stramonium*-Zustand ist als chronischer Erregungszustand im Sinne einer Entweder-Oder-Haltung zu interpretieren: entweder Angriffs- oder „Totstell"-Haltung. Die Kinder können sehr liebenswürdig, frühreif und fast altklug sein. Im **Erregungszustand** (vgl. *Belladonna*, *Hyoscyamus*) Beißen, Schlagen, aggressive Geschwätzigkeit mit Beleidigungen (vgl. *Anacardium*) mit zielgerichteter Aggressivität. Die Kinder hatten häufig **traumatische Erlebnisse in der Vorgeschichte** (Missbrauch, ambivalente Haltung der Mutter in der Schwangerschaft, schwere körperliche Erkrankungen wie Meningitis oder Epilepsie). Diese Ereignisse konnten nicht adäquat verarbeitet werden; in der Folge häufig nächtliche **Albträume** mit Pavor nocturnus, Zähneknirschen. Die Kinder kommen nachts oft zu den Eltern.

Tarentula hispanica

Ausgeprägte, körperliche Unruhe (ähnlich *Aranea ixobola*) mit schnippischem, aggressivem, **provozierendem Verhalten**. Ähnlich aggressiv wie *Stramonium* und *Hyoscyamus*, ähnlich unruhig wie *Veratrum album* und *Rheum*. Hauptsymptome sind die ungeheure innere Anspannung mit **Besserung durch intensive Arbeit, Tanzen und Musik**. Die Kinder können ähnlich wie *Lachesis* ihre Mitmenschen manipulieren; sie lügen und können ähnlich wie *Stramonium* zerstörerisch sein. Verlust der Selbstkontrolle. Alle Symptome werden schlimmer (Hysterie), wenn sie beobachtet werden. Häufig zugrunde liegende, unerkannte Depression mit Angst vor dem Tod. Im Erregungszustand Entwicklung starker Körperkräfte mit **Zerstörungssucht** als Übersprungshandlungen ohne klar nachvollziehbare, psychische Auslöser.
Ausgeprägte **neurologische Symptome** wie Tics, ruhelose Füße, Zuckungen und Grimassieren, Chorea-artige Körperbewegungen.

Kasuistik 5: Thorsten

Anamnese

I Erstvorstellung

Thorsten ist sieben Jahre alt, als er das erste Mal in die Sprechstunde kommt. Der Kinderarzt hatte bei ihm ein ADHS festgestellt, das mit Ritalin® behandelt wurde. Über den Zeitraum von einem halben Jahr hatte er einmal täglich morgens 10 mg Ritalin® in Tablettenform bekommen. Bei Bedarf zusätzlich mittags eine Gabe, die aber selten erforderlich war, weil Thorstens Familie insgesamt recht lebhaft ist und mit Thorstens Verhalten umgehen kann. Als Thorsten starke Kopfschmerzen bekommt, die sich im weiteren Behandlungsverlauf nicht bessern, weigert er sich, weiter Ritalin® einzunehmen.
Thorsten kommt ins Sprechzimmer, das sofort ihm gehört. Er klettert auf die Liege, springt herunter, fährt Karussell auf dem Drehhocker und ist wenig beeindruckt von meiner ärztlichen Autorität. Auf die Testaufgaben (☞ 2.5 Untersuchungsgang zur Eingangsdiagnostik) lässt er sich zunächst gerne ein, solange alles gut geht. Wenn er an seine Grenzen stößt, macht er seinen Unmut ausdrucksvoll deutlich (☞ Abb. 3-10).
Verordnung: *Hyoscyamus* C 30 als Akutmittel.

3.6.2 Oppositionelles Verhalten und Aggressivität: Arzneimittelbilder und Kasuistiken

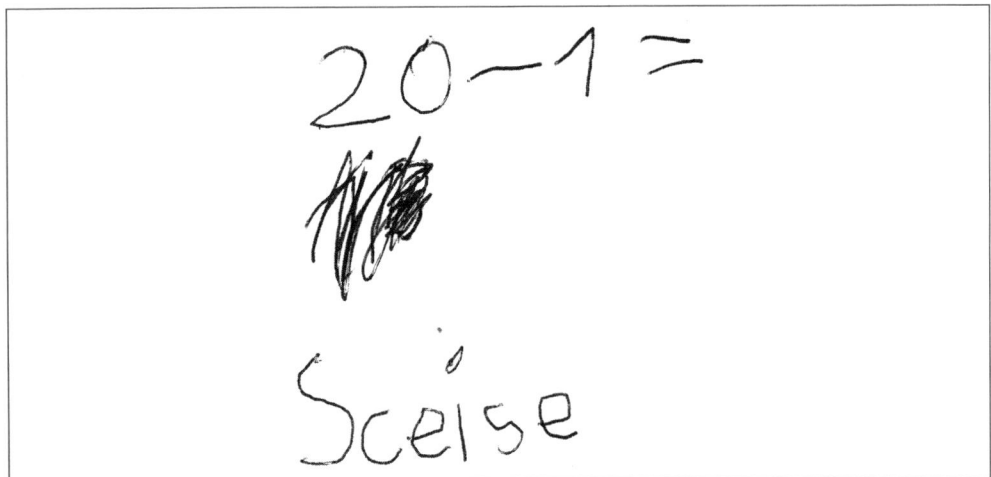

Abb. 3-10: Rechentest des siebenjährigen Thorsten

I Gespräch mit der Mutter

Das Gespräch am nächsten Tag eröffnet die Mutter mit der Bemerkung: „Haben Sie Thorsten ein Schlafmittel gegeben? Er ist im Auto eingeschlafen, was er noch nie getan hat!" Die Mutter berichtet: „Das Hauptproblem zu Hause ist die Eifersucht auf den kleinen Bruder. Thorsten muss immer im Mittelpunkt stehen. Mit der Einschulung eskalierten die Probleme. Von der Lehrerin habe ich erfahren, dass er nach der Pause Schwierigkeiten hat, wieder auf den Boden zu kommen. Die soziale Einordnung in den Klassenverband bereitet ihm ebenfalls große Probleme. Thorsten spielt den Klassen-Clown.
Er ist äußerst explosiv. Wo er hinkommt, gibt es Streit. Dabei ist er recht gewalttätig und impulsiv. Bei der kleinsten Meinungsverschiedenheit gerät er in Wut, schlägt zu oder macht Sachen kaputt."
Die Mutter berichtet weiter, dass Thorsten Gefahren nicht richtig einschätzen könne. Teilweise verhalte er sich selbstgefährdend, z.B. im Schwimmbad oder wenn er auf Bäume klettert. In anderen Situationen habe er allerdings ausgeprägte Ängste, beispielsweise vor dem Alleinsein oder vor Hunden. Thorsten beißt Nägel, sogar die Fußnägel. Früher habe er vor Wut sogar seine Mutter gebissen.
Abends sei Thorsten mit den Kräften am Ende. Er schlafe innerhalb fünf Minuten ein. Allerdings habe er häufig Albträume. Als kleines Kind hatte er oft Husten. Der Kinderarzt habe jetzt eine asthmatische Bronchitis festgestellt, die kurzfristig mit Medikamenten behandelt worden sei.
Verordnung: *Hyoscyamus* C 200, LM III.

Verlauf

Nach sechs Wochen

Die Mutter berichtet: „In der Schule läuft es gut, Thorsten hat drei Freunde gefunden. Auch die Lehrerin ist sehr positiv überrascht. Die Klasse sei insgesamt sehr anstrengend für die Lehrerin, aber Thorsten sei nicht mehr der Schlimmste. Zwar hat er noch einmal auf den Boden gepinkelt, hat es dann aber aufwischen müssen. Seitdem ist es deutlich besser geworden. Er kapiert jetzt, wo Grenzen sind. Die schulische Leistung ist in Ordnung. Der Gebrauch der Schimpfwörter hat sich deutlich reduziert. Auch rastet er nicht mehr so leicht aus. Bei Streit fragt er erst freundlich und schlägt erst dann zu."
Die Verbesserung steckt in diesem Fall nicht im Detail, sondern in der Gesamtentwicklung.

Wiedervorstellung nach drei Monaten

Thorsten bekommt weiter *Hyoscyamus* als Tropfen. In der Schule kommt er ganz gut mit, vor allem in Rechnen. In Deutsch hat er Schwierigkeiten, da er Schwierigkeiten bei der Unterscheidung von Dialekt und Hochdeutsch hat. Dafür hat Thorsten ein „psychisches Problem" bekommen: Er ist sehr viel empfindsamer geworden. Die Mutter wertet dies aber positiv. Sie meint, er nehme sich und andere jetzt besser wahr. Er sei immer noch eifersüchtig auf seinen kleinen Bruder, könne es aber zeigen und besser damit umgehen. Insgesamt sei er sehr viel offener. Die Zappeligkeit habe sich deutlich gebessert, was sich auch beim Zeichnen in der Praxis zeigt (☞ Abb. 3-11a – 3-11b). Thorsten malt jetzt von sich aus, was er früher nie getan habe. Er verwende viel Farbe. Auch das sei neu. Auch das Nägelbeißen sei besser geworden. Die Ängste seien viel weniger geworden.
Auch sein Jähzorn und seine Zerstörungswut hätten abgenommen. Neulich habe er Krach mit seinem Vater gehabt. Er habe sich wütend in sein Zimmer eingeschlossen, sei dort aber über zwei Stunden ruhig geblieben, ohne mit Gegenständen um sich zu werfen.
Verordnung: Die Behandlung mit *Hyoscyamus* wird in gleicher Dosierung fortgesetzt.

Zwei Monate später

Thorsten kam herein, schnappte sich den Drehhocker, fuhr erst einmal Karussell. Die Mutter erklärte, dass Thorsten sauer sei, weil er mitkommen musste. Alles, was regelmäßig ist, passt ihm nicht. Er schimpfe wieder mehr. In der Schule laufe es insgesamt gut. Gefühlsmäßig sei er etwas stabiler. Zu Hause helfe er gerne, wenn er dabei technische Apparate benutzen dürfe. Rasenmähen täte er wie ein Besessener. Das Größte sei aber Bulldog-Fahren mit dem Vater.

3.6.2 Oppositionelles Verhalten und Aggressivität: Arzneimittelbilder und Kasuistiken

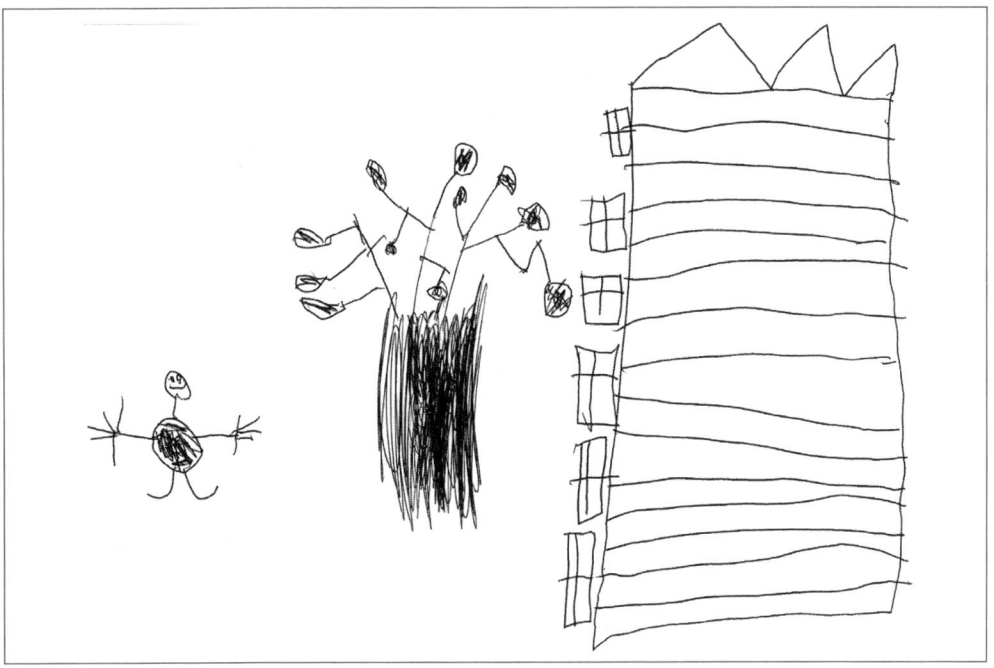

Abb. 3-11a: Zeichentest „Baum/Haus/Familie" des siebenjährigen Thorsten

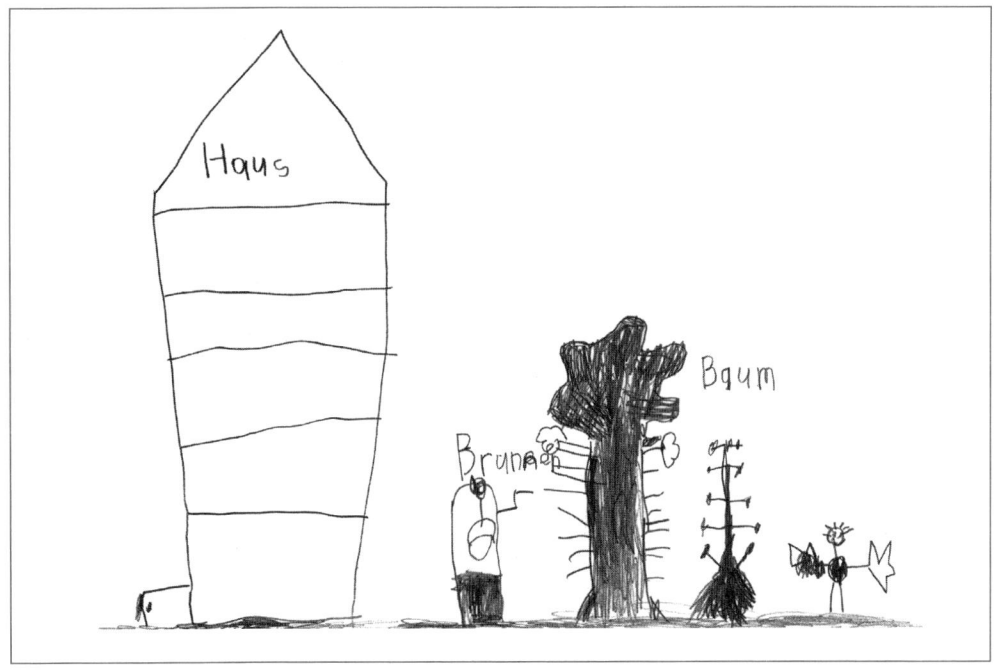

Abb. 3-11b: Gleiche Aufgabenstellung ein halbes Jahr nach Beginn der homöopathischen Behandlung

Die Entwicklung verlaufe insgesamt positiv. Die Ängste vor Hunden oder wenn er allein ist, seien weg. Der Schlaf sei gut. Albträume habe er keine mehr. Der Jähzorn sei deutlich besser geworden. Asthma sei nicht mehr aufgetreten.

Verordnung: Auffallend war, dass Thorsten motorisch wieder sehr viel unruhiger geworden war. Deshalb gab ich ihm zusätzlich zu den täglichen Tropfen eine Einmalgabe *Hyoscyamus* C 200. Wieder schläft er auf der Heimfahrt im Auto ein.

❙ Weitere vier Monate später

Die Mutter berichtet, dass es Zeugnisse gegeben habe. Sie habe ein Gespräch mit der Lehrerin geführt, die bestätigt, dass Thorsten insgesamt viel kontrollierter und lenkbarer als zu Jahresbeginn sei. Bei einem „Zwischenfall" in der Klasse sei Thorsten nicht ausgeflippt, obwohl er sich ungerecht behandelt fühlte. Erst nach der Stunde ging er zur Lehrerin und klärte mit ihr die Sache. Zu Hause sei auffällig, dass er leichter weine und insgesamt viel weicher sei. Er käme jetzt von sich aus um zu schmusen. Die Eifersuchtsproblematik mit dem Bruder habe sich deutlich gebessert.

Auffallend war, dass sich die gesteigerte Zappeligkeit, die er bei der vorherigen Untersuchung gezeigt hatte, wieder deutlich gelegt hatte.

Essenz Kasuistik 5 (Thorsten)

❙ Ausgangssituation

Thorsten, sieben Jahre alt. Schwierigkeiten der sozialen Integration, die mit der Einschulung zugenommen haben. Ritalin®-Vorbehandlung über sechs Monate. Abbruch der Stimulanzien-Therapie wegen Nebenwirkungen (starke Kopfschmerzen).

❙ Aussehen und Kontakt

Lebhaft, impulsiv.

❙ Körperliche Symptome

Als kleines Kind oft Husten; asthmatische Bronchitis.

❙ Gemütssymptome

Starke motorische Unruhe. Akzeptiert keine Regeln, erkennt keine Autorität an. Explosiv; gerät bei Meinungsverschiedenheiten leicht in Wut; wird dabei gewalttätig und zerstört Sachen. Eifersucht auf den Bruder. Kann Gefahren nicht einschätzen und verletzt sich deshalb of selbst. Stimmungsschwankungen. Angst vor dem Alleinsein, vor Hunden. Schlafstörungen, Albträume. Beißt Nägel, auch die Fußnägel. →

3.6.2 Oppositionelles Verhalten und Aggressivität: Arzneimittelbilder und Kasuistiken

I Verordnung

Hyoscyamus C 30, C 200 LM III – XII.

I Beobachtungszeitraum

Drei Jahre.

Fallanalyse

Tab. 3-6: Ergebnis RADAR-Analyse Kasuistik 5

1.	Gemüt – Widerspruch	2
2.	Gemüt – Eifersucht	2
3.	Gemüt – Eifersucht – Beschimpfen, treibt zum	1
4.	Gemüt – Antworten – irrelevant, nicht zur Sache Gehörendes	1
5.	Gemüt – Ruhelosigkeit – bewegen – muss sich ständig	2

	1 hyos	2 apis	3 ars	4 ign	5 nux-v	6 anac	7 aur	8 camph	9 canth	10 caust
	7	6	6	6	5	4	4	4	4	4
1.	X	X	X	X	X	X	X	X	X	X
2.	X	X	X	X	X	X	–	X	–	–
3.	–	–	–	–	X	–	–	–	–	–
4.	X	–	–	–	–	–	–	–	–	–
5.	X	X	X	X	–	–	X	–	X	X

Fazit

Thorstens Entwicklung zeigt, dass er unter der homöopathischen Behandlung Strategien entwickelt hat, um trotz ADHS mit sich und seiner Umwelt zurecht zu kommen. Das zeigt sich sowohl in der unmittelbaren Reaktion auf die Gabe von *Hyoscyamus* als Akutmittel (Einschlafen im Auto) als auch in einer größeren Ausgeglichenheit seit Beginn der Behandlung.

Arzneimittelbild Hyoscyamus

Das Leitsymptom von *Hyoscyamus* ist seine **Reizbarkeit**, kombiniert mit massiver **Eifersucht**. Im Vordergrund steht die Eifersucht auf die Geschwister, die sich in hinterhältigen Aktionen gegen Bruder oder Schwester äußern kann. Sie sind äußerst **impulsiv**, bewegen ständig die Hände, **zupfen an allen möglichen Gegenständen** oder an sich selbst. Sprache und Verhalten sind **provozierend, albern, kindisch** und **ordinär**. Auffällig bei *Hyoscyamus* ist die **Logorrhö**. Inhalte dieser Monologe sind neben allgemeinen Erkenntnissen vor allem Schimpfwörter und Flüche. Die Patienten lachen in unpassenden Situationen.

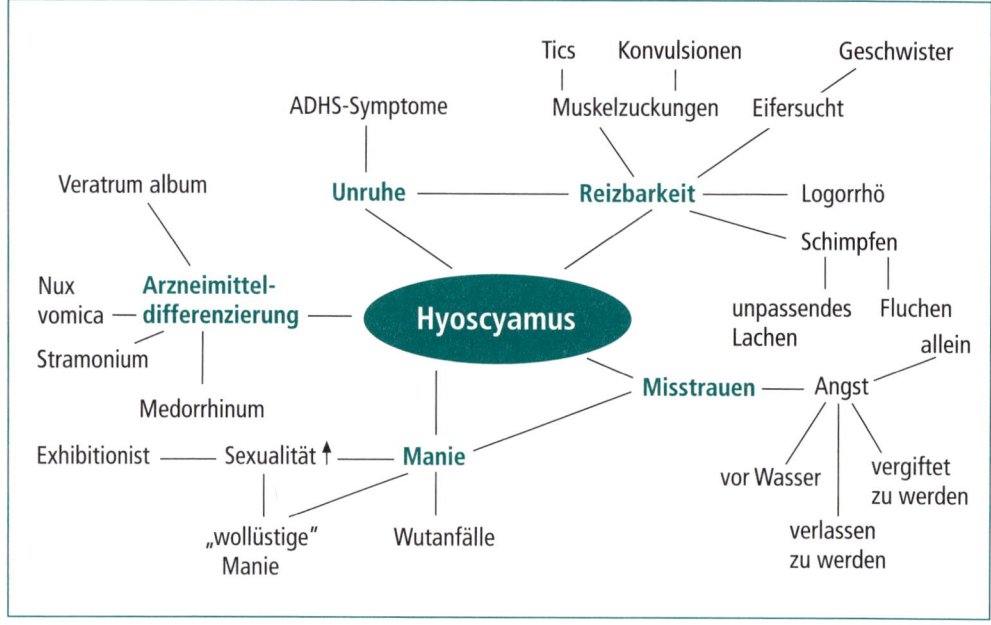

Abb. 3-12: *Hyoscyamus* bei ADHS

Die Patienten sind voller **Misstrauen**, haben Angst, allein zu sein, verlassen oder vergiftet zu werden. Ihr Misstrauen kann zu **Zwangsvorstellungen** führen.
Sie zeigen eine ausgeprägte Angst vor Wasser, ähnlich wie *Lyssinum*.
Es kann zu manischen Verhaltensweisen mit **Wutanfällen** und **Jähzorn** oder zur erotischen Manie mit **exhibitionistischem Verhalten** kommen.
Die Reizbarkeit zeigt sich auch auf der körperlichen Ebene: Sie kann zu **Muskelzuckungen** und **Konvulsionen** führen. Die Patienten neigen zu **stereotypen Gesten und Gebärden** als Ventil für die Erregung.

Arzneimitteldifferenzierung

I Medorrhinum

Medorrhinum zeigt wie *Hyoscyamus* Ruhelosigkeit und Eifersucht, hat ebenfalls Gedächtnisschwäche, und zeigt ähnliche Wutanfälle und Jähzorn. Für *Medorrhinum* spricht auch das Beißen der Fußnägel sowie die sexuelle Komponente und die Schamlosigkeit.

> **Vithoulkas**
> Schlüsselsymptom von *Medorrhinum*: „Die Extreme [sind] immer Extreme im pathologischen Sinne. Nicht etwa so, dass Symptome anfallartig auftreten und sich dann wieder ein relativ normaler Zustand einstellt. Wenn das Pendel bei *Medorrhinum* schwingt, dann schlägt es bis zum entgegengesetzten Krankheitsextrem aus."[28]

Dieses extreme Verhalten im pathologischen Sinne lag bei Thorsten nicht vor.

Stramonium

Stramonium hat ebenfalls eine große Ähnlichkeit mit *Hyoscyamus*: Es ist ebenso albern, zeigt manische Züge, hat Furcht vor Wasser, macht Gesten und Gebärden, ist heftig, ruhelos und impulsiv, zeigt einen Mangel an moralischem Empfinden und zeichnet sich durch Logorrhö und Schamlosigkeit aus.
Stramonium zeigt aber eine ausgeprägtere Ängstlichkeit, als wir sie bei Thorsten fanden. Auch die Wutanfälle hatten nicht die Qualität eines *Stramonium*-Anfalls.

Nux vomica

Nux vomica zeigt wie *Hyoscyamus* Beschwerden durch Eifersucht, Manien, heftige erregte Zustände und erträgt es nicht, wenn andere sprechen. Allerdings ist die Ruhelosigkeit bei *Nux vomica* zielgerichteter, von Ehrgeiz geprägt und leistungsorientiert. Zumindest was schulische Dinge anging, war Thorsten kein *Nux-vomica*-Typ.

Veratrum album

Veratrum album ist zwar auch ständig aktiv, zeigt aber weniger Eifersucht. Die Aktivität ist wenig zielgerichtet, der Patient steht unter einer unaufhörlichen Getriebenheit, die ihm ein nie endendes Verlangen nach Tätigkeit aufzwingt.

Kasuistik 6: Matthias

Anamnese

Erstvorstellung

Matthias ist bei der Erstanamnese zwölf Jahre alt. Er geht in die siebte Klasse einer Hauptschule. Sein Erstgespräch findet in Beisein der Mutter statt. Er

---
[28] Vithoulkas G: Essenzen homöopathischer Arzneimittel, S. 22.

berichtet: „Ich habe sehr oft Ärger. Die Lehrer glauben mir einfach nicht und behandeln mich ungerecht. Schreibt die Lehrerin zum Beispiel etwas an die Tafel, macht mein Nachbar Faxen hinter ihr. Er streckt ihr die Zunge heraus, dreht ihr eine Nase. Darüber muss ich lachen. Ich kann gar nicht anders. Die Lehrerin dreht sich dann um und schimpft nur mit mir. Oder: Andere Schüler schreiben Beleidigungen an die Tafel, die erst dann offensichtlich werden, wenn der Lehrer die Tafel aufklappt. Wenn er fragt, wer das war, zeigen alle auf mich. Ich bekomme dann die Strafarbeiten und die anderen lachen sich kaputt. Ich finde das unglaublich gemein. Das macht mich so wütend. Die Strafarbeiten mache ich nicht. Das hat dann meistens zur Folge, dass ich noch mehr davon bekomme."

Ich frage ihn, warum er mit dem Lehrer nicht redet. „Das ist hoffnungslos. Ich hab es ein paar Mal probiert, aber der glaubt mir einfach nicht. Sollen sie mir doch im Mondschein begegnen."

Die Mutter interveniert: „Matthias wehrt sich nicht gegen falsche Beschuldigungen. Er nimmt die Strafen auf sich aus Angst, sonst geschlagen zu werden. Er wurde auch schon erpresst." Ich schaue mir Matthias an. Er wirkt alles andere als schwächlich, sondern ausgesprochen handfest. „Das lässt Du Dir gefallen?" Wieder antwortet die Mutter: „In der Schule traut er sich nicht, viel zu sagen. Zu Hause lässt er seine Wut dann raus! Wenn ich ihm was verbiete, dreht er durch. Häufig hat er Streit mit seinem achtjährigen Bruder. Matthias hat eine harte Schale. Er teilt kräftig aus, ist aber innerlich sehr sensibel. In der Schule hat er keine Freunde, was aber nicht unbedingt an Matthias liegt. Gut befreundet ist er mit dem Nachbarjungen Tom. Die beiden kennen sich schon sehr lange, aber Tom geht auf die Realschule."

Ich beginne mit den Tests. Beim Nacherzählen des Films (☞ 2.5 Untersuchungsgang zur Eingangsdiagnostik) zeigt sich deutlich eine ADHS-Symptomatik. Er erzählte sehr detailliert, aber unstrukturiert.

Noch deutlichere Symptome zeigte er beim Satzergänzungstest, bei dem er einen vorgegebenen Satzanfang in freier Assoziation ergänzen sollte:

- (Ich bin) … nervös.
- (Ich möchte) … mich ändern.
- (Ich will) … auf meine Mutter hören.
- (Ich werde) … versuchen, mich in den Griff zu bekommen.

Anhand des Tests zeigte sich deutlich seine Zerrissenheit, sein herabgesetztes Selbstwertgefühl, kurz: der immense Leidensdruck, unter dem er stand.

Die anderen Befunde ergaben ein ADHS mit Schwerpunkt der Störung im Konzentrationsbereich und bei der Impulskontrolle. Begleitend fanden sich eine Störung im Sozialverhalten und Versagensängste. In Gruppen und in der Schule steigerte sich die Symptomatik.

Körperliche und allgemeine Symptome

Matthias wird häufig von einem sehr starken Hautjucken ohne Ausschlag geplagt. Vermehrtes Ohrenschmalz. Vorliebe für fettige Speisen und vor allem Süßigkeiten. Er trinkt gerne viel und kalt. Er schwitzt viel (auch Nachtschweiß). Schlaf: deckte sich häufig auf, zog sich auch im Winter aus, redete im Schlaf, gelegentliches Schlafwandeln.

Verordnung

Lycopodium C 200.

Verlauf

Sechs Wochen später

Matthias kam strahlend in die Sprechstunde. Es gehe ihm ganz gut. Im Urlaub hätte er das erste Mal ein ganzes Buch gelesen – Harry Potter.
Die Symptome haben sich deutlich gebessert.
Das Hautjucken sei sehr viel besser geworden. Das gleiche gelte für den Schlaf. Schlafwandeln würde er nicht mehr. Die Ängste hätten sich deutlich verringert.
In der Schule würde er auch viel besser zurechtkommen, was zum Teil am neuen Lehrer liege, mit dem er besser auskäme. Die Mutter bestätigt die Besserung der schulischen Situation, schränkt Matthias Bericht jedoch ein. Zu Hause sei es wieder etwas schlimmer geworden. Er würde wieder ab und zu ausrasten und mit Gegenständen um sich werfen. Insgesamt habe sich die Situation aber deutlich verbessert.
Für die Verlaufsobjektivierung wiederholte ich einige Tests. Im Diktat hatte sich das Schriftbild erheblich verbessert.
Am auffälligsten war die Veränderung im Satzergänzungstest:
- (Ich bin) … stolz auf mich.
- (Ich möchte) … so bleiben, wie ich jetzt bin.

Matthias wirkte insgesamt viel gelöster, offener und ruhiger.
Verordnung: Die Behandlung mit *Lycopodium* wurde mit Q 3 fortgesetzt.

Weitere sechs Wochen später

Matthias kommt mit seinem Vater. Er berichtet: „Mir ist es nicht so gut gegangen. Zwei Wochen lang habe ich die Tropfen nicht genommen. Da habe ich immer nur gesponnen." Der Vater wirft beruhigend ein: „Danach hast du sie aber wieder genommen und dann hat es ja auch wieder geklappt."
Während dieser zwei Wochen war es zu einem Zwischenfall gekommen. Matthias war mit drei anderen Freunden unterwegs. Sie streiften durch die Gegend und brachen dabei in einen Schrebergarten ein. Markus, der „Lea-

der of the Gang", brach das Gartenhäuschen auf. Matthias half zwar dabei nicht mit, traute sich aber auch nicht wegzugehen, weil er nicht als Feigling dastehen wollte. Die vier Buben wurden beobachtet. Als Markus von der Polizei befragt wurde, schob er die Schuld auf Matthias: „Der Matthias war's, der Matthias war's!". Mithilfe der Eltern konnte die Geschichte richtig gestellt werden.

Die schulischen Leistungen von Matthias haben sich weiterhin deutlich verbessert. Englisch ist eines seiner Problemfächer, in dem er auf fünf stand. Stolz erzählte er, dass er eine Zwei minus geschrieben hätte.

Epilog

Matthias ging es noch über längere Zeit sehr gut. Er konnte sich in die Schule mehr integrieren, gegenüber seinen Klassenkameraden besser abgrenzen und war zu Hause umgänglicher. Die Behandlung wurde mit *Lycopodium* in aufsteigenden Q-Potenzen fortgesetzt.

Als die Beziehung der Eltern in eine schwere Krise geriet, focht Matthias den Kampf des Vaters mit, indem er seine Mutter in übler Weise beschimpfte. Sie reagierte mit heftiger Wut und schlug ihn einmal sogar zusammen.

Thuja C 200 besserte das Verhalten des Sohnes gegenüber der Mutter. Von seiten der Mutter blieb das Verhältnis allerdings angespannt.

Zur empfohlenen Familientherapie konnten sich die Eltern nicht entschließen. Der Kontakt brach in den Wirren des „Rosenkrieges" leider ab.

Essenz Kasuistik 6 (Matthias)

| Ausgangssituation

Matthias (zwölf Jahre), siebte Klasse Hauptschule, hat massive soziale Probleme in und außerhalb der Schule.

| Aussehen und Kontakt

Robust.

| Körperliche und allgemeine Symptome

Hautjucken ohne Ausschlag. Vermehrtes Ohrenschmalz. Schwitzt viel (Nachtschweiß); deckt sich im Schlaf auf.
Vorliebe für Fettiges, Süßes und kalte Getränke.

| Gemütssymptome

Deutliche ADHS-Symptomatik. Störung der Konzentration, der Impulskontrolle und des Sozialverhaltens; Versagensängste. Innere Zerrissenheit; mangelndes Selbstwertgefühl. Wehrt sich nicht gegen falsche Beschuldigungen. Lacht bei unpassenden Gelegenheiten. Redet im Schlaf, gelegentliches Schlafwandeln. →

> **❙ Verordnung**
> *Lycopodium* C 200 und aufsteigend Q-Potenzen. *Thuja* C 200
>
> **❙ Beobachtungszeitraum**
> Drei Jahre.

Fallanalyse

Matthias wies für einen Jungen seines Alters eine ausgesprochene **Ängstlichkeit** auf: Er hatte Angst im Dunkeln, war schreckhaft durch Geräusche und hatte eine ausgeprägte Höhenangst.

Er **lachte in unpassenden Situationen** und konnte sich dabei nicht bremsen. Obwohl er mehrfach versucht hatte, der Lehrerin die kompromittierenden Situationen in der Klasse zu erklären, war er gescheitert. Das **Scheitern** führte zu **Frustration** und **Enttäuschung**.

Er zeigte einen massiven **Mangel an Selbstvertrauen**. Auffällig war, dass er sich in der Schule trotz seiner körperlichen Kräfte nie wehrte, dafür zu Hause aber umso aggressiver auftrat. Mit der Mutter hatte er heftige Auseinandersetzungen, bei denen er sie unflätig beschimpfte.

An körperlichen Symptomen zeigte er **vermehrtes Ohrenschmalz** und ein **Hautjucken**, ohne dass sich ein Ausschlag zeigte. Er aß gerne **fettige Speisen** und vor allem **Süßigkeiten**. Er trank gerne viel, insbesondere **kalte Getränke**. Es **schwitzte generell viel**, zeigte auch **Nachtschweiß**. Im Schlaf deckte er sich häufig auf, zog sich auch im Winter aus. Er **redete im Schlaf**, und gelegentlich kam es zu **Schlafwandeln**.

Leitsymptom für die Mittelwahl war der **Gegensatz** zwischen dem eher angepassten Verhalten in der Schule und dem aggressiven Auftreten zu Hause. Auffällig war auch die ausgeprägte **Ängstlichkeit**. Bei der Analyse stellte ich die Gemütssymptome in den Vordergrund. *Lycopodium* wurde zum Teil durch die körperlichen Symptome bestätigt.

Fazit

Der Fall von Matthias macht deutlich, in welchen Teufelskreislauf ADHS-Kinder kommen können. ADHS ist bei Matthias die zugrunde liegende Störung. Der Konzentrationsmangel beeinträchtigt sein Leben, trotz normaler Grundintelligenz. Die mangelnde Impulskontrolle erschwert ihm das soziale Leben. Er kann sich das Lachen auch in unpassenden Situationen einfach nicht verkneifen. Hinzu kommt, dass ADHS-Kinder die feinen Zwischentöne der menschlichen Kommunikation häufig nicht mitbekommen. Ihr Sinn für Ironie und Sarkasmus ist nicht sehr ausgeprägt, es sei denn, es wird verletzend. Auch freundlich-diskrete Hinweise bewirken bei ADHS-Kindern nichts. Sie brauchen immer den Wink mit dem Zaunpfahl.

Ein verstärkender Faktor ist das soziale Umfeld, in diesem Fall Matthias' Klasse. In den Schulen – zumal in den Hauptschulen – herrscht heutzutage „Hauen und Stechen". Die Schärfung des eigenen Profils erfolgt häufig auf Kosten anderer. Diesem Spielchen sind ADHS-Kinder nicht gewachsen. Sie sind häufig das Opfer. Aus ihren bisherigen Lebenserfahrungen konnten sie kein Selbstbewusstsein aufbauen. Deshalb ist Anerkennung in der Gruppe für sie so wichtig. Sie ringen, betteln und buhlen darum. Sie machen sich zum Klassen-Clown, lassen sich ausnutzen, vorführen und verführen.

Der Verlauf macht deutlich, welchen Schub Matthias durch die homöopathische Behandlung bekommen hat. Gleichzeitig gab es externe Faktoren, die Matthias' Entwicklung begünstigt haben wie z.B. der Lehrerwechsel. Die Wirkung von *Hyoscyamus* zeigt sich auch im Rückfall in die alte Problematik, als er das Mittel unkontrolliert abgesetzt hatte. Insgesamt hat sich sein Befinden auf vielen Ebenen gebessert: körperlich, psychisch und schulisch.

Tab. 3-7: Ergebnis RADAR-Analyse Kasuistik 6

1.	Haut – Jucken – Hautausschläge – ohne		2
2.	Gemüt – Furcht – Geräusche, durch		1
3.	Gemüt – Furcht – Dunkelheit, vor der		1
4.	Gemüt – Furcht – hochgelegenen Orten, vor		1
5.	Gemüt – Ruhelosigkeit – innerlich		1
6.	Gemüt – Selbstvertrauen – Mangel an Selbstvertrauen		2
7.	Gemüt – Lachen – Ernstes, über		1
8.	Gemüt – Beschwerden durch – Enttäuschung		1

	1 lyc	2 sulph	3 ars	4 med	5 nat-m	6 alum	7 gels	8 lach	9 phos	10 arg-n	11 aur	12 bell
	8	8	7	7	7	6	6	6	6	5	5	5
1.	–	X	X	X	–	X	X	X	–	–	–	–
2.	X	X	–	X	–	X	–	–	X	–	X	X
3.	X	–	X	X	X	–	X	–	X	X	–	X
4.	X	X	X	X	X	–	X	X	–	X	X	X
5.	X	X	X	–	X	–	–	–	X	–	–	–
6.	X	X	X	X	X	X	X	X	X	X	X	X
7.	X	X	–	–	X	–	–	–	X	X	–	–
8.	X	–	–	–	X	–	–	X	–	X	X	–

Arzneimittelbild Lycopodium

Lycopodium zeichnet sich durch einen ausgeprägten **Mangel an Selbstbewusstsein** aus, das es durch Bluffen kompensieren will.

3.6.2 Oppositionelles Verhalten und Aggressivität: Arzneimittelbilder und Kasuistiken

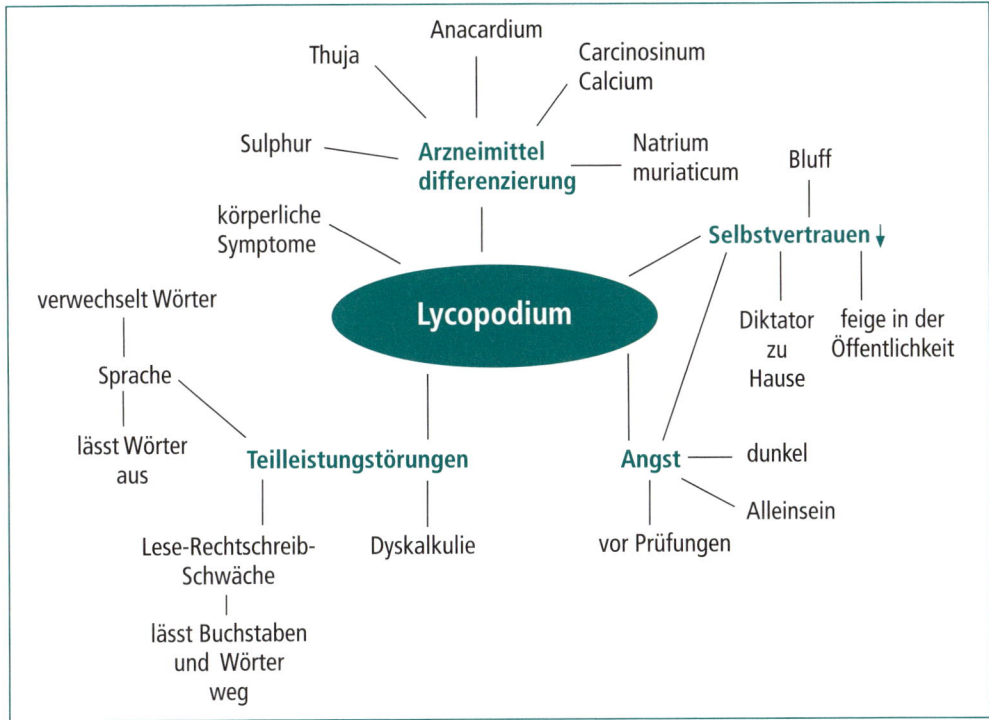

Abb. 3-13: *Lycopodium* bei ADHS

In der Öffentlichkeit und in der Schule zeigen sie sich häufig **angepasst**, während sie zu Hause **diktatorisch** und **tyrannisch** auftreten. Matthias konnte sich auch körperlich unterlegenen Mitschülern gegenüber nicht zur Wehr setzen. Gegenüber der Mutter zeigte er dagegen ein oppositionelles Verhalten.
Lycopodium leidet unter großer **Ängstlichkeit**, hat Furcht vor dem Alleinsein, vor Menschen (insbesondere in einer Menschenansammlung), vor Dunkelheit, vor Geistern oder Gespenstern. Es hat Prüfungsangst, allerdings meist davor und nicht während der Prüfungen.
Teilleistungsstörungen wie Legasthenie oder Dyskalkulie sind häufig bei *Lycopodium*. Es ist in den Rubriken „Gemüt – macht Fehler" sehr präsent.
Lycopodium weist als Polychrest viele körperliche Symptome auf wie z. B. **Magen-Darm-Beschwerden** mit vielen **Blähungen**, was aber nicht das **Verlangen nach Süßigkeiten** verringert.

Arzneimitteldifferenzierung

I Sulphur

(☞ 3.6.1, S. 147) *Sulphur* und *Lycopodium* zeigen eine ähnliche Reizbarkeit, häufig kombiniert mit Schüchternheit und Zaghaftigkeit. Beide Arzneimittel sind vierwertig in den Rubriken „Angst, Empfindlichkeit, Traurigkeit, Verzweiflung und Zorn". *Sulphur* deckte viele der körperlichen Symptome mit ab. Insbesondere hat es im Gegensatz zu *Lycopodium* das Symptom „Hautjucken ohne Hautausschläge". Matthias' Gemütssymptome waren allerdings für *Lycopodium* typischer.

Thuja

Thuja hat ähnlich wie *Lycopodium* die Neigung zum Jähzorn, die Konzentrationsschwierigkeiten, Ruhelosigkeit und Ängstlichkeit, die Vergesslichkeit und insbesondere ähnliche Schwierigkeiten beim Schreiben oder Sprechen. Auch *Thuja* arbeitet viel mit Bluffs und versucht, einen guten Eindruck zu erwecken und hat ein mangelhaftes Selbstbewusstsein. Bei *Thuja*-Kindern habe ich allerdings selten die oft beschriebene Grundangst der Erwachsenen beobachten können: „Man kann mich ja nicht mögen, wenn man wüsste wie ich wirklich bin". Bei ihnen überwog mehr die Ruhelosigkeit.

Anacardium

(☞ 3.7.3, S. 238) *Anacardium* leidet auch an einem Mangel an Selbstbewusstsein, das durch überschießendes Showgehabe kompensiert werden muss. Die Verhaltenssymptomatik ist allerdings viel ausgeprägter als bei *Lycopodium*.

Carcinosinum

(☞ 3.6.4, S. 223) Für *Carcinosinum* typisch ist das angepasste Verhalten, *Carcinosinum* „wehrt sich nicht". Der angepasste *Carcinosinum*-Typ zeigt allerdings auch wenig Aggression im häuslichen Bereich.

Calcium carbonicum

Calcium carbonicum hat neben der körperlichen Symptomatik – Hautphänomene, Magen-Darm-Beschwerden – eine ähnlich ausgeprägte Ängstlichkeit. Allerdings war auch für *Calcium carbonicum* Matthias' Verhalten im häuslichen Bereich nicht typisch.

Natrium muriaticum

An *Natrium muriaticum* war zu denken, weil viele Beschwerden infolge von Kränkung und Demütigung entstanden waren. Die Gedanken daran kreisten ständig in Matthias' Kopf. Ebenso kann Kummer, der durch die belastete Ehe der Eltern hervorgerufen wird, durch *Natrium muriaticum* vermindert werden. Unter *Natrium muriaticum* kann es zu Wutanfällen kommen, die sich allerdings eher im schulischen Bereich gezeigt hätten.

3.6.3 Wichtige Mittel bei Aufmerksamkeitsdefizit und Entwicklungsverzögerung

Ambra grisea

(☞ auch S. 189) **Schüchterne Kinder**, die sich wenig trauen, unter Gedächtnis- und Konzentrationsstörungen leiden und deutliche **Ängste in der Öffentlichkeit** haben (bei Erwachsenen: kann nicht urinieren in der Anwesenheit anderer). Vergessen gerade Gelesenes. Die Kinder plappern darauf los, um ihre Unsicherheit zu überspielen, antworten, ohne gefragt zu werden, sind innerlich unsicher und sentimental (weinen bei Musik).

Barium carbonicum

(☞ auch S. 187) Entspricht vom Arzneimittelbild her dem Down-Syndrom (ähnlich *Helium*). **Langsame geistige und körperliche Entwicklung** mit spätem Laufen- und Sprechenlernen (*Natrium muriaticum*). Schlechtes Gedächtnis, schlechte Konzentration. Langsame Auffassungsgabe. Alles läuft träge. Die Kinder fühlen sich innerlich sehr unsicher, **verstecken sich,** wenn sie angesprochen oder auch nur angeschaut werden, **beißen in der Nervosität Nägel.** Das Gefühl von sozialer Inkompetenz führt zu andauernden Wünschen nach Bestätigung, was das innere Gefühl der Unsicherheit allerdings nie völlig ausgleichen kann.

Hauptsymptome: **Kleinwuchs**, häufige chronische Mandelentzündungen mit sehr großen Mandeln, überhaupt **Drüsenschwellungen** mit langsamem Rückgang nach einer Infektion. Ähnlich wie bei *Ambra* wirken die Kinder insgesamt entwicklungsverzögert, die Gedächtnis- und Konzentrationsstörungen lassen wie bei *Ambra* an einen alten Menschen mit Abbau der Gehirnleistung denken, wobei es sich hier um eine unzureichende Gehirnentwicklung handelt.

Bufo rana

Ebenfalls ein häufiges Mittel bei **Entwicklungsrückstand** mit manchmal leicht geistiger Behinderung. Die Kinder verstehen schwer und langsam, können sich schlecht ausdrücken und geraten in Ärger und **Zorn, wenn sie nicht verstanden werden.** Wie bei *Hyoscyamus* frühzeitige sexuelle Entwicklung mit ausgeprägter Neigung zur **Masturbation**. Ebenfalls Neigung zu **epileptischen Anfällen** und vielerlei **Hauterkrankungen** wie Ekzeme, Furunkel mit Lymphangitis, vor allem der Arme. Ähnliches Mittel wie *Barium muriaticum* (Neigung zu Epilepsien, verzögerte geistige Entwicklung, starke sexuelle Neigung).

Helleborus

Ebenfalls **langsame Auffassungsgabe**, psychische und körperliche Langsamkeit mit langsamen Antworten, Konzentration kostet sichtlich Kraft (Grimassieren, gerunzelte Stirn). Die Kinder erscheinen leer bei schlechtem Gedächtnis. Da sie es selber bemerken, häufig ein Gefühl von Schuld und **Gewissensbissen**. Der Zustand kann bis zur Apathie und **Gleichgültigkeit** führen, später bis zur Depression. Sie vergessen, was sie eben noch hörten oder jetzt tun wollen und bitten dann um Hilfe.

Ozonum

Unruhige, überempfindliche Kinder mit sehr stark **schwankenden Stimmungen**. Innerlich ein großes Gefühl von **Unsicherheit**, fehlende Stabilität. Empfindlich gegen äußere Eindrücke und Störungen, ausgeprägte Ängste (Dunkelheit, vor der Meinung anderer, vor Bedrohung). Andererseits deutliche **Teilnahmslosigkeit** allen äußeren Eindrücken und Dingen gegenüber, sie wirken kalt und emotionslos. Häufig Züge von Legasthenie: Fehler beim Schreiben, die Kinder benutzen auch falsche Worte und verwechseln Rechts und Links. Ein Gefühl von **Einsamkeit und Aussichtslosigkeit** herrscht vor; die Umwelt und Natur wird als etwas Bedrohliches gesehen.

Phosphorus

(☞ auch S. 198) Ausgeprägtes **Bedürfnis nach Kommunikation**, Austausch, Verlangen nach Gesellschaft bei **Angst vor Alleinsein und Dunkelheit**. Das Gehirn ist allerdings zu langsam, um diese Bedürfnisse zu befriedigen. Allgemeiner Entwicklungsrückstand. Die Kinder sind liebenswürdig, sehr zutraulich und dankbar für jede Art von Zuwendung und Zuneigung. Sie spielen mit jedem, ohne Gefahren erkennen zu können, leiden mit, sind sensibel und offenherzig. Häufig körperliche Krankheiten wie Infekte und vor allem Magen-Darm-Erkrankungen.

Thuja

Misstrauische Kinder mit Entwicklungsrückstand und häufigen Hauterkrankungen. Inadäquate Selbstwahrnehmung. Gefühl der Wertlosigkeit. Lügt, lässt sich nichts anmerken. Die Kinder verbergen ihr Innerstes und bleiben deshalb unter ihren Möglichkeiten. Unspezifische **Verfolgungs- und Bedrohungsängste**. Hauptangst: **die anderen mögen mich nicht, wenn sie mich wirklich kennen würden** (eher bei Jugendlichen und Erwachsenen). Häufig unangenehme Hautsymptome wie Schwitzen, Warzen, ausgeprägte Akne, Magen-Darm-Syndrome mit Fissuren, Blähungen und Durchfällen. Ein Hauptmittel für Anorexie und Bulimie.

3.6.3 Aufmerksamkeitsdefizit und Entwicklungsverzögerung: Arzneimittelbilder/Kasuistiken

Kasuistik 7: Susanne

Anamnese

I Erstvorstellung

Susanne ist elf Jahre alt und in der fünften Klasse auf einer Realschule, als sie mir vorgestellt wird. Ihre schulischen Leistungen sind insgesamt nicht schlecht, nur in Deutsch hat sie Schwierigkeiten beim Nacherzählen.

Susanne ist sehr schüchtern und wirkt ständig verlegen. Ins Sprechzimmer kommt sie nur in Begleitung ihrer Mutter. Sie weigert sich zunächst, Kontakt zu mir aufzunehmen und meine Fragen zu beantworten. Nach einiger Zeit taut sie etwas auf und antwortete über ihre Mutter. Die Antwort lautete meistens „weiß ich nicht".

Sie hat eine Abneigung dagegen, angesehen zu werden. Sie versteckt sich hinter ihren Händen, lugt zwischen den Fingern hervor, zieht sich den Pullover vor das Gesicht, will auf den Schoß der Mutter, was diese jedoch ablehnt.

Bei Zeichentest und Diktat (☞ 2.5 Untersuchungsgang zur Eingangsdiagnostik) legt sie sich auf den Tisch, um ihre Mal- und Schreibwerke zu verdecken. Ihre Aufgaben erledigt sie jedoch konzentriert. Wird sie zu einer mündlichen Äußerung genötigt, wird sie unruhig, zappelig und windet sich.

Als sie sich den Film über die Hexe Zilly anschauen soll (☞ 2.5 Untersuchungsgang zur Eingangsdiagnostik), zögert sie lange, bis sie mit mir Platz tauscht, um auf den Computer schauen zu können. Sie setzt sich auf den äußersten Stuhlrand, schaut immer wieder zu uns Erwachsenen herüber und lacht verschämt, wenn sie merkt, dass sie beobachtet wird. Erst nach einer Weile vertieft sie sich in die Handlung des Films. Das Nacherzählen ist mühselig und gelingt nur mit Unterstützung und weiterführenden Fragen. Da nicht klar ist, ob die Schwierigkeiten beim Nacherzählen mit ihrer Sprechhemmung oder mit mangelnder Auffassungsgabe zusammenhängen, lasse ich sie in Ruhe einen Abschnitt aus einem Buch lesen, den sie dann schriftlich nacherzählen soll. Auch hier zeigen sich massive Schwierigkeiten bei der Wiedergabe des Inhalts.

Die Auswertung der Fragebögen von Eltern und Lehrer ergibt eine mäßige Störung der Aufmerksamkeit, eine durch Schüchternheit bedingte Störung im Sozialverhalten und eine ausgeprägte Ängstlichkeit, vor allem in Prüfungen oder beim Auftreten in der Öffentlichkeit.

Bereits zehn Monate davor war von einem Kinder- und Jugendpsychiater mithilfe von speziellen Fragebögen die Diagnose ADHS im Sinne einer Aufmerksamkeitsstörung gestellt worden.

Gespräch mit der Mutter

Die Mutter berichtet, dass sie der Diagnose ADHS nur begrenzt zustimme. Dennoch habe Susanne massive Probleme und benötige hierfür Hilfe. „Susanne hat extreme Kontaktschwierigkeiten vor allem mit Erwachsenen. Mit Gleichaltrigen gibt es weniger Probleme, sie hat sogar einige Freundinnen. Wird sie von Erwachsenen angesprochen, hat sie ein Black-out bis hin zur völligen Blockade.

Wenn sie alleine vor sich hinarbeiten kann, erledigt sie alles mit guter Konzentration. Bei Klassenarbeiten ist sie sehr aufgeregt und lässt sich leicht ablenken.

Andererseits ist sie Ministrantin und hat in der gut gefüllten Kirche sogar schon etwas vorgelesen.

Insgesamt ist sie sehr langsam, hat keinen Ehrgeiz und scheut jede Mühe.

Das Verhältnis zu ihrer jüngeren Schwester ist nicht einfach. Wenn sie merkt, dass die Jüngere etwas besser macht, kann sie sehr temperamentvoll und hitzig werden. Haben die beiden Streit, schlägt Susanne um sich. Im Umgang mit Mutter und Schwester zeigt Susanne hysterische Züge. Ebenfalls nur in vertrauter Umgebung neigt sie zu Logorrhö, die mit einem sprunghaften Wechsel der Themen einhergeht.

Die Geburt hat sehr lange gedauert. Susanne ist regelrecht stecken geblieben. Auch die weitere Entwicklung verlief verzögert."

Körperliche Untersuchung

Bis auf einen Strabismus divergens können keine besonderen Auffälligkeiten festgestellt werden.

Verordnung

Barium carbonicum C 200, folgend Q-Potenzen in aufsteigender Folge.

Verlauf

Beim Follow-up ist Susanne etwas aufgetaut. Sie beantwortet mittlerweile meine Fragen direkt, und nicht über die Mutter. Die schulischen Leistungen sind weiterhin gut. Die Probleme beim Nacherzählen bestehen aber weiterhin.

Beim Elternsprechtag haben sich die Fachlehrer zufrieden über Susanne geäußert. Sie beteiligt sich mehr am Unterricht, allerdings immer noch nicht ausreichend. Spricht man sie in der Stunde an, antwort sie und weiß, worum es gerade geht. Nur bei einer Nacherzählung in Deutsch hat sie eine regelrechte Panikattacke bekommen.

3.6.3 Aufmerksamkeitsdefizit und Entwicklungsverzögerung: Arzneimittelbilder/Kasuistiken

Ich lasse Susanne noch einmal einige Buchabschnitte, die ich ihr entweder vorlese oder die sie selber laut und leise gelesen hat, sowohl schriftlich als auch mündlich nacherzählen, um abzuklären ob eine Störung der Auffassungsgabe vorliegt. Das Testergebnis ist jedes Mal das gleiche: Es ist ihr einfach nicht möglich, die Zusammenhänge darzustellen.

Verordnung: Das Phänomen „Vergisst gerade Gelesenes" und Susannes Schüchternheit führen zu *Ambra* C 200 als Ergänzungsmittel.

Sechs Wochen später

Susanne hat ihre Note im Nacherzählen verbessert, allerdings ist dafür eine Mathematikarbeit daneben gegangen. Große Fortschritte hat sie bei der Kontaktfähigkeit gemacht.

Verordnung: Mit der Mutter wird vereinbart, dass Susanne die *Barium-carbonicum*-Tropfen aufbraucht und dann mit *Ambra* Q 3 fortfährt.

Zwei Monate später: Die schulische Situation hat sich im Leistungsbereich gut konsolidiert, die soziale Integration ist sehr viel besser. Susanne hat ihre Scheu vor den Lehrern abgelegt.

Drei Monate später: Die Zeugnisnoten für die fünfte Klasse sind überdurchschnittlich. Die Sommerferien verbringt sie in einem Zeltlager. Sie hat zwar Heimweh, kann sich aber insgesamt gut in die Gemeinschaft integrieren. Auch mit den erwachsenen Leitern hat sie keine Probleme. Bei erneut durchgeführten Tests zu Texterfassung und Transferleistung waren keine Auffälligkeiten mehr zu verzeichnen.

Ein halbes Jahr später bei einer Nachuntersuchung zeigt Susanne keine Auffälligkeiten in ihrem Verhalten.

Essenz Kasuistik 7 (Susanne)

Ausgangssituation

Die elfjährige Susanne ist eine gute Schülerin. Probleme hat sie bei der Textwiedergabe; generelle Sprechhemmung. Der Kinder- und Jugendpsychiater hatte eine Aufmerksamkeitsstörung festgestellt. Sie ist ein schüchternes, zaghaftes Mädchen, das in vielen Situationen noch kein altersgerechtes Verhalten aufweist.

Bisherige Entwicklung

Protrahierte Geburt; Entwicklungsverzögerung.

Aussehen und Kontakt

Extreme Kontaktschwierigkeiten Fremden und insbesondere Erwachsenen gegenüber; Abneigung, angesehen zu werden. →

| **Körperliche Symptome**

Strabismus divergens.

| **Gemütssymptome**

Langsames Begriffsvermögen; Gedächtnisschwäche. Schüchtern und verlegen den Mitmenschen gegenüber; große Ängstlichkeit bei Auftritten vor Publikum; Angst zu versagen, vor allem bei Prüfungen. Vom Temperament her langsam und wenig ehrgeizig. Eifersucht auf die jüngere Schwester, dabei hitzig im Streit mit hysterischen Zügen.

| **Verordnung**

Barium carbonicum C 200, folgend Q-Potenzen. *Ambra* C 200 als Ergänzungsmittel. *Ambra* Q 3.

| **Beobachtungszeitraum**

Zwei Jahre.

Fallanalyse

Auffällig war die umschriebene Störung im kognitiven Bereich. Es erwies sich als sehr hilfreich, hier die genau beschreibenden Rubriken (☞ Tab. 3-8) zu Rate zu ziehen, obwohl es „pathognomonische" Symptome sind (☞ 3.2.1 Bewertung der Symptome).
Die Analyse der angeführten Symptome ergab zunächst *Barium carbonicum*. Die Bemerkung der Mutter, Susanne sei **bei der Geburt „stecken geblieben"** und ihre weitere Entwicklung sei ebenso verlaufen, war der „Schlüsselreiz" bei der Mittelwahl.
Als Ergänzungsmittel ergab sich *Ambra grisea*, das sowohl die **Schüchternheit** abdeckte als auch in der Rubrik „Gedächtnisschwäche für das, was er gelesen hat" vertreten ist.

Fazit

Die Diagnose ADHS erfasst nicht immer die gesamte Problematik. Obwohl bei der Voruntersuchung die Kriterien eines ADHS erfüllt waren, war nach meiner Auffassung die Situation komplexer, weil die emotionalen Beweggründe nicht genügend berücksichtigt sind.
Susanne zeigte zwar ein ADHS-ähnliches Verhalten, aber die auslösenden Gründe waren andere.
Eine Ritalin®-Behandlung ist nach unserer Erfahrung bei einer Problematik wie der vorliegenden kontraindiziert. Bei anderen Kindern, die eine ähnliche Symptomatik aufgewiesen hatten und mit Ritalin® behandelt worden waren, hatten sich die Ängste massiv verstärkt.

3.6.3 Aufmerksamkeitsdefizit und Entwicklungsverzögerung: Arzneimittelbilder/Kasuistiken

Tab. 3-8: Ergebnis RADAR-Analyse Kasuistik 7

#	Symptom		
1.	Gemüt – Furcht – Versagen, Misserfolg, vor dem	2	15
2.	Gemüt – Schüchternheit, Zaghaftigkeit	3	123
3.	Gemüt – Beschwerden durch – Erwartungsspannung	1a	73
4.	Gemüt – Beschwerden durch – Verlegenheit	1b	13
5.	Gemüt – angesehen zu werden, erträgt es nicht	1c	24
6.	Gemüt – verstecken – sich	1c	18
7.	Gemüt – angesehen zu werden, erträgt es nicht – blickt nach unten, wenn er angesehen wird	1	1
8.	Auge – Strabismus, Schielen – divergens	1	22
9.	Gemüt – Lesen – versteht das Gelesene nicht	4	3
10.	Gemüt – Fehler, macht – Lesen, beim	1	14
11.	Gemüt – Gedächtnis – Gedächtnisschwäche – gelesen hat, für das, was er	1	42
12.	Gemüt – Gedächtnis – Gedächtnisschwäche – gelesen hat, für das, was er – eben gelesen hat	1	4
13.	Gemüt – Langsamkeit	3	76

	1 sulph	2 bar-c	3 phos	4 lyc	5 ambr	6 nat-m	7 puls	8 calc	9 chin	10 gels	11 sil	12 bry	13 plb	14 ign	15 sep	16 con	17 graph	18 hyos
	38	35	35	33	31	31	31	29	29	29	27	26	26	25	25	24	24	24
1.	x	–	x	x	–	x	–	–	x	x	x	–	–	–	–	–	–	–
2.	x	x	x	x	x	x	x	x	x	x	x	x	x	x	x	x	x	x
3.	x	x	x	–	x	x	x	x	x	x	x	x	x	–	x	–	x	x
4.	x	x	–	–	x	–	–	–	x	–	–	–	–	x	x	–	–	–
5.	x	–	–	x	x	x	x	x	x	–	x	–	–	–	–	–	–	–
6.	–	–	–	–	–	x	–	–	–	–	–	–	–	x	–	–	–	–
7.	–	–	–	–	–	–	–	–	–	–	–	–	–	–	–	–	–	–
8.	x	–	x	–	–	x	–	–	–	–	–	–	–	–	–	x	x	x
9.	–	–	–	–	x	–	–	–	–	–	–	–	–	–	–	–	–	–
10.	–	x	–	–	–	–	x	–	–	–	–	x	–	–	–	–	–	x
11.	–	–	x	x	x	x	–	–	–	–	–	–	–	–	–	–	–	x
12.	–	–	–	–	–	–	–	–	–	–	–	–	–	–	–	–	–	–
13.	x	x	x	x	x	x	x	x	x	x	–	x	x	x	x	x	x	x

Arzneimittelbilder

Barium carbonicum

Barium carbonicum ist geprägt durch eine **partielle Unreife**. Es ist so, als ob eine Koordinationsstörung der Reifungsprozesse zu umschriebenen Entwicklungsverzögerungen führen würde.

Barium carbonicum zeichnet sich aus durch eine **Störung der Wahrnehmungsfähigkeit**. Informationen werden zwar aufgenommen, die Weiterleitung, Vernetzung und Verarbeitung sind jedoch gestört. Der Patient bemüht sich, die Informationen nacheinander abzuarbeiten, was ihn schnell überfordert. Aus der **Reiz-"Überflutung"** ergibt sich eine Aufmerksamkeitsstörung, die zur **Blockade** führt – besonders dann, wenn er unerwartet von einem Fremden oder einer Autorität (Lehrer) angesprochen wird. Es kommt zu einem Informationsstau, in dem alles stecken bleibt. Verstärkend kommt eine extreme **Schüchternheit** hinzu.

Barium carbonicum ist geprägt durch eine scheue **Ängstlichkeit** mit der ausgesprochenen **Abneigung dagegen, angesehen oder angesprochen zu werden.** Es entwickelt dann ein kindisches Verhalten oder blickt den Fragesteller in blockierten Situationen stumm mit offenem Mund an.

Aufgrund seiner Entwicklungsstörung ist der Kontakt zu anderen schwer. Es kommt zu **inadäquaten Reaktionen.** *Barium carbonicum* hat eine Abneigung dagegen zu antworten. Im Falle eines Black-outs ist ihm das Antworten unmöglich.

Barium carbonicum entwickelt eine **Abneigung dagegen zu sprechen,** vor allem in exponierten Situationen und wenn eine freie Antwort gefordert wird, es sei denn, der Patient konnte sich durch Auswendiglernen vorbereiten.

Das Lernen fällt ihm trotz fleißigen Auswendiglernens schwer. Das **Verständnis für die Zusammenhänge fehlt ihm oder ist gestört**; alles bleibt ihm ein Rätsel. Sicher fühlt er sich bei gründlich erlernten Tätigkeiten, weshalb er gerne Routineaufgaben ausführt.

Sein Gedächtnis ist allerdings nicht sehr gut. Häufig vergisst er Gelerntes, oder kann Gelesenes nicht reproduzieren, wie in unserem Fall dargestellt.

In der Literatur wird ausführlich über die **Unentschlossenheit** von *Barium carbonicum* berichtet („weiß nicht").

Es sei noch einmal darauf hingewiesen, dass die Entwicklungsverzögerung nicht alle Bereiche betrifft. So war Susanne eigentlich eine gute Schülerin, hatte es auf die Realschule geschafft, wo sie insgesamt gut mitkam. In Mathematik waren ihre Leistungen zum Teil sogar sehr gut.

Barium-carbonicum-Patienten werden leicht unterschätzt. Ihre ungewöhnliche Strategie bei der Informationsverarbeitung lässt sie manchmal Fragen stellen, die auf den ersten Blick „dumm" erscheinen, den betreffenden Sachverhalt jedoch aus einer anderen Perspektive angehen und so andere Lösungen ermöglichen. Auch wenn ihre Entwicklung unkoordiniert ist, sind sie in Teilbereichen sehr intelligent.

Eine eindrucksvolle Beschreibung von *Barium carbonicum* ist „Die Entdeckung der Langsamkeit" von Sten Nadolny.

3.6.3 Aufmerksamkeitsdefizit und Entwicklungsverzögerung: Arzneimittelbilder/Kasuistiken

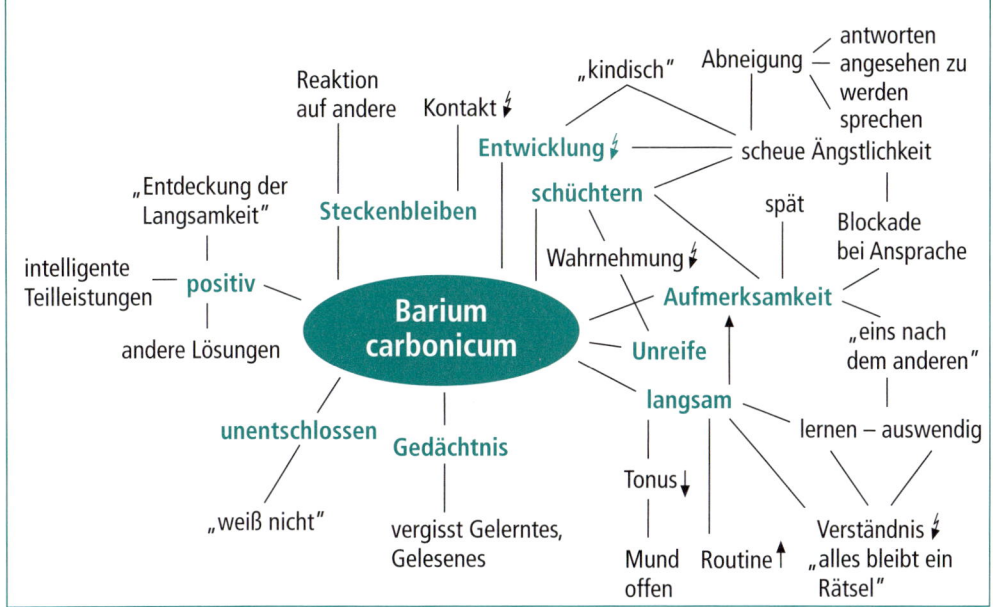

Abb. 3-14: *Barium carbonicum* bei ADHS

| Ambra grisea

Ambra grisea hat eine große Ähnlichkeit mit *Barium carbonicum* und hat sich dazu als Folge- oder Komplementärmittel bewährt.

Vithoulkas nennt als Hauptmerkmal von *Ambra* eine **ungeheure Hemmung** in vielen Lebensbereichen, z.B. Hemmung im Verständnis, die sich in Teilbereichen wie Mathematik oder Lesen manifestieren kann; **Unfähigkeit, Zusammenhänge herzustellen**[29]. *Ambra* ist in den Rubriken „Lesen – versteht das Gelesene nicht" oder „Gedächtnisschwäche, für das, was er gelesen hat" zu finden. Es leidet unter seinen Hemmungen und zieht sich deshalb in vertraute Bereiche zurück.

Ambra ist emotional bestimmt und gefühlsbetont. Ähnlich wie *Barium carbonicum* ist es sehr schüchtern, was zu ausgeprägten **Sprechhemmungen** führt, besonders in Gesellschaft. Auftritte in Gesellschaft oder Öffentlichkeit sind ihm unangenehm; es hat **Versagensängste** (Prüfungen).

Ambra ist leicht erregbar und schon aufgrund von Kleinigkeiten deprimiert. Seine **Emotionalität** und **Empfindlichkeit** zeigen sich auch in seinen Reaktionen auf **Musik**, die entweder als ergreifend oder als unerträglich empfunden wird. Die Empfindlichkeit verstärkt seinen **Mangel an Selbstvertrauen** und fördert einen in der Literatur beschriebenen Zug: die **Hysterie**.

---

[29] Vgl. Vithoulkas G: Materia Medica Viva, Bd. I.

3 Homöopathische Behandlung

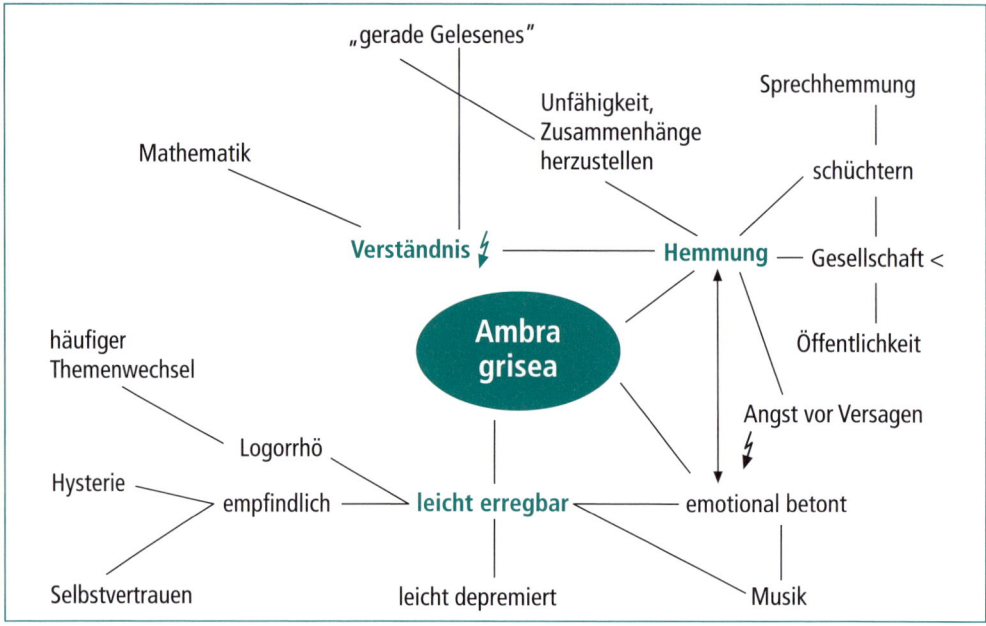

Abb. 3-15: *Ambra grisea* bei ADHS

Arzneimitteldifferenzierung

| Silicea

Zeichnet sich durch ein ähnlich schüchternes Verhalten aus und hat ebenfalls Prüfungsängste und Furcht vor dem Versagen. Hat Schwierigkeiten beim Lesen und Leseverständnis.

Seine Abneigung dagegen, angesehen zu werden, äußert sich darin, dass es sich hinter seinen Händen oder hinter seiner Mutter versteckt.

Ein so ausgeprägtes Verhalten wie das von Susanne ist in der Regel bei jüngeren *Silicea*-Kindern zu beobachten.

| Phosphorus

(☞ S. 198) Ist häufig sehr langsam, kann schüchtern sein und ähnliche Ängste wie *Ambra* und *Barium carbonicum* entwickeln. Auch Susannes Strabismus divergens sprach für *Phosphorus*. Die umschriebene Teilleistungsstörung ist für *Phosphorus* weniger kennzeichnend.

| Calcium carbonicum

Ist schüchtern, ängstlich, langsam, macht auch Fehler beim Lesen, die jedoch meist weniger das Leseverständnis, sondern die Lesetechnik betreffen.

3.6.3 Aufmerksamkeitsdefizit und Entwicklungsverzögerung: Arzneimittelbilder/Kasuistiken

I Opium

(☞ 3.6.3, S. 206) Kam wegen der Geburtskomplikation als Zwischenmittel in Betracht. Der Erfolg von *Ambra* als Ergänzungsmittel machte eine Opium-Gabe unnötig.

I Helleborus

Hat eine ähnliche Aufmerksamkeitsstörung wie *Barium carbonicum*, seine Problematik zieht sich jedoch durch alle Bereiche durch.

Kasuistik 8: Hugo

Anamnese

I Erstvorstellung

Hugo ist beim Erstgespräch neun Jahre alt und geht in die dritte Klasse Grundschule. Er kommt in Begleitung seiner Mutter in die Praxis.

Auf meine Frage, ob seine Mutter mit ins Sprechzimmer kommen soll, schaut er mich ernst an und sagt nach einiger Überlegung: „Das machen wir alleine!"

Hugo sitzt mir ruhig und konzentriert gegenüber. Er hat eine intensive Ausstrahlung und macht einen sehr intelligenten Eindruck. Sein Haar ist dunkel mit einer giftgrünen Strähne in der Stirn. Ich nehme seine Personalien auf. Bei der Spalte „Beruf" bringe ich meinen Standardwitz „und Beruf: Metzger!". Hugo verzieht keine Miene, überlegt lange und sagt: „Nein, ich werde Komiker!" Ich schaue ihn an und merke, dass er es ernst meint.

Auf meine Fragen antwortet er nicht sofort: Er erwidert den Blick und schweigt. Nach einer Weile antwortet Hugo höchst reflektiert, und man merkt, dass er sich die Antwort sehr genau überlegt und deshalb gezögert hat.

In der Schule hat er gute bis sehr gute Noten, ist sozial gut integriert. „Warum bist du denn gekommen?" Wieder überlegt er lange und sagt dann: „Es ist wohl eher geistlich. Ich bin sehr langsam."

I Testung

Die Tests meistert Hugo mit Bravour.

Zeichentest (☞ 2.5 Untersuchungsgang zur Eingangsdiagnostik): Ich bitte ihn, ein Haus, einen Baum und seine Familie zu malen. Er antwortet: „Ich male eigentlich eher Gemälde von Menschen, die negativ dasitzen". Abb. 3-16 zeigt das Ergebnis des Zeichentests. Für sein Alter ist es sehr strukturiert und ausdrucksstark.

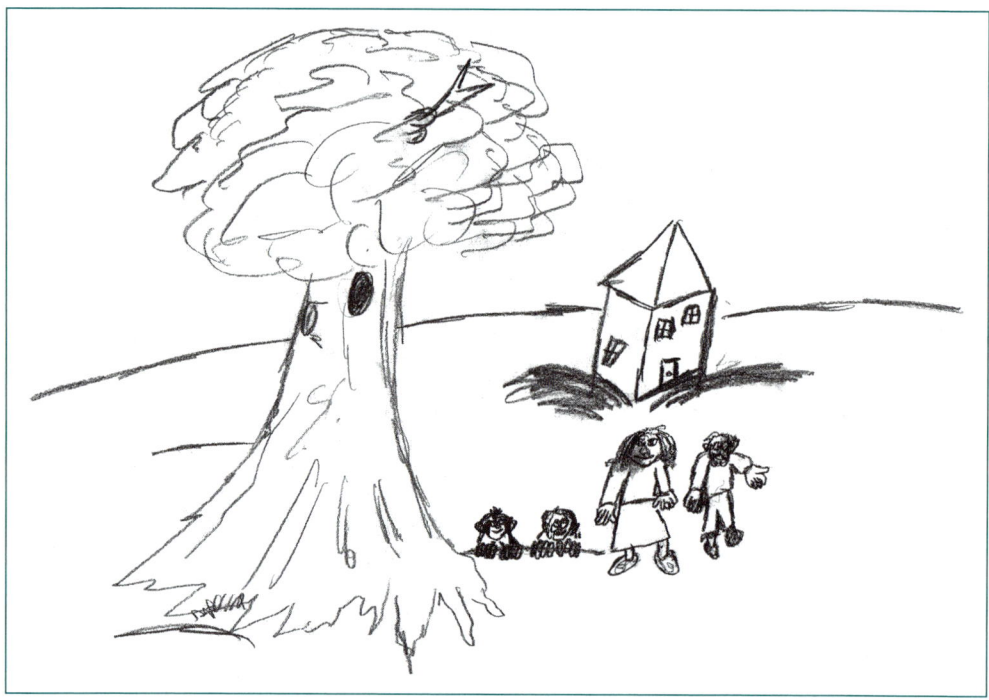

Abb. 3-16: Zeichentest „Baum/Haus/Familie" (Hugo, neun Jahre)

Film-Nacherzählung (☞ 2.5 Untersuchungsgang zur Eingangsdiagnostik): Hugo wirkt bei der Filmvorführung total gelangweilt. Beim Nacherzählen fangen seine Augen an zu strahlen. Er erzählt mit großer Lebendigkeit, detailliert, pointiert, spannungsgeladen und schließt mit den Worten: „Naja, es gibt bessere Geschichten!"

> **Hinweis**
> Hugos Verhalten beim Nacherzählen des Films ist ADHS-untypisch. ADHS-Kindern gelingt es oft nicht, den Spannungsbogen der Geschichte wieder herzustellen. Dafür können sie einzelne Sequenzen oder Szenen des Filmes bis ins kleinste Detail erzählen. Im Grunde genommen sehen sie keinen Film, sondern eine Reihenfolge von Dias, von denen sie sich einige merken können.

Schlafverhalten oder Träume: Hugo schildert seine Symptomatik so: „Ich bin häufig sehr müde, kann aber nicht einschlafen. Wenn ich träume, sind es meistens negative Träume. Ein Beispiel: Ich bin mit meinem Vater im Kaufhaus. Ich schaue nach Bonbons. Als ich zurückkomme, ist er nicht an der verabredeten Stelle. Ich sehe ihn gerade noch wegfahren. Ich halte mich an einem anderen Auto fest und fahre ihm hinterher. Wir folgen Vaters Auto bis zur Autobahn. Auf der Autobahn fahren wir immer schneller. In einer Kurve fallen wir in eine Schlucht. Dann bin ich aufgewacht." Hugos Fazit: „Das ist ein häufiges Thema in meinen Träumen. Ich kann mich nicht auf Menschen verlassen, denen ich vertraue."

Gespräch mit der Mutter

Die Mutter berichtet, dass ein Kinder- und Jugendpsychiater die Verdachtsdiagnose ADHS gestellt hatte, begleitend mit Rückzug und leicht depressiver Symptomatik. Wegen der zunehmenden Probleme der Verschlossenheit, der Abkapselungstendenz und der sich abzeichnenden schulischen Überforderung wurden psychotherapeutische Maßnahmen und eine Ritalin®-Behandlung vorgeschlagen.

Lehrerbefragung

Die Problematik zeigt sich deutlich im Konzentrations- und daraus folgend im Leistungsbereich. Typisch für ihn sind sehr stark abfallende Leistungen, sobald er unter Zeitdruck steht. Das Resultat ist die für ADHS nicht seltene Situation, dass die Störungszeichen erst in einer Gruppensituation und unter Druck zum Tragen kommen. Insgesamt kann Hugo diese Beeinträchtigung bislang durch seine hohe Intelligenz ausgleichen.

Verordnung

Phosphorus C 200, folgend LM III.

Verlauf

Sechs Wochen später

Die homöopathische Therapie beginnt sehr viel versprechend. Beim Wiedervorstellungstermin berichtet Hugo, dass er sich nach der Tropfeneinnahme sehr viel besser konzentrieren konnte. Seine Mutter berichtet, dass sein Lebensmut und seine Selbstsicherheit deutlich gesteigert waren. Auch in der Schule sei er weniger in einer Außenseitersituation. Nachdem die Tropfen aufgebraucht waren, hat sich die Symptomatik wieder eingestellt.
Verordnung: Die Behandlung mit *Phosphorus* wurde in der LM IV fortgesetzt.

Weitere sechs Wochen später

Hugo hatte er einen starken Heuschnupfen. Er berichtet, dass er diesmal von den Tropfen nicht sehr viel gemerkt hätte. Die Mathematikarbeit war nicht so gut, weil er nicht in der vorgegebenen Zeit fertig geworden sei. Er rechnet richtig, braucht aber einfach zu lange. Zudem lässt er sich schon durch Kleinigkeiten ablenken.

Er hat wieder schlimme Träume mit der beherrschenden Angst, dass Vertrauen gebrochen wird. Zum Beispiel möchte er im Traum einen Freund vor einem Monster retten. Der will aber gar nicht gerettet werden, sondern selber Monster werden. Er verwandelt sich und greift ihn dann an.

Verordnung: Nach gründlicher Erwägung eines Mittelwechsels, erhält Hugo weiterhin *Phosphorus* in der LM V und potenziertes Eigenblut gegen den Heuschnupfen.

I Weitere sechs Wochen später

Die höhere Potenz hat gewirkt, brachte aber zunächst eine Reaktion mit Verschlimmerung der Symptomatik, die ausgerechnet in eine Zeit fiel, in der mehrere Klassenarbeiten geschrieben wurden. Besonders in Mathematik besteht weiterhin das Problem, dass Hugo methodisch richtig, aber zu langsam rechnet.

I Zwei Monate später

Hugo hat die *Phosphorus*-Tropfen aufgebraucht und nimmt seit einigen Tagen nichts mehr ein. Er ist wieder viel kribbeliger und öfter wie weggetreten. Mittlerweile ist Hugo in der vierten Klasse. Das Tempo in der Schule hat angezogen. Die Schulempfehlung steht unmittelbar bevor. Seine Kompensationsmöglichkeiten werden geringer und die Noten drohen abzusacken.

Die Mutter erzählt von einem Gespräch mit der Lehrerin, die sich sehr viel Mühe mit Hugo macht. Die Lehrerin hat Hugo bei einer Mathematik-Arbeit genau beobachtet, wie er mit dem Stift über dem Papier zittert und kaum in der Lage ist, etwas hinzuschreiben. Die Problematik ist die alte. Er kann es, ist aber nicht schnell genug.

Wir sind mit der Behandlung bei dem Punkt angelangt, dass wir eine gewisse Verbesserung erreicht haben, diese aber für die steigenden Anforderungen nicht ausreicht. Wie kann Hugo weitergeholfen werden? Wir entschließen uns zu einem Versuch mit Ritalin®. Ein Nervenarzt wird hinzugezogen, um mittels EEG eine verdeckte Epilepsie auszuschließen, die durch die Einnahme von Ritalin® verschlimmert werden kann. Dieser schließt sowohl eine Epilepsie als auch ein ADHS aus und empfiehlt, von einer Ritalin®-Behandlung abzusehen. Wegen der anstehenden Schulempfehlung wird ein Versuch mit Ritalin® gemacht: Hugo bekommt eine bestimmte Menge an Aufgaben, die er zunächst ohne Medikation in einer vorgegebenen Zeit erledigen soll. Sodann wird die Aufgabenstellung unter einmalig 5 mg Ritalin® wiederholt. Sowohl in Mathematik als auch in Deutsch lässt sich eine deutliche Leistungssteigerung um ca. 20 % feststellen. Allerdings um den Preis erheblicher Nebenwirkungen. Hugo kann sich zwar besser konzentrieren, es geht ihm aber sehr schlecht dabei: „Ich fühle mich sehr nervös und unruhig. Alles ist so laut." Angesichts der Nervosität und der gewachsenen Geräuschempfindlichkeit stellte sich die Frage, was passiert, wenn der Geräuschpegel in der Klasse steigt, z. B. weil einige schon fertig sind? Wird die Ablenkbarkeit dann nicht noch gesteigert? Die Mutter lehnt angesichts der Nebenwirkungen einen weiteren Ritalin®-Versuch ab.

Epilog

Hugo hat es ohne Ritalin® auf das Gymnasium geschafft. Sporadisch erhält er hin und wieder eine Gabe *Phosphorus*. Der Heuschnupfen hat sich unter *Phosphorus* deutlich gebessert. Er zeichnet weiter mit Begeisterung (☞ Abb. 3-17) und kommt gut in der Schule mit.

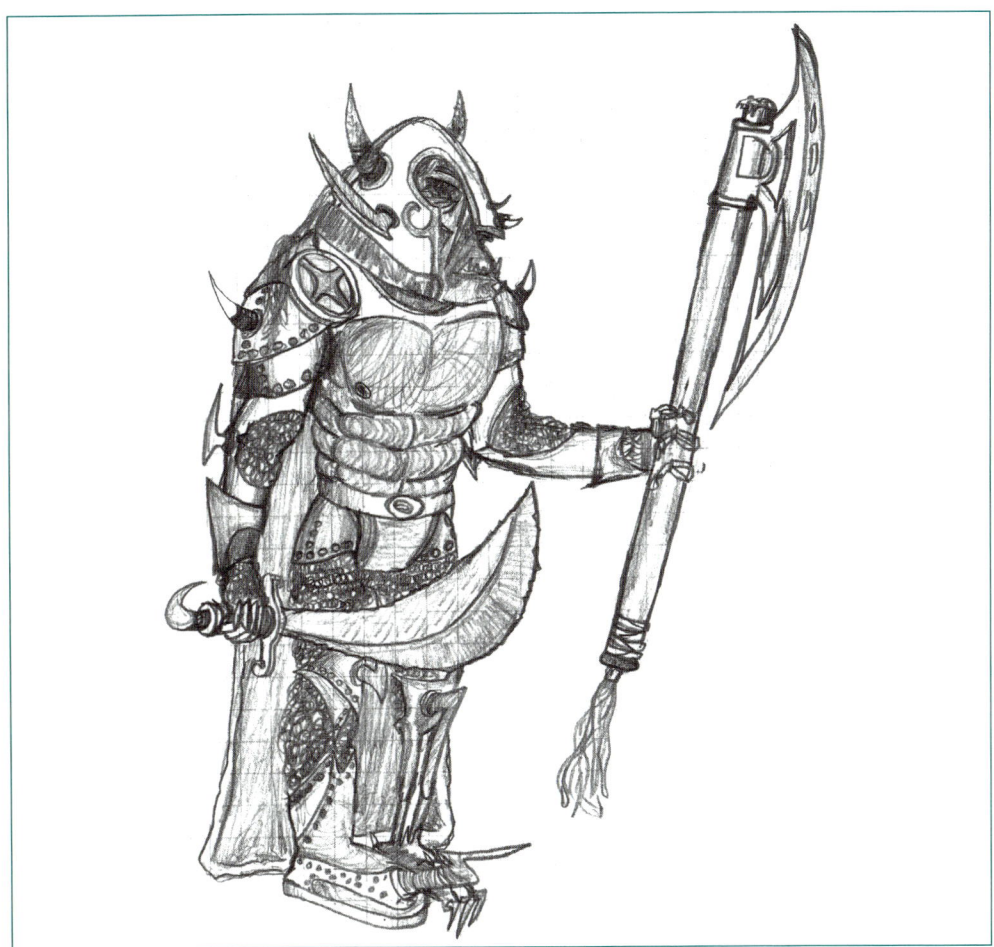

Abb. 3-17: Zeichnung des zwölfjährigen Thorsten. *Phosphorus*.

Essenz Kasuistik 8 (Hugo)

Ausgangssituation

Hugo, neun Jahre alt, hat in der Schule Konzentrationsschwierigkeiten und gerät in Prüfungssituationen leicht unter Druck. Die Empfehlung für das Gymnasium ist gefährdet.
Eine Untersuchung durch einen Kinder- und Jugendpsychiater ergab den Verdacht auf ADHS; Erwägung einer Ritalin®-Behandlung und Psychotherapie.

Aussehen und Kontakt

Dunkler Typ; intensive Ausstrahlung.

Körperliche Symptome

Heuschnupfen, Kopfschweiß.

Gemütssymptome

Intelligent, kreativ, sozial-kompetent. Langsames Denken; denkt lange nach, bevor er Fragen beantwortet. Konzentrationsschwierigkeiten mit stark abfallenden Leistungen unter Zeitdruck.
Neigung zu Depressionen; kapselt sich ab. Einschlafschwierigkeiten, Albträume. Angst bei Gewitter, Angst vor Tod und Krieg.
Verlangen nach Eiscreme,
Modalitäten
Verschlimmerung des Aufmerksamkeitsmangels durch Zucker

Verordnung

Phosphorus C 200, folgend LM III – V, gelegentlich Einzelgaben *Phosphorus* M. Potenziertes Eigenblut.

Beobachtungszeitraum

Vier Jahre.

Fallanalyse

Wegweisend war vor allem Hugos langsame Reaktion, seine Eigenart, **lange nachzudenken, bevor er antwortete**. Unter der Rubrik „Gemüt – antworten, denkt lange nach" sind 14 Arzneimittel aufgeführt, *Phosphorus* mit einem Künzli-Punkt (Synthesis).

3.6.3 Aufmerksamkeitsdefizit und Entwicklungsverzögerung: Arzneimittelbilder/Kasuistiken

Weitere auffällige Symptome waren das **Verlangen nach Eiscreme**, die **Verschlimmerung** des Aufmerksamkeitsmangels **durch Zucker**, die **Schwierigkeiten beim Einschlafen** sowie der **Heuschnupfen**.

Tab. 3-9: Ergebnis RADAR-Analyse Kasuistik 8

1.	Gemüt – antworten – langsam	2b	40
2.	Gemüt – Langsamkeit	1	98
3.	Gemüt – antworten – denkt lange nach	2b	14
4.	Träume – verraten worden zu sein	1	5
5.	Kopf – Schweiß der Kopfhaut – Schlaf – im	1	15
6.	Allgemeines – Speisen und Getränke – Eiscreme – Verlangen	1	38
7.	Allgemeines – Speisen und Getränke – Zucker – agg.	1c	11
8.	Allgemeines – Speisen und Getränke Allgemeines – Speisen und Getränke Süßigkeiten – agg.	1c	62
9.	Schlaf – Einschlafen – spät	1	180
10.	Gemüt – Pessimist	1	28
11.	Nase – Heuschnupfen	1	112

	1 phos	2 sulph	3 merc	4 ars	5 calc	6 lyc	7 sep	8 carb-v	9 puls	10 thuj	11 gels	12 con	13 ph-ac	14 bar-c	15 cocc	16 rhus-t	17 sil	18 anac
	24	23	22	21	21	19	19	18	17	17	16	15	15	14	14	14	14	13
1.	x	x	x	x	–	x	x	x	x	x	x	x	x	x	x	x	–	x
2.	x	x	x	x	x	x	x	x	x	x	x	x	x	x	x	x	–	x
3.	x	–	x	–	–	–	–	–	–	–	–	–	x	x	x	–	x
4.	–	–	–	–	–	–	–	–	–	–	–	–	–	–	–	–	x	–
5.	–	x	–	x	x	x	–	–	x	–	–	–	–	–	–	–	x	–
6.	x	x	–	x	x	–	–	x	–	–	–	–	–	–	–	–	x	–
7.	–	x	x	–	x	–	–	–	–	–	–	–	–	–	–	–	x	–
8.	x	x	x	x	x	x	–	x	–	x	–	–	–	–	–	–	–	–
9.	x	x	x	x	x	x	x	x	x	x	x	x	x	x	x	x	x	x
10.	–	–	–	x	–	x	–	x	–	–	–	–	–	–	–	–	–	–
11.	x	x	x	x	x	x	x	x	x	–	x	x	–	–	–	x	x	x

Fazit

Die Geschichte von Hugo macht die Schwierigkeiten bei der Diagnosestellung und bei der Entscheidung für eine Behandlungsstrategie deutlich:

1. **Diagnose:** Legt man die derzeitigen Entscheidungskriterien zu Grunde (☞ 1.1.3 Diagnosekriterien), hat Hugo ADHS. Dennoch drängt sich die Frage auf, ob Hugos durch seine Langsamkeit bedingte Schwierigkeiten tatsächlich in die Kategorie „Krankheit" fallen oder ob seine Bedächtigkeit

nicht vielmehr eine unkonventionelle Einstellung seiner Umwelt gegenüber ist.
2. **Behandlungsstrategie:** Die durch *Phosphorus* erreichte Entwicklung reichte zunächst nicht aus, um schulischen Druck zu kompensieren. Angesichts der drängenden Frage nach der Schulempfehlung konnte ich nicht mit Entschiedenheit von einer Ritalin®-Behandlung abraten. Das Ergebnis des Testdurchlaufs mit Ritalin® war zweischneidig mit einer deutlichen Leistungssteigerung auf der einen und starken subjektiven Nebenwirkungen auf der anderen Seite. Besonders die gesteigerte Nervosität und Geräuschempfindlichkeit gaben den Ausschlag, auf eine Ritalin®-Behandlung zu verzichten.

Diskussion
Die Alternative zur situativen Behandlung wäre eine Dauermedikation mit Ritalin®. Es ist bekannt, dass einige der Nebenwirkungen mit der Dauer der Behandlung abklingen. Aber was ist die Konsequenz? Das Kind nimmt Ritalin®, damit es die Schulempfehlung für das Gymnasium schafft. Und auf dem Gymnasium ist es in der Situation des Skifahrers, der mit einer viel zu guten Gruppe fährt. Er quält sich den Berg herunter, während die anderen schon unten auf ihn warten. Ziemlich außer Puste kommt er dann bei der Gruppe an. Die haben aber schon Pause gemacht, also geht es sofort weiter. Das betroffene Kind schnauft weiter hinterher. Um besser „Skifahren" zu können, nimmt es Ritalin®. Und wie lange?

Arzneimittelbild Phosphorus

Das Leit-Gemütssymptom von *Phosphorus* bei ADHS ist die **Langsamkeit**.

Seideneder
- Langsamkeit, langsamer Ideengang, Gedankenleere
- antwortet langsam
- Langsamkeit der Bewegungen
- langsam beim An- und Ausziehen
- Langsamkeit des Lernens[30]

---

[30] Vgl. Seideneder A: Mitteldetails, Bd. 3, S. 4577.

3.6.3 Aufmerksamkeitsdefizit und Entwicklungsverzögerung: Arzneimittelbilder/Kasuistiken

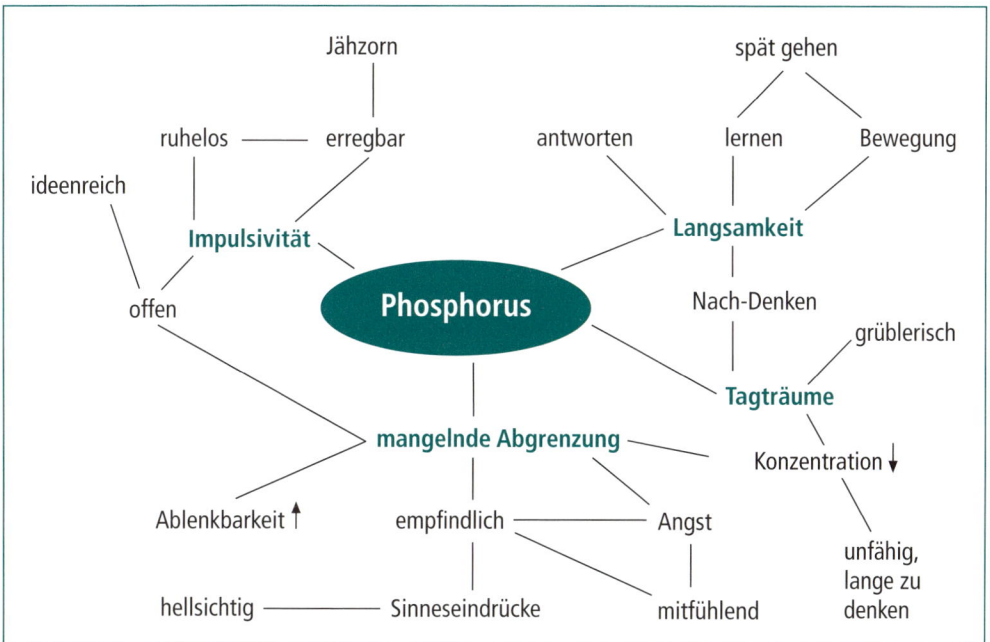

Abb. 3-18: *Phosphorus* bei ADHS

Die Langsamkeit ist meist verbunden mit einer **erhöhten Ablenkbarkeit**. Zugrunde liegen Schreckhaftigkeit und Mitgefühl. Fällt dem Nachbarn der Stift zu Boden, ist das Kind sofort mehr bei diesem Geschehen und in Sorge, ob der Klassenkamerad sein Utensil auch wieder bekommt.

Sie können sich nicht ausreichend abgrenzen, sind sowohl intellektuell als auch emotional und körperlichen **leicht „verwundbar"**. Die Patienten wirken wie „weggetreten, abgehoben, Tag-träumend".

> **Vithoulkas**
> „Wie sich Rauch in der Luft oder die Färbung eines Teebeutels in heißem Wasser ausbreiten, […] so verteilen sich die Energie, die Aufmerksamkeit, das Gefühlsleben […] des Phosphor-Patienten in seiner Umgebung und durchdringen sie."[31]

Nicht selten begegnet man bei *Phosphor*-Patienten einer überschäumenden, sprudelnden **Erregbarkeit** und **Impulsivität**, die sich auch in einer **motorischen Unruhe** äußern kann, die bei Hugo jedoch fehlte.

---
[31] Vithoulkas G: Essenzen homöopathischer Arzneimittel, S. 124.

Die Patienten haben ein ausgeprägtes **Bedürfnis nach Kommunikation**, nach Austausch. Das Gehirn ist allerdings zu langsam, um diesem Wunsch befriedigend nachzukommen. Deshalb besteht oft ein allgemeiner **Entwicklungsrückstand**.

Die Kinder sind **liebenswürdig**, sehr **zutraulich** und dankbar für jede Art von Zuwendung und Zuneigung. Sie spielen mit jedem, ohne mögliche Gefahren zu erkennen. Sie sind mitleidig, sensibel und offenherzig. Ihrem Verlangen nach Gesellschaft kann die **Angst vor Alleinsein und Dunkelheit** zugrunde liegen.

Häufig sind rezidivierende Infekte und **Magen-Darm-Erkrankungen**.

Arzneimitteldifferenzierung

Sulphur

(☞ 3.6.1, S. 147) Für *Sulphur* sprachen die Verschlimmerung der Beschwerden durch Zucker, das späte Einschlafen sowie Grüblerische, das Hugo zu Eigen war. *Sulphur* ist vertreten in den Rubriken: „Antworten – denkt lange nach" und „Nachdenken – überlegen". Auch die Souveränität und Unabhängigkeit im Denken hätten *Sulphur* nahe gelegt, aber die Langsamkeit im Denken ist nicht kennzeichnend für *Sulphur*.

Calcium carbonicum

Für *Calcium carbonicum* sprach die Tatsache, dass Hugo ein konzentrierter, aber langsamer Arbeiter war. Ebenso körperliche Symptome wie der Schweiß der Kopfhaut im Schlaf, das Verlangen nach Eiscreme und die Verschlechterung durch Zucker, das späte Einschlafen. Die Gemütslage bei *Calcium carbonicum* ist eher pessimistisch. Der Körperwuchs, Hugo ist schlank und drahtig, ließen mich aber nicht an dieses Mittel an erster Stelle denken.

Barium carbonicum / Helleborus

Die Langsamkeit und das lange Nachdenken vor der Antwort sprachen sowohl für *Barium carbonicum* als auch für *Helleborus*. *Barium carbonicum* ist aber wesentlich schüchterner. Helleborus hätte sich eher durch allgemeines Unverständnis und Hilflosigkeit ausgezeichnet.

Thuja

Auch *Thuja* grübelt häufig, denkt lange nach, hat eine Verschlimmerung der Beschwerden durch Zucker und schläft spät ein. Es neigt zu einer negativen Lebenseinstellung. Auch der Traum, verfolgt zu werden oder die Idee, verraten zu werden, hätte *Thuja* als Mittelwahl unterstützt. *Thuja*-Kinder sind aber meistens nicht so offen wie Hugo.

3.6.3 Aufmerksamkeitsdefizit und Entwicklungsverzögerung: Arzneimittelbilder/Kasuistiken

Kasuistik 9: Theodor

Anamnese

❙ Vorgeschichte

Theodor kommt mit 15 Jahren zum ersten Mal in die Sprechstunde. Er besucht zu diesem Zeitpunkt die siebte Klasse einer Sonderschule. Die Leistungen in der Schule schwanken. Seine Noten im Deutschunterricht variieren zwischen Drei und Fünf, in Mathematik liegen sie zwischen Drei und Vier.

Seine Eltern haben sich vor drei Jahren getrennt, was für ihn jedoch keinen Leidensdruck bedeutete. Er wohnt mit einer seiner Schwester bei seiner Mutter, sieht den Vater alle ein bis zwei Wochen und besucht ihn einmal im Monat, was Theodor als ausreichend empfindet. Der Vater war wegen einer bipolaren Störung in Behandlung.

Theodor ist ein Spätentwickler. Während seiner Geburt gab es Komplikationen. Es entstand ein Sauerstoffmangel, und Theodor wurde per Kaiserschnitt entbunden. Er zeigte früh Störungen in der Motorik und wurde mit Bobath-Therapie behandelt. Laufen lernte er erst mit eindreiviertel Jahren, Sprechen mit zweieinhalb Jahren, die Sauberkeits-Erziehung war mit fünf Jahren erfolgreich.

Er besuchte einen Kindergarten für Körperbehinderte und zeigte in dieser Zeit ausgeprägte Hyperaktivität. Eine Einschulung in einer Regelschule war nicht möglich. Deshalb besuchte er zunächst eine Schule für Körperbehinderte. Später folgte mit zunehmender Selbstständigkeit ein Schulwechsel zur Förderschule.

Mit sieben Jahren war ein Therapieversuch mit Ritalin® unternommen worden, der keine positiven Effekte zeigte. Theodor wurde im Gegenteil unruhiger.

❙ Gespräch mit der Mutter

Die Mutter schildert folgende Probleme: „Theodor ist nicht bei sich, sondern meistens leicht daneben. Er hat keine Ausdauer und ist schnell ablenkbar. Innerhalb des Klassenverbandes findet er wenig Anerkennung, ist jedoch im privaten Bereich besser integriert.

Die mangelnde Anerkennung kompensiert er, indem er sehr viel Geld ausgibt. Früher hat er auch gestohlen, es nach einer erklärenden Intervention jedoch unterlassen."

Von sich aus ist er nicht zu strukturiertem Handeln in der Lage. Notgedrungen muss die Mutter die Einteilung des Alltages übernehmen. Da Theodor gerade in der Pubertät ist, kommt es zu Hause zu Trotzreaktionen und oppositionellem Verhalten. Vor einigen Jahren ist bei Theodor eine Lese-Rechtschreibschwäche diagnostiziert und behandelt worden.

Bericht der Klassenlehrerin

Theodor versteht und kann vom Stoff her alles, legt jedoch ein unmögliches Sozialverhalten an den Tag. Stets versucht er, bei Aufgaben Sonderkonditionen zu bekommen: „Muss ich das wirklich alles machen, reicht nicht die erste Aufgabe?"

Die Lehrerin ist genervt, ebenso die Mitschüler, die ihn wegen seines kleinkindhaften Verhaltens nicht für voll nehmen.

Er lässt sich den ganzen Vormittag hängen, legt den Kopf oder sogar den ganzen Oberkörper auf den Tisch.

Bei jeder Kleinigkeit regt er sich auf, was die Mitschüler dazu nutzen, ihn weiter zu ärgern, indem sie ihm Stifte, Papier oder Ähnliches wegnehmen. Theodor verpetzt seine Mitschüler bei der Lehrerin, sogar die beiden Jungen, mit denen er privat Kontakt hat. Die Kritik der Lehrerin und ihre Aufforderung, sich nur dann an die Lehrer zu wenden, wenn etwas Ernstes passiert ist, etwa eine Prügelei, nimmt er nicht an.

Theodor ruft alles, was er weiß, sofort in die Klasse und nimmt damit den anderen die Möglichkeit gefragt zu werden.

Theodor ist faul. Von den Aufgaben erledigt er immer nur die leichtesten. Auch Strafarbeiten erledigt er nicht. Er fügt sich nicht in die Klassengemeinschaft ein und verlangt stets eine Extrabehandlung. Bei den Aufgaben, die er erledigt, gibt er sich keine Mühe, nur in Erdkunde, das der Rektor unterrichtet, macht er seine Hausaufgaben in Schönschrift. Darauf angesprochen, hat er der Lehrerin geantwortet: „Bei dem gebe ich mir ja auch Mühe. Der hat mich angemotzt, weil er das Geschmiere überhaupt nicht lesen kann".

Erstgespräch

Als ich Theodor aus dem Wartezimmer abhole, wirkt er zunächst freundlich und kooperativ. Er erzählt freimütig von seinen Schwierigkeiten und Schulproblemen. Im Verlauf der Anamnese wird er jedoch zusehends müder. Er hat Schwierigkeiten, die Fragen nach den genauen Umständen seiner Beschwerden zu beantworten. Er überlegt sehr lange und schweift ab. Immer häufiger kommt die Antwort „weiß ich nicht".

Richtig munter wird er, als wir die Testung beginnen. Interessiert hört er meinen Ausführungen und Erklärungen zu und stürzt sich dann in die Aufgaben. Die Begeisterung lässt jedoch schnell nach. Er hat Schwierigkeiten, die Übersicht zu behalten, besonders, als er aus Buchstabenreihen Serien mit drei aufeinander folgenden Buchstaben identifizieren soll. Man sieht ihm an, wie die Buchstaben vor seinem Auge verschwimmen. Sein Kopf wird immer schwerer, er muss ihn abstützen. Schließlich liegt er mit dem ganzen Oberkörper auf dem Schreibtisch. Trotzdem bemüht er sich weiterhin, die Buchstabenreihen zu identifizieren, bis ihm endgültig die Augen zufallen. Nach fünf Minuten ist er eingeschlafen. Seine Müdigkeit ist ansteckend. Während ich ihn beobachte, fiel es mir immer schwerer, die Augen offen zu halten. Ich fühlte mich benommen, schläfrig und abgrundtief müde.

Beim Satzergänzungstest schreibt Theodor: „Ich bin glücklich. Ich will froh sein. Froh […] macht mich glücklich. Weil […] es mir Spaß macht."

Verordnung

Opium C 200.

Verlauf

Sechs Wochen später

Theodor erscheint in der Sprechstunde deutlich wacher als bei der Erstanamnese. Er berichtet, dass seine Ablenkbarkeit besser geworden sei. Auch seine Mutter bestätigt dies. Sie berichtet, dass er sich jetzt selbstständig mit Zeichnen beschäftigt, dass seine Leistungen in Mathematik besser geworden seien und dass sein Schriftbild deutlicher sei. Aus der Schule gab es ein positives Feedback. Die neue Munterkeit wirkt sich auch anderweitig aus: Theodor hat seine ersten Liebeserlebnisse und, wie die Mutter vermutet, auch erste sexuelle Kontakte.

Beim Zahlenverbindungstest zeigt sich ebenfalls eine deutliche Verbesserung.

Verordnung: *Opium* in der Q-3-Potenz. Sehr positive Arzneimittelreaktionen. Die gute Entwicklung hält auch in der Folge an.

Im Abstand von sechs Wochen erhöhe ich die Arzneimittelgabe bis zur Q 7, danach wird die Medikation probatorisch abgesetzt.

Ein Jahr später

Beim Follow-up erklärt Theodor, dass sich seine Probleme deutlich verringert hätten, was auch von der Mutter bestätigt wird. Es gäbe noch ab und zu Schwierigkeiten in der Schule wegen der Eigenorganisation, dies sei jedoch nicht mehr mit der Ausgangssituation zu vergleichen.

Die Schulleistungen haben sich deutlich verbessert. In Deutsch und Mathematik hat er eine Zwei. Er plant den Hauptschulabschluss und hofft im Anschluss auf eine Lehrstelle als Einzelhandelskaufmann.

Beim Satzergänzungstest schreibt er: „Ich bin schlau. Ich möchte den Hauptschulabschluss schaffen. Ich will einen guten Hauptschulabschluss." Theodor hat einen guten Hauptschulabschluss geschafft.

Essenz Kasuistik 9 (Theodor)

Ausgangssituation
Theodor, 15 Jahre, besucht die siebte Sonderschulklasse und steht kurz vor dem Praktikum. Noten mittelmäßig. Soziale Integrationsschwierigkeiten.

Bisherige Entwicklung
Geburtskomplikationen, Kaiserschnittgeburt. Besuch des Kindergartens für Körperbehinderte. Wegen Hyperaktivität zunächst Einschulung in Schule für Körperbehinderte, später Wechsel auf Sonderschule. Therapieversuch mit Ritalin® im Alter von sieben Jahren.

Familie
Eltern sind seit drei Jahren geschieden. Theodor lebt bei der Mutter, sieht aber den Vater regelmäßig. Der Vater leidet unter einer bipolaren Störung.

Aussehen und Kontakt
Freundlich, offen, kooperativ. Wird im Testverlauf immer schläfriger.

Körperliche und allgemeine Symptome
Früh manifestierte Störung der Motorik, Behandlung mit Bobath-Therapie. Spätentwickler, spätes Laufen- und Sprechenlernen.

Gemütssymptome
Ist nicht bei sich, hat keine Ausdauer, findet keine Strukturen im Denken und Handeln. Lässt sich leicht ablenken. Neigung zu Narkolepsie. Trotzreaktionen und oppositionelles Verhalten. Lese- und Rechtschreibschwäche, unleserliches Schriftbild. Sozial unverträgliches Verhalten, Faulheit, Neigung, Mitschüler zu verpetzen.

Verordnung
Opium C 200, folgend Q 3–7.

Beobachtungszeitraum
Drei Jahre.

Fallanalyse

Leitsymptom war das Einschlafen in einer Testsituation. Bei über 600 Kindern, die wir zu ADHS untersucht haben, war er der einzige, bei dem dies passierte. Zum Phänomen **Einschlafen in unpassenden Situationen** gibt es

3.6.3 Aufmerksamkeitsdefizit und Entwicklungsverzögerung: Arzneimittelbilder/Kasuistiken

Tab. 3-10: Ergebnis RADAR-Analyse Kasuistik 9

#	Rubrik	
1.	Schlaf – Einschlafen – Gesprächs, während eines	1
2.	Schlaf – Einschlafen – Denken, nach	1
3.	Schlaf – Einschlafen – Denken, nach – intensivem, nach	1
4.	Gemüt – Antworten – Stupor kehrt schnell nach dem Antworten wieder	1
5.	Schlaf – Einschlafen – Arbeit, bei der	1
6.	Schlaf – Einschlafen – Gesellschaft, in	1
7.	Schlaf – Einschlafen – leicht, schnell, problemlos	1
8.	Schlaf – Einschlafen – Lesen, beim	1
9.	Schlaf – Einschlafen – Schreiben, beim	1
10.	Schlaf – Einschlafen – Sprechen	1
11.	Schlaf – Einschlafen – Sprechen – mit ihm spricht, während man mit	1
12.	Schlaf – Einschlafen – Zuhören eines Gesprächs, beim	1
13.	Schlaf – Schläfrigkeit – überwältigend	1
14.	Schlaf – Schläfrigkeit – überwältigend – Arbeiten, beim	1
15.	Schlaf – Einschlafen – tagsüber	1
16.	Schlaf – Schläfrigkeit – Erwachen – beim	1
17.	Gemüt – Sprechen – Schlaf, im	1
18.	Gemüt – furchtlos	1
19.	Kopf – Schmerz – Wetter – Wetterwechsel, durch	1
20.	Kopf – Schmerz – Sonne, durch Aufenthalt in der	1
21.	Gemüt – glückseliges Gefühl	1a
22.	Gemüt – froh	1a
23.	Schlaf – Schläfrigkeit – überwältigend – konzentriert, wenn er sich	4

	1 op	2 hyos	3 lach	4 sulph	5 bell	6 caust	7 nux-v	8 ph-ac	9 sil
	29	17	17	17	15	15	15	15	15
1.	–	–	–	–	–	X	–	–	–
2.	–	–	–	–	–	–	–	–	–
3.	–	–	–	–	–	–	–	–	–
4.	X	X	–	X	–	–	X	X	–
5.	–	–	–	X	–	–	–	–	–
6.	–	–	–	–	–	X	–	–	–
7.	–	–	–	–	–	–	–	–	–
8.	–	–	–	–	–	–	–	–	X
9.	–	–	–	–	–	–	–	X	–
10.	–	–	–	–	–	X	–	X	–
11.	–	X	–	–	–	–	–	–	–
12.	–	–	–	–	–	–	–	–	–
13.	X	X	X	X	–	X	X	–	X
14.	–	–	–	X	–	–	–	–	–
15.	–	–	–	–	–	–	–	–	–
16.	–	–	–	–	X	X	–	–	–
17.	X	X	X	X	X	X	X	X	X
18.	X	–	–	–	–	X	–	–	X
19.	–	–	X	–	–	–	–	X	X
20.	–	X	X	X	X	–	X	–	–
21.	X	–	–	–	–	–	–	–	–
22.	X	X	X	X	X	X	X	X	X
23.	X	–	–	–	–	–	–	–	–

eine Reihe von Rubriken (☞ Tab. 3-10). Am treffendsten war die Rubrik: „Schlaf – Schläfrigkeit – überwältigend, wenn er sich konzentriert."
Daneben war der **undifferenziert glückliche Zustand** bemerkenswert, der sich auch im Satzergänzungstest niederschlug. Morrison bezeichnet diesen Zustand als „blissed out", abgehoben im Rausch der Glückseligkeit.

Arzneimittelbild Opium

Opium enthält mehr als 40 Alkaloide, unter anderem Morphin, Codein, Heroin, aber auch Papaverin, Narcotin und Noscapin. Ebenso unterschiedlich wie die Bestandteile von Opium sind auch seine Wirkungen: auf der einen Seite schmerzstillend und einschläfernd, auf der anderen Seite euphorisierend und zu Überreizung führend. Es wirkt sowohl auf das zentrale als auch auf das vegetative Nervensystem.

Auch homöopathisch zubereitetes *Opium* hat ein breites Wirkspektrum. Es ist ein hervorragendes Mittel bei **Schock**, z. B. nach einem Unfall: Der Patient ist schmerzlos, benommen und stuporös. Wird er angesprochen oder berührt, erschrickt er massiv.

Opium lindert **postoperative Beschwerden** und **Folgen der Narkose**, z. B. bei Obstipation ohne Stuhldrang oder Harnverhalt, wenn durch den Eingriff die Peristaltik reduziert ist. Es eignet sich bei **Fieber** mit Benommenheit und schnarchender Atmung. Der Kopf ist heiß und der Körper kalt. Es wurde erfolgreich eingesetzt bei Typhus und Fleckfieber.

Manifestation der **Schwäche auch auf der körperlichen Ebene**. Vor allem das Bindegewebe kann betroffen sein; schon Kinder zeigen eine faltige Haut und ein altes Aussehen. Verlängerte Rekonvaleszenzphasen. Häufig zeigt sich ein Schlafapnoe-Syndrom mit röchelndem Schnarchen und unterbrochener Atmung.

Bei ADHS- Patienten, die *Opium* benötigen, können sich scheinbar diametral entgegengesetzte Symptome zeigen: Es gibt den **Zustand der scheinbaren Gemütsruhe**, gekennzeichnet durch **Reaktionsmangel** mit **reduziertem Schmerzempfinden** und einer apathischen **Gleichgültigkeit** gegen alles und jedes; der Patient will nichts, ihm fehlt nichts; er zieht sich zurück in eine innere Welt, lebt wie im Traum. Dieser Zustand kann sich bis zur **Narkolepsie** steigern. Es kommt zu einer übermäßigen Müdigkeit bei jedem Versuch, sich zu konzentrieren. Das Beispiel von Theodor zeigte dies sehr deutlich.

Opium-Patienten können sehr **ängstlich** sein. Sie erschrecken beim leisesten Geräusch oder bei einer sanften Berührung. Sie schrecken im Schlaf hoch, neigen zu starken Krämpfen.

Nur scheinbar entgegengesetzt ist die oft beschriebene **Tollkühnheit**. Sie können **furchtlos** und **schmerzunempfindlich** sein. Später kommt es dann zu Rückzug und Apathie, der Patient möchte nur noch nach Hause. Ihrem toll-

3.6.3 Aufmerksamkeitsdefizit und Entwicklungsverzögerung: Arzneimittelbilder/Kasuistiken

kühnen Verhalten liegt zugrunde, dass sie Gefahren nicht richtig einschätzen können; sie leiden unter einer **Störung der sensorischen Integration** und können Informationen und Sinneseindrücke von innen oder außen nicht richtig gewichten.

Neben dem sehr ruhigen *Opium*-Träumer gibt es auch den **hyperaktiven, übererregten Typ**. Ausgeprägte Redseligkeit kann übergehen in **delirierendes Schwatzen**. Die **Sprache** ist **unverständlich**, der Patient nervös und gereizt. Er zeigt eine **Arbeitswut**, die an *Nux vomica* erinnert.

Opium ist ein häufiges Zwischenmittel für Kinder, bei denen es **perinatale Komplikationen** gab (z. B. massiv verlängerte oder auch sehr heftige Geburt). Häufig werden **hypoxische Zustände** beschrieben. *Opium* kann auch indiziert sein, wenn Mutter oder Kind im Laufe der Schwangerschaft oder bei der Geburt einen **Schreck** erlitten haben.

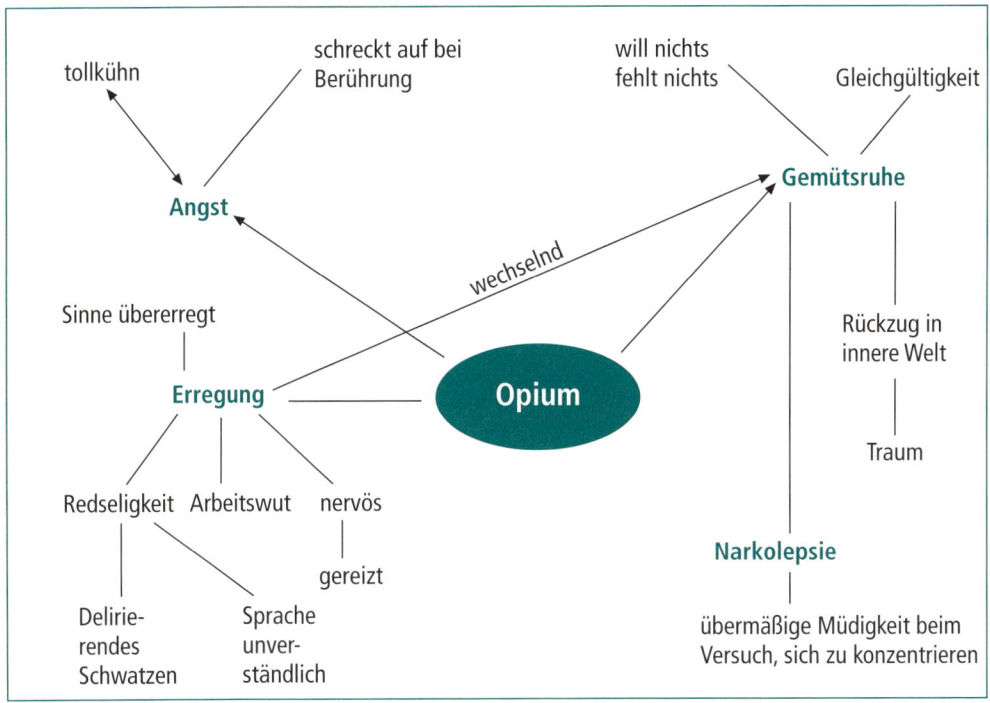

Abb. 3-19: *Opium* bei ADHS

3.6.4 Wichtige Mittel bei Aufmerksamkeitsdefizit mit Angst und/oder Depression

Aconitum

Bekanntestes homöopathisches Angstmittel (neben *Opium* bei Folgen von lang anhaltender Angst). Fast wahnsinnig machende **Todesangst** (sagt den Zeitpunkt des Todes voraus bei einer körperlichen Erkrankung). Ein **chronischer Panikzustand** wird beispielsweise (manchmal schwer zu explorieren) durch ein **traumatisches Erlebnis wie einen Unfall** oder durch Probleme der Mutter während der Schwangerschaft (vgl. *Stramonium*) hervorgerufen. Ausgeprägte Ängste wie Platzangst, Höhenangst, Ängste vor Bedrohungen aus der Natur (vgl. *Ozonum*) wie Erdbeben oder durch Flugzeugabstürze und ähnliches. Im späteren Alter häufig Angstsyndrome bzw. Panikattacken.

Bismuthum

Ähnlich wie *Stramonium*, *Arsenicum album*, *Phosphorus*: **Angst vor dem Alleinsein** und **im Dunkeln**. Die Kinder kleben an der Mutter wie bei *Stramonium* (Gemüt – klammert sich an – Personen oder Möbel). Sie haben das **Gefühl totaler Ohnmacht** mit drohendem Tod (ich kann nichts mehr beeinflussen, ich muss mich völlig dem Schicksal ergeben, ich werde mit dem Tod bedroht). Deswegen enorme Ruhelosigkeit trotz körperlicher Erschöpfung und Schwäche. Viele Symptome aus dem Magen-Darm-Bereich mit starkem **Verlangen nach kalten Getränken und nachfolgendem Erbrechen** (vgl. *Cadmium*).

Crotalus horridus

Im Vergleich zu *Lachesis* weniger geschwätzig, sondern eher **depressiv und sentimental**. Neigung zu Blutungen bzw. Gerinnungsstörungen.

Natrium sulphuricum

Depression bei aufgegebenem Kampf. Oft ein melancholisches, grüblerisches, selbstzerstörerisches Verhalten. Die bekannte **reizbare Schwäche** bei Zustand nach Schädel-Hirn-Traumata beschreibt den Zustand von *Natrium-sulphuricum*-Kinder gut. Sie sind in sich gekehrt, **reagieren paradox auf traurige Musik**, die ihrem inneren Zustandsbild entspricht, deshalb „homöopathisch" wirkt und sie beglückt. Kein Interesse, sich mit anderen auszutauschen oder zu sprechen, **Rückzugstendenzen** bis zu Selbstmordgedanken. Körperlich häufig **Asthma-Symptome**, schlimmer bei feucht-kaltem Wetter, oder **Magen-Darm-Symptome** mit Blähungen, Durchfällen morgens mit körperlicher und psychischer Entlastung nach dem Stuhlgang.

Arsenicum album (☞ S. 226)
Calcium carbonicum (☞ 3.6.2, S. 182, ☞ 3.6.3, S. 200, ☞ S. 229)
Calcium phosphoricum (☞ 3.6.1, S. 127)
Carcinosinum (☞ S. 223)

Kasuistik 10: Manfred

Anamnese

Manfred wird im Alter von neun Jahren in der Praxis vorgestellt. Er besucht die dritte Klasse Grundschule. Manfred ist insgesamt aus dem seelischen Gleichgewicht geraten. Neben ADHS hatte er noch ein anderes Problem, nämlich Angst.

Erstvorstellung

Manfred war schon immer ein ängstliches Kind. Die Ängstlichkeit hat mit den Jahren weiter zugenommen. Inzwischen kann er nicht mehr alleine zur Schule gehen. Meist beginnt der Tag noch recht gut. Mutig stapft er los, die Zähne zusammengebissen, den Blick nach vorne gerichtet, um wenig später weinend, schweißgebadet und aufgeregt wieder zurückzukommen: „Ich kann nicht!". Fragt man nach dem Grund, kommt die Antwort: „Ich weiß nicht!". Die Mutter muss ihn an der Hand nehmen, auf den 500 Metern zur Schule begleiten und ihn der Klassenlehrerin „in die Hand drücken". Für den Rest des Tages geht es dann meistens.

An einigen Tagen ist von seiner Ängstlichkeit nichts zu merken. Dann macht sich Martin allein auf einen weiten Umweg, um seinen Freund abzuholen und zu zweit in die Schule zu gehen. Auch zu anderen Aktivitäten wie zur Pfadfindergruppe oder zum Musikunterricht kann er alleine gehen.

Es lag nahe, dass auf dem Schulweg oder in der Schule etwas vorgefallen war, das diese Ängste auslöst. Doch auch die gründliche Recherche von Eltern und Lehrern brachte nichts an den Tag: weder eine Erpressung, noch Schlägereien oder Drohungen von größeren Klassenkameraden, noch ein Übergriff durch einen „bösen Onkel". Die Angst vor dem Schulweg war plötzlich aufgetreten, was wiederum den Verdacht auf einen konkreten Auslöser lenkte. Aber auch im häuslichen Bereich ließ sich nichts ausmachen.

Manfred ist eigentlich ein problemloses Kind. Im Kindergarten fiel er nur durch seine enorme motorische Unruhe auf. Durch sein freundliches Wesen konnte er sich aber gut integrieren. Schon im Kindergartenalter zeigte er relativ viele Ängste, vor allem, wenn es um die Trennung von seiner Mutter ging. Oft musste sie ihn weinend zurücklassen. Nach fünf Minuten war der Kummer allerdings wieder vergessen. Noch heute vermeidet es Manfred, bei

Freunden oder Bekannten zu übernachten. Er sagt über sich selber: „Zum Glück habe ich keine Geschwister. Ich muss nicht teilen."

Neben ADHS-Symptomen hat Manfred körperliche Symptome wie Tics, Blinzeln, Zähneknirschen, Nägelbeißen. Vor allem im Herbst treten Infekte wie Mandelentzündung auf.

Sein Verhalten ist teilweise zwanghaft: Jeden Morgen muss er duschen und Haare waschen, bringt es aber nicht über sich, frische Kleidung anzuziehen. Wochenlang läuft er mit demselben T-Shirt herum, wenn man ihn ließe, auch monatelang. Zwingt man ihn zum Kleiderwechsel, ist er völlig verzweifelt.

Die noch einmal befragte Mutter erzählt schließlich, dass sie ein Jahr vor dem Auftritt der Störung an Brustkrebs erkrankt sei, aber nicht wolle, dass Manfred dies erfahre.

Verordnung

Einmalgabe *Carcinosinum* C 200.

Verlauf

❙ Vier Wochen später

Die Mutter berichtet, dass Manfred insgesamt etwas entspannter ist. Im Vergleich zu der Zeit vor der Behandlung klappt es viel häufiger, dass er mit Felix zusammen zur Schule geht.

❙ Zwei Monate später

Ein akuter Zwischenfall: In der ersten Stunde springt Manfred auf und rennt aus dem Klassenzimmer nach Hause. Er ist selber schockiert über sein Verhalten: „Es überkam mich! Ich **musste** nach Hause!"

Vor diesem Zwischenfall ist es recht gut gegangen. Die meiste Zeit ist er alleine zur Schule gegangen. Im Laufe des Gesprächs kommt nach langem Zögern heraus, dass eine Klassenfahrt ansteht, auf die sich Manfred einerseits freut, die ihm aber auf der anderen Seite wegen der Trennung von der Mutter große Ängste bereitet.

Verordnung: einmalig *Argentum nitricum* C 200 als Zwischengabe.

❙ Weitere zwei Wochen später

Manfred war mit auf der Klassenfahrt („Null Problemo!"). Die Hürde Klassenfahrt genommen zu haben, hat ihn einen großen Schritt weiter gebracht. Er geht alleine zur Schule, besteht aber darauf, dass seine Mutter schon aus dem Haus ist und arbeitet, wenn er sich auf den Weg macht.

Seine schulischen Leistungen haben sich nach Beginn der homöopathischen Behandlung deutlich gesteigert, was sich aber noch nicht im Zwischenzeugnis niedergeschlagen hat, das im Durchschnitt eine halbe Note schlechter ist als im Vorjahr. Das Zähneknirschen hat völlig aufgehört und das Nägelbeißen ist sehr viel weniger geworden.

Vier Tage später

Ein Drama: Schon das Aufstehen hat nicht geklappt. Es ist ihm schwindlig und er hat Bauchweh. Die Mutter bringt ihn unter großem Wehklagen bis zum Klassenzimmer, wo ihn die Lehrerin übernimmt und hineinziehen muss. Manfred kann nicht erklären, warum es dazu gekommen ist. Wir schließen daraufhin einen Vertrag. Er muss unterschreiben, dass seine Mutter ihn nicht mehr bis zur Schule bringen muss, wenn er keine konkreten Gründe nennen kann.

Verordnung: nochmalige lang wirkende Einmalgabe *Carcinosinum* M.

Nach weiteren vier Monaten

Das Schulzeugnis war sehr gut. In der allgemeinen Beurteilung stand: „Manfred arbeitete interessiert und fleißig mit. Aufmerksamkeit und Konzentration blieben jeweils lange erhalten. Er ließ sich nur noch sehr selten von der Arbeit ablenken. Beim selbstständigen Arbeiten suchte er oft eigene Wege, ging selbstbewusst, zügig und zielstrebig vor und zeigte viel Durchhaltevermögen."

Sechs Monate später

Den Schulwechsel zur Realschule hat Manfred sehr gut überstanden. Der Schulweg ist kein Problem mehr. Die Schulleistungen sind im guten bis sehr guten Bereich. In die Klassengemeinschaft ist er sehr gut integriert. ADHS-Symptome wie Ruhelosigkeit und Impulsivität bestehen immer noch, sind aber so schwach ausgeprägt, dass sie kein großes Problem darstellen.

Essenz Kasuistik 10 (Manfred)

Ausgangssituation

Manfred, neun Jahre alt, dritte Klasse Grundschule. Trennungsangst, vor allem, wenn es um die Trennung von der Mutter geht. Angst davor, alleine zur Schule zu gehen.

Bisherige Entwicklung

Bislang weitgehend unauffällige Entwicklung. Ängstlichkeit und motorische Unruhe seit dem Kindergartenalter. ➔

> **❙ Familie**
>> Die Mutter ist ein Jahr zuvor an Krebs erkrankt.
>
> **❙ Aussehen und Kontakt**
>> Freundliches Wesen.
>
> **❙ Körperliche Symptome**
>> Tics, Blinzeln, Zähneknirschen, Nägelbeißen. Infektanfälligkeit, vor allem im Herbst (Angina).
>
> **❙ Gemütssymptome**
>> Zwanghaftes Verhalten: Duschen und Haarewaschen jeden Morgen; trägt wochenlang dieselbe Kleidung. Angst vor dem Schulweg tritt plötzlich auf. Panikattacken.
>
> **❙ Verordnung**
>> *Carcinosinum* C 200, *Argentum nitricum* C 200, *Carcinosinum* M (jeweils Einmalgabe).
>
> **❙ Beobachtungszeitraum**
>> Drei Jahre.

Fallanalyse

Auffällig war die situativ eng umschriebene Eskalation seiner zugrunde liegenden Angststörung, ohne dass sich dafür ein begründeter Anlass hätte finden lassen. Es konnte glaubhaft ermittelt werden, dass kein Ereignis in der Schule Auslöser für Manfreds Verhalten war.

Bei der Mittelwahl stand zunächst das Symptomenbild **plötzliche Angstanfälle** und **Panikattacken** im Vordergrund. Vordergründig sich ergebende Mittel wie *Aconitum* passten nicht zu Manfred, zumal der Schreck als Auslöser fehlte, was bei einem *Aconitum*-Zustand typisch ist. Die ausgeprägte Grundängstlichkeit musste mit berücksichtigt werden. Aber auch Rubriken wie „Angst vor Dunkelheit" oder „Angst, wenn allein" waren nur begrenzt weiterführend.

Ebenso die eigentümlichen Symptome wie die Abneigung dagegen, die getragene Kleidung zu wechseln bei gleichzeitig bestehendem Verlangen, jeden Morgen zu duschen und sich die Haare zu waschen.

Manfreds **Infektanfälligkeit im Herbst** (Angina), seine **Ticstörung** sowie die **Krebserkrankung der Mutter** führten schließlich zu *Carcinosinum* C 200.

3.6.4 Aufmerksamkeitsdefizit mit Angst und/oder Depression: Arzneimittelbilder/Kasuistiken

Tab. 3-11: Ergebnis RADAR-Analyse Kasuistik 10

1.	Gemüt – Furcht – Hunden, vor	1
2.	Gemüt – Furcht – Dunkelheit, vor der	2
3.	Gemüt – Furcht – allein zu sein	3
4.	Gemüt – Furcht – allein zu sein – Dunkelheit, in der	3
5.	Gemüt – Beißen – Nägel	1
6.	Gemüt – Impulse, Triebe, krankhafte	1
7.	Gemüt – Gesten, Gebärden, macht	1
8.	Allgemeines – Krankengeschichte von, persönliche – Tonsillitis, von wiederkehrender	1

	1 carc	2 stram	3 ars	4 kali-br	5 lyc	6 bell	7 calc	8 hyos	9 phos
	10	9	8	8	8	7	7	7	7
1.	X	X	–	–	–	X	X	X	X
2.	X	X	X	X	X	X	X	–	X
3.	X	X	X	X	X	X	X	X	X
4.	–	–	–	X	–	–	–	–	–
5.	X	X	X	–	X	–	–	X	X
6.	X	X	X	–	X	–	–	X	–
7.	X	X	X	–	–	X	–	X	–
8.	X	–	–	–	X	–	–	–	–

Aufgrund der Unbeherrschbarkeit des Impulses bei dem Zwischenfall in der Schule („ich musste nach Hause") drei Monate später ergab sich *Argentum nitricum* C 200 als Zwischenmittel (Morrison: unerklärbare Impulse), ergänzt durch die nochmalige Gabe von *Carcinosinum* M beim Folgebesuch.

Die Angst-Problematik machte in der Folge keine Arzneimittelgabe mehr erforderlich. Die durch die plötzlichen Ängste dekompensierten ADHS-Symptome erforderten keine medikamentöse Therapie nach Behandlung der Angststörung.

Fazit

Manfreds Geschichte zeigt das nicht seltene Phänomen einer kombinierten Störung: Durch eine andere Erkrankung, Störung oder problematische Umstände und Erlebnisse wird ein bis dahin gut kompensiertes ADHS so verstärkt, dass es behandlungspflichtig wird. In einem solchen Fall ist ein homöopathisch-ganzheitlicher Therapieansatz besonders geeignet, um das gestörte innere Gleichgewicht wieder herzustellen.

Arzneimittelbild Carcinosinum

(☞ S. 223)

Kasuistik 11: Erich

Anamnese

Vorgeschichte

Erich (zehn Jahre) hatte meine besondere Sympathie schon deshalb, weil er am selben Tag wie ich Geburtstag hat. Sein achter Geburtstag war allerdings ein furchtbares Erlebnis. Dabei hatte er sich so auf diesen Tag gefreut und abends noch auf seinen Vater gewartet, um zu sehen, ob dieser vielleicht das ersehnte Fahrrad aus dem Auto lädt. Aber irgendwann muss er doch eingeschlafen sein.

Am nächsten Morgen lauschte er in seinem Bett auf Geräusche aus Küche oder Wohnzimmer, die auf eine angemessene Vorbereitung seines Ehrentages hindeuteten. Doch es blieb still, für seinen Geschmack zu still.

Schließlich stand er auf, ging hinunter ins Wohnzimmer in der Hoffnung, dort seinen Geburtstagskuchen, seine Geschenke und seine Eltern vorzufinden. Als er hereinkam, sah er keine Geschenke, nur seine Mutter, die weinend auf dem Sofa lag. Seine Tante versuchte, sie zu trösten. Wen er nicht sah, war sein Vater. Sein Vater war tot. Er war am Abend zuvor auf dem Heimweg bei einem Verkehrsunfall auf der Autobahn ums Leben gekommen.

Erichs Start ins Leben war nicht leicht. Während der Schwangerschaft litt seine Mutter an Gestose. Erich kam mit einem Gewicht von 2100 Gramm per Kaiserschnitt zur Welt. Die ersten zehn Tage verbrachte er auf der Intensivstation. Er konnte nur vier Wochen lang gestillt werden, da er von sich aus zu wenig trank.

Als Baby war er sehr unruhig, weinte und schrie ständig. Er hatte massive Einschlafstörungen, unter denen auch seine Umwelt zu leiden hatte. Die motorische Entwicklung verlief sehr unharmonisch, mit elf Monaten krabbelte er noch nicht sonderlich gut.

Von klein auf war er ein Gewohnheitsmensch. Neue Situationen und Abweichungen von der Routine vertrug er nicht. Jede Veränderung im Alltag lehnte er ab.

Praktisch von Geburt an war er ängstlich, litt vor allem unter Trennungsängsten. Er klammerte sich extrem an seine Mutter. Diese Ängste begleiteten ihn durch den Kindergarten und hielten auch in der Grundschulzeit an.

Grundschule: Die Grundschulzeit fiel ihm sehr schwer, er hatte Schwierigkeiten beim Lernen, mit der Lehrerin und mit seinen Mitschülern. Vor allem in der Gruppe hatte er Kontaktschwierigkeiten. Einige Kinder hatten gedroht, seinen Hund umzubringen.

Beim Erstgespräch erzählte er, dass er sehr eifersüchtig auf die guten Schüler gewesen sei. Er habe sich immer bemüht, auch sehr gut zu sein, was er aber nicht geschafft hätte.

3.6.4 Aufmerksamkeitsdefizit mit Angst und/oder Depression: Arzneimittelbilder/Kasuistiken

| Erstvorstellung

Zum Zeitpunkt der Erstanamnese geht Erich in die fünfte Klasse Hauptschule. Er hat ein sympathisches, zurückhaltendes Wesens, kommt ernst und freundlich mit ins Sprechzimmer. Wegen seiner Ängste wurde Erich bis vor einem Jahr psychotherapeutisch behandelt. Sein bester Freund ist sein Hund Gipsy. Im Umgang mit Menschen hat er Schwierigkeiten.

Erich bekommt seit einem Jahr zweimal täglich 10 mg Ritalin®. Befragt, ob er „freiwillig" in die Sprechstunde gekommen sei, sagt er: „Ja, ich will unbedingt vom Ritalin® wegkommen. Ritalin® macht mich so unruhig und nervös."

Hauptschule: Auf der Hauptschule gefällt es ihm besser als in der Grundschule, er versteht sich jetzt glänzend mit seinem Lehrer. Auch die Mitschüler sind netter und er kommt im Unterricht besser mit. Neben seinem Hund Gipsy hat er noch weitere Freunde, in erster Linie seinen Cousin Florian, aber auch mit Anna, die in der Schule neben ihm sitzt, versteht er sich gut. Nach dem Tod seines Vaters haben sich seine Ängste und seine Unruhe sehr verstärkt. Er ist schulisch immer mehr in Bedrängnis geraten. Dazu kam eine Legasthenie und eine Störung in der Feinmotorik. Die Psychotherapie wurde wegen der Leistungsschwäche in der Schule abgesetzt und stattdessen neben einer Förderungsmaßnahme zur Beseitigung der Legasthenie eine medikamentöse Therapie mit Ritalin® begonnen.

Befund zur psychologischen Testdiagnostik (Auszug aus dem Arztbrief)

| Fragestellung

In einer ersten testpsychologischen Untersuchung ergaben sich bei Erich Hinweise auf das Vorliegen einer Rechtschreibschwäche.

Eine daraufhin eingeleitete therapeutische Maßnahme, in deren Rahmen sowohl diese Problematik als auch Erichs Trennungsängste bearbeitet wurden, musste nach dem plötzlichen Tod des Vaters im Dezember 1998 aufgrund der durch die Trauerreaktion bedingten schlechten Erfolgsaussichten abgebrochen werden.

Obwohl sich der Junge im letzten halben Jahr psychisch stabilisieren konnte, hat er nach wie vor erhebliche Leistungsprobleme in der Schule, sodass die Mutter eine erneute testpsychologische Untersuchung erbat. Dabei ergaben sich folgende Untersuchungsziele:
1. Überprüfung des aktuellen Leistungsstandes des Jungen im Bereich des Lesens und der Rechtschreibung.
2. Es sei festzustellen, ob bei Erich eine ADHS vorliegt.   →

Verhalten in der Testsituation

Eine Tendenz zu motorischer Unruhe (Zappeln, hin und her Rutschen auf dem Stuhl) war bei Erich während der Testsituation durchgehend zu beobachten. Er schien sehr daran interessiert, eine gute Leistung zu erbringen und gab sich entsprechend Mühe. Aufgrund dieser leistungsorientierten Haltung können die unten aufgeführten Ergebnisse ohne Vorbehalt interpretiert werden.

Ergebnisse und Interpretation

- **zum d2:** […] es liegt eine deutlich unterdurchschnittliche Konzentrationsbelastung vor, die sowohl durch ein geringes Arbeitstempo als auch durch geringe Sorgfalt gekennzeichnet ist.
- **Zum differentiellen Leistungstest-KG (DL-KG):** […] aufgrund der extrem geringen Bearbeitungsmenge und sehr hohen Schwankungsbreite ist die Daueraufmerksamkeitsleistung insgesamt als deutlich unterdurchschnittlich zu bezeichnen.

Ergebnisse aus standardisierten Fragebögen zu ADHS

Den Einschätzungen der Lehrerin und der Mutter zufolge erfüllt Erich die Diagnosekriterien für eine AD klar und die für eine HS teilweise.

Zum diagnostischen Rechtschreibtest für vierte Klassen(DRT-4)

Deutlich unterdurchschnittliche Rechtschreibleistung. Regelfehler sind stärker vertreten als Fehler der phonetischen Wahrnehmung. Häufigste Fehlerart: Doppelkonsonanten und Dehnungsfehler.

Zum Zürcher Lesetest

Erich ist langsam und macht dabei viele Fehler, sodass seine Lesefertigkeit insgesamt als unterdurchschnittlich zu bezeichnen ist.

Stellungnahme

Die Ergebnisse sprechen für das Vorliegen einer umschriebenen Lese-Rechtschreibschwäche in Verbindung mit einem ADHS bei vorherrschender Unaufmerksamkeit. Aufgrund der Anamnese ist davon auszugehen, dass die ADHS in hohem Maße zu Entwicklung des LRS beigetragen hat. Ich empfehle daher die baldige Einleitung der Behandlung des ADHS. Parallel dazu sollte Erich ein Institut zur Therapie der Legasthenie besuchen.

Daraufhin wurde die medikamentöse Therapie eingeleitet.

3.6.4 Aufmerksamkeitsdefizit mit Angst und/oder Depression: Arzneimittelbilder/Kasuistiken

Ritalin®-Wirkung

Erich schildert die Wirkung von Ritalin® wie folgt: „Es macht mich unruhig, irgendwie überkonzentriert. Die leisesten Geräusche sind dann, als ob eine Herde Elefanten mit Blasmusik durch das Zimmer marschiert. Wenn ein Klassenkamerad bei der Arbeit niest, ist es so, als spiele er Trompete. Ich werde dann extrem wütend und schreie ihn an, er solle damit aufhören, sonst käme ich gleich mal rüber. Wenn sich jemand von mir etwas leihen will, z.B. einen Bleistift oder Kleber, dann schreie ich ihn sofort wütend an: ‚Nein, nein, das ist meiner'. Dabei ist es doch gar nicht schlimm, wenn sich mal jemand etwas ausleiht. Mir ist das wirklich unangenehm, ich war vorher nicht so. Vorher war ich viel ruhiger. Ich habe den Eindruck, mit Ritalin® werde ich so, dass ich den Respekt meiner Klassenkameraden verliere."
Obwohl er diesen Eindruck wiederholt auch bei der Kinder- und Jugendpsychiatrischen Folgeuntersuchung angesprochen hatte, wurde die Behandlung fortgesetzt.

Befunde der Erstanamnese

Während der Untersuchungssituation in unserer Praxis zeigt er sich sehr motiviert und leistungswillig.
Auffallend ist, dass er sehr nasal spricht, und der Mundtonus herabgesetzt ist. Er zeigt eine Ticstörung mit Blinzeln. Erich ist kurzsichtig, er trägt eine Zahnspange.
Er kaut Nägel. Bei den sonstigen Nahrungsmodalitäten fällt auf, dass Erich ein richtiger Feinschmecker ist. Er mag Meeresfrüchte, spezielle Fischarten, Paella mit Tintenfisch, Schnecken, Lasagne. Er isst gerne pikant. Außerdem hat eine Vorliebe für Brot.
Eine Abneigung hat er gegen Käse, Salat und Wurst. Die Abneigung gegen Wurst ist so ausgeprägt, dass er bei Familienfesten nicht neben Leuten sitzen kann, die Wurst auf ihrem Teller haben. Er findet schon den Geruch von Wurst abstoßend.
Sein Schlaf ist nicht gut, er leidet unter Einschlafstörungen und erwacht beim geringsten Geräusch. „Er hat einen richtigen Katzenschlaf", sagt die Mutter. Beim Schlaf deckt er sich auf. Träume sind ihm nicht erinnerlich.
Seine Erklärungen bei der Anamnese sind sehr ausführlich und umständlich. Diese Logorrhö wirkt, als ob er unter einem immensen inneren Druck steht. Ausgeprägt sind die Ängste: er hat Angst vor dem Alleinsein, macht sich Sorgen um andere, hat Angst im Dunkeln, vor Gewitter, während eines Gewitters, vor dem Fliegen. Obwohl meine Praxis im fünften Stock liegt, ist er nicht bereit, den Fahrstuhl zu benutzen. Ausgeprägte Angst hat er auch, wenn er von zu Hause fortgehen soll, z.B. auf Klassenfahrt oder in eine Ferienfreizeit oder auch zu einer Übernachtung bei Verwandten. Er hat Angst vor Spinnen und Amphibien.

Bei Ärger ist er stur, laut, heult viel und ist zornig.

Er ist sehr empfindlich gegen Sinneseindrücke; vor allem gegen Licht und Gerüche. Um die Augen zu schützen, kommt er immer mit einer Kappe. Die Geruchsempfindlichkeit zeigt sich nicht nur bei seiner Abneigung gegen Wurst. Auch sonst hat er einen „guten Riecher".

Er ist Linkshänder, wodurch seine gestörte Feinmotorik, vor allem beim Schreiben, verstärkt wird.

Bei der Familienanamnese fällt auf, dass es in der Familie der Mutter viele Krebsfälle gab.

Der Satzergänzungstest (☞ 2.5.2 Untersuchungsgang) zeigt die nicht vollständig kompensierte Legasthenie und die beeinträchtigte Feinmotorik. Bei der Stiftführung übt Erich starken Druck aus. Obwohl das Schriftbild schön ist, sind die Buchstaben relativ eckig. Der Test belegt, unter welchem immensen inneren Druck Erich steht. Er sehnt sich nach sozialer Integration und guter schulischer Leistung.

Die Satzergänzungen – z. B. „Papa (...) ist sehr lieb zu mir" – sind außerdem weitere Hinweise darauf, dass der Tod des Vaters nicht verarbeitet ist. Auch im übrigen Gespräch hatte sich gezeigt, dass die Trauer unterdrückt wird. Kompensatorisch hat Erich seinen Vater als eine Art Schutzengel in das Leben der Familie integriert, was einerseits eine gute Lösung ist. Andererseits wird damit die Auseinandersetzung mit dem realen Fehlen und dem Tod des Vaters aufgeschoben.

Verordnung

Aufgrund der beschriebenen Unruhe als Nebenwirkung von Ritalin® setze ich die Medikation ab. Beginn der homöopathischen Behandlung mit *Carcinosinum* Q 1.

Wegen der nicht abgeschlossenen Trauerarbeit empfehle ich die Einleitung einer Psychotherapie (die Suche nach einem Therapieplatz dauert acht Monate).

Verlauf

Sechs Wochen später

Erich ist viel fröhlicher und offener: „Die Tropfen wirken gut, ich kann sehr viel konzentrierter arbeiten. Die nehme ich gerne. Das Ritalin® wollte ich immer weglassen. Ich bin jetzt nicht mehr so nervös."

Die Mutter stellt fest, Erich sei noch immer nicht „super-ruhig". Aus der Schule gab es allerdings ein positives Feedback. Die schulischen Leistungen sind nicht abgefallen, obwohl Ritalin® abgesetzt wurde.

3.6.4 Aufmerksamkeitsdefizit mit Angst und/oder Depression: Arzneimittelbilder/Kasuistiken

Dafür hat die Ängstlichkeit zugenommen, vor allem die Höhenangst. Bei einem Besuch von Mutter und Sohn auf der Expo in Hannover sind beide mit der Seilbahn über das Gelände gefahren. In der Gondel hat Erich eine Panikattacke bekommen. Er ist kreidebleich geworden, hat geschwitzt und sich krampfhaft an der Bank festgehalten.
Verordnung: *Carcinosinum* Q 2.

Follow-up nach sechs Wochen

Erich und seine Mutter bestätigen die positive Entwicklung. Die Mutter: „In der Schule läuft es gut. Ich habe dem Lehrer gesagt, dass wir Ritalin® abgesetzt haben. Auch er hat keine negative Veränderung ohne die Medikation festgestellt." Erich fühlt sich ohne Ritalin® wesentlich besser.

Ein großes Problem ist jedoch die Zunahme der Ängste. Vor allem die Trennungsangst hat zugenommen. Sobald seine Mutter das Haus verlässt, bekommt Erich Panik. Die Mutter möchte sich die Expo-Ausstellung noch einmal alleine anschauen. Erich versteht zwar, dass seine Mutter auch einmal etwas ohne ihn unternehmen will. Aber die Vorstellung, dass sie alleine nach Hannover fährt, ist für ihn unerträglich. Es beginnt ein Feilschen um den Expo-Besuch seiner Mutter, den Erich unbedingt verhindern will. Bei dem Gedanken, dass sie alleine mit dem Zug nach Hannover fährt, gerät er in Panik. Wenn ihr ein Unglück zustoßen würde, hätte er niemanden mehr auf der Welt.

Schließlich wird folgender Kompromiss gefunden: Wenn es Erich schafft, eine ganze Nacht bei seinem Cousin zu bleiben, darf er die Mutter auf die Expo begleiten. Mutter und Sohn schließen schriftlich einen Vertrag, den ich als Zeuge unterschreibe.
Verordnung: Erich bekommt *Arsenicum album* C 30 „Notfall-Kügelchen" mit auf den Weg, falls er in der Nacht bei seinem Cousin Panik bekommt. Zusätzlich gebe ich als Ergänzung *Arsenicum album* C 1000.

Eine Woche später

Erich berichtet voller Stolz am Telefon, dass er die Nacht außer Haus „geschafft" hat. Allerdings hat er den Vertrag „nicht ganz genau" eingehalten. Er sei zehn Minuten zu spät von Zuhause weggefahren.

Weiterer Verlauf

Erich kommt danach noch über ein Jahr mit immer längeren Abständen in die Sprechstunde. Einmal war ich besonders stolz auf ihn: Ein Mitschüler hatte Ärger mit einem Fachlehrer bekommen, weil er sich angeblich geweigert hatte, eine schlechte Arbeit von seinen Eltern unterschreiben zu lassen. Erich ging erst zum Fachlehrer und dann zum Schulrektor, um den Sachverhalt aufzuklären: Der Klassenkamerad hatte die Arbeit zu Hause vorgelegt, aber die Eltern hatten die Unterschrift verweigert, weil sie glaubten, durch ihre Unterschrift sollten sie die schlechte Note anerkennen. Als ich ihm meine Anerkennung dafür ausspreche, sagt er, er würde sich wünschen, dass in einer ähnlichen Situation jemand anderes dies für ihn auch tue. Dieses Verhalten ist typisch für das Arzneimittel Arsen. Es steht z. B. in der Rubrik „Angst um andere". Diese Angst ist aber meist auf das eigene Sein reflektiert: Was passiert mit mir, wenn es dem anderen schlecht geht und er für mich nicht mehr da sein kann? Oder „ich helfe anderen, damit sie gleiches für mich in einer ähnlichen Situation tun."

Verordnung: Ein halbes Jahr nach Beginn der Behandlung wird *Carcinosinum* abgesetzt. Weiterhin *Arsenicum album* als Q-Potenzen bis zu Q 6.

Acht Monate nach Behandlungsbeginn ist die gemeinsame Suche nach einem Therapieplatz bei einem Psychotherapeuten erfolgreich. Bis heute (2004), vier Jahre nach Behandlungsbeginn, wurden weder die Ängste noch die Aufmerksamkeitsstörung behandlungsbedürftig – weder homöopathisch noch mit Ritalin®.

Essenz Kasuistik 11 (Erich)

Ausgangssituation

Erich, zehn Jahre, fünfte Klasse. Er leidet seit frühester Kindheit unter starken Ängsten. Nach dem plötzlichen Tod des Vaters nehmen seine Ängste und seine Unruhe zu. Legasthenie und eine Störung in der Feinmotorik. Die Leistungen in der Schule werden schlechter. Eine angefangene Psychotherapie wird abgesetzt und stattdessen eine Ritalin®-Therapie begonnen. Er bekommt zweimal täglich 10 mg Ritalin®.

Bisherige Entwicklung

Kaiserschnitt-Geburt mit einem Geburtsgewicht von 2100 Gramm, zehn Tage auf der Neugeborenen-Intensivstation. Erich musste nach vier Wochen abgestillt werden. Unruhiger Säugling mit massiven Einschlafstörungen. Kontaktschwierigkeiten in der Grundschule, die sich beim Übertritt auf die Hauptschule bessern.

Familie

Plötzlicher Tod des Vaters. Zahlreiche Krebsfälle in der Familie mütterlicherseits.

Aussehen und Kontakt

Sympathisch, zurückhaltend, freundlich, ernst (lacht nicht). →

3.6.4 Aufmerksamkeitsdefizit mit Angst und/oder Depression: Arzneimittelbilder/Kasuistiken

I Körperliche und allgemeine Symptome

Motorische Entwicklungsstörung, beeinträchtigte Feinmotorik; Linkshänder. Ticstörung mit Blinzeln. Nägelbeißen. Nasale Sprache. Erich ist kurzsichtig und trägt eine Zahnspange.
Vorliebe für Fisch und Meeresfrüchte, Schnecken, Lasagne, Pikantes, Brot. Abneigung gegen Käse, Salat und vor allem Wurst (schon der Geruch stößt ihn ab).

I Gemütssymptome

Ausgeprägte Unruhe und starke Ängste von klein auf, vor allem Trennungsangst; Höhenangst, Angst vor dem Alleinsein, um andere, vor dem Fliegen, vor und bei Gewitter. Angst vor Spinnen und Amphibien. Unterdrückte Trauer über den Tod des Vaters. Heftig im Zorn. Empfindlich gegen Sinneseindrücke, vor allem gegen Licht und Gerüche. Einschlafstörungen; wacht beim geringsten Geräusch auf. Lese-Rechtschreibschwäche.

I Verordnung

Carcinosinum Q 1–2. *Arsenicum album* C1000 als Ergänzungsmittel. *Arsenicum album* Q 1–6. *Arsenicum album* C 30 als Notfallmittel.

I Beobachtungszeitraum

Vier Jahre.

Fallanalyse

Erich war ein recht komplexer Fall mit mehreren, nebeneinander bestehenden Pathologien (ADHS, Angststörung, Trauer um den Vater). Es war wichtig, eine Reihenfolge festzulegen, in der die Probleme angegangen werden sollten.
Von den Nebenwirkungen der Stimulanzien-Therapie und der zugrunde liegenden ADHS-Störung ging für Erich der größte Leidensdruck aus. Die Erstanamnese brachte auch Erichs Angststörung zur Sprache. Gesucht war also ein Mittel, das sowohl die Aufmerksamkeitsstörung behandelte als auch eine Affinität zu den manifestierten Ängsten hatte.
Die **Ängstlichkeit** war charakteristisch für Erichs Persönlichkeit. Gleichzeitig bot Erich noch eine Reihe von gut verwendbaren Allgemeinsymptomen: die **Empfindlichkeit gegen Geräusche oder Licht**, die Nahrungsmodalitäten, vor allem das für sein Alter ungewöhnliche **Verlangen nach Fisch** und die ausgeprägte **Abneigung gegen Wurst**, sogar gegen den Geruch von Wurst.

Weitere wichtige Hinweise waren die **Ticstörung** und das **Beißen der Nägel**. Die Analyse der Symptome ergab unter anderem *Arsenicum album* und *Carcinosinum*.

Auffallend bei der Anamnese war der **Druck**, unter dem Erich stand: z. B. nahm die Ticstörung (Blinzeln) zu, wenn in der Testsituation Anforderungen an Erich gestellt oder für ihn unangenehme Themen angesprochen wurden. Aus diesem Grund begann ich die Behandlung mit *Carcinosinum*. Es zeigte sich eine deutliche Verbesserung im Bereich der Konzentration, sodass auf die Therapie mit Psychostimulanzien verzichtet werden konnte.

Tab. 3-12 Ergebnis RADAR-Analyse Kasuistik 11

1.	Gemüt – Angst – allein, wenn	3
2.	Gemüt – Furcht – allein zu sein	2
3.	Gemüt – Furcht – Nadeln, vor	2
4.	Allgemeines – Speisen und Getränke – Fisch – Verlangen	2
5.	Allgemeines – Speisen und Getränke – Schokolade – Verlangen	1
6.	Allgemeines – Speisen und Getränke – Brot – Verlangen	1
7.	Gemüt – empfindlich – Gerüche, gegen	2
8.	Auge – Photophobie – Licht – Tageslicht	2
9.	Allgemeines – Speisen und Getränke – Würste – Abneigung	1
10.	Nase – Geruch, Geruchssinn – überempfindlicher Geruchssinn	1
11.	Gemüt – Angst – andere, um	1
12.	Gemüt – Angst – Familie, um seine	3
13.	Gemüt – Furcht – hoch gelegenen Orten, vor	1

	1 ars	2 phos	3 hep	4 carc	5 caust	6 sep	7 sulph	8 merc	9 bell	10 calc	11 lyc
	20	17	13	11	11	11	11	10	9	9	9
1.	X	X	X	–	X	X	–	–	–	–	–
2.	X	X	X	X	–	X	–	X	X	X	X
3.	X	–	–	–	–	–	X	–	–	–	–
4.	–	X	–	X	X	–	–	–	–	–	–
5.	X	X	–	X	–	X	X	–	–	X	–
6.	X	–	–	X	–	X	–	X	X	–	X
7.	X	X	–	–	X	X	X	X	X	–	–
8.	X	X	X	–	X	X	X	X	X	–	X
9.	X	–	–	–	–	–	–	–	–	–	–
10.	X	X	X	–	–	X	X	–	X	X	X
11.	X	X	X	X	X	–	X	–	–	X	–
12.	X	X	X	X	–	–	–	–	–	–	–
13.	X	–	X	X	X	–	X	–	X	X	X

3.6.4 Aufmerksamkeitsdefizit mit Angst und/oder Depression: Arzneimittelbilder/Kasuistiken

Im Laufe der Behandlung mit *Carcinosinum* kam die **ursprüngliche Angst-Symptomatik** wieder deutlicher hervor. Die Symptomatik entwickelte sich in Richtung auf die **Ursprungsangst**, die **Trennung von der Mutter**. *Arsenicum album* hat die essenzielle „Angst, allein zu sein", die dann die „Angst um andere" erzeugt. Dabei steht der Versorgungsaspekt im Vordergrund („Was soll aus mir werden, wenn es Dich nicht mehr gibt?").

Folgemittel war deshalb *Arsenicum album*. *Arsenicum* C 30 bekam Erich auch als „Notfall-Kügelchen" für seine erste Übernachtung außer Haus mit gutem Erfolg.

Typisch für *Arsenicum* war das in der Literatur häufig beschriebene Symptom „Gemüt – ernst – lacht nie"

Es wäre zu erwarten gewesen, dass im Laufe der Behandlung noch ein Trauermittel wie *Natrium muriaticum* erforderlich werden würde. Dafür zeigten sich allerdings keine Symptome. Offensichtlich war die später begonnene psychotherapeutische Behandlung dafür ausreichend.

Fazit

Bei Erich kamen mehrere Faktoren zusammen, die die Symptomatik eines ADHS hervorrufen und verstärken können: die perinatalen Komplikationen, die mangelnde Hirnreife mit der resultierenden Wahrnehmungsstörung, die Legasthenie, das emotionale Ungleichgewicht und die Angststörung.

In einer solchen Kombination, vor allem beim Vorliegen einer Angststörung ist Ritalin® nach meiner Erfahrung kontraindiziert, da es das emotionale Ungleichgewicht meist verstärkt.

Nicht nachvollziehbar war das Streichen der psychotherapeutischen Behandlung in der akuten Trauersituation und der Ersatz durch die Behandlung mit Psychostimulanzien.

Die Psychotherapie setzte erst acht Monate nach Beginn der homöopathischen Behandlung wieder ein. Bis dahin war auch im psychischen Bereich eine deutliche Stabilisierung durch die homöopathischen Mittel in Verbindung mit einer geringfügigen verhaltenstherapeutischen Intervention erreicht worden.

Arzneimittelbilder

Carcinosinum

(☞ S. 223) Kinder, die *Carcinosinum* benötigen, haben meistens **Schwierigkeiten, den auf sie ausgeübten innerlichen oder äußerlichen Druck zu ertragen** und zu kompensieren. Sie sind äußerst sensibel und können Einflüssen von außen nicht genügend eigene Stabilität entgegensetzen. Ihre Reaktion kann sehr different und scheinbar gegensätzlich sein. Es gibt zwei unterschiedliche *Carcinosinum*-Typen: Der eine reagiert auf den Druck mit einer **übermäßigen Anpassung**, während der andere sich als Ventil **rebellisches Verhalten** sucht.

Typ 1: Überanpassung: Diese Patienten fallen dadurch auf, dass sie sich bemühen, möglichst wenig aufzufallen.

Es sind sehr brave Kinder, die sich alle Mühe geben, allen und vor allem ihren Eltern und den Lehrern zu gefallen. Sie verzichten darauf, sich für sich selbst und ihre Interessen einzusetzen. Der Patient wehrt sich nicht, weder bei verbalen noch bei körperlichen Angriffen – ihr **Streben nach Harmonie** hindert sie daran. Sie **ertragen keine Konflikte** im Umfeld, versuchen sofort auszugleichen und zu schlichten.

Häufig wirken die Patienten **entwicklungsretardiert**, man hat den Eindruck, sie sind nicht erwachsen und wollen dies auch nicht werden, um nicht noch mehr Verantwortung übernehmen zu müssen. Oft wurde diesen Kindern schon sehr früh eine für sie zu große Verantwortung übertragen, die sie aufgrund ihres **Pflichtgefühls** aber dennoch zu erfüllen trachteten.

Es kann auch zur **Frühreife** kommen.

In den meisten Fällen wirkt der Reifungsprozess trotz dieser scheinbar gegensätzlichen Verläufe unausgewogen.

Sie haben ein ausgeprägtes **Mitgefühl**, auch für Tiere. Sie sind äußerst tierlieb.

Kennzeichnend für sie sind auch ihre Ängste, vor allem die **Urangst, Erwartungen nicht zu erfüllen** – sowohl die Erwartungen, die andere an sie stellen als auch die, die sie an sich selber stellen. Daraus resultiert ihre Schulangst, die Angst vor Prüfungen oder vor öffentlichen Auftritten.

Carcinosinum ist ausgesprochen **perfektionistisch** und **übergenau**. Sie haben Angst, etwas könne nicht perfekt sein und Kritik hervorrufen. Alle noch so guten Vorbereitungen können den Patienten nicht davon befreien, irgendwelche Katastrophen vorauszusehen. Sie **fürchten Kritik**, da diese ihre Urangst bestätigt. Jeder Widerspruch, jede noch so gut gemeinte Anregung, etwas anders zu machen, wird so gedeutet: „Ich habe es ja schon immer gewusst, ich kann das nicht".

Sie sind sehr **schnell frustriert** und **leicht beleidigt**. Da sie sich über ihre Kräfte einsetzen, stehen sie ständig unter Spannung. Es genügen dann schon Kleinigkeiten, die zum Aufgeben führen. Diese Spannung ist mitverantwortlich für **Konzentrationsstörungen** in der Schule. Wird das Kind deswegen ermahnt, bricht es in Tränen oder haltloses Schluchzen aus. Oder sie ziehen sich zurück in eine innere, harmonischere Welt.

Ihre Empfindsamkeit äußert sich auch in anderen Ängsten wie Angst vor Dunkelheit, Krankheit, Katastrophen, Höhenangst, Klaustrophobie.

Typ 2: Rebell: Der Grundmechanismus ist der gleiche, die Reaktionsweise grundsätzlich verschieden. Diese Kinder **brechen in Raserei aus**, toben, zer-

3.6.4 Aufmerksamkeitsdefizit mit Angst und/oder Depression: Arzneimittelbilder/Kasuistiken

stören eigene Sachen oder die von Klassenkameraden und sind **kleinlich in ihrer Kritik**. Während sie selber beim geringsten Widerspruch ausrasten, sagen sie zu jeder Anforderung, die an sie gestellt wird, kategorisch „Nein!".
Ihr Verhalten ist extrem oppositionell. Die unterdrückten Gefühle äußern sich in einer teilweise **boshaften Aggressivität**. Sie können **heimtückisch** und **hinterlistig** sein, vor allem aus **Eifersucht** gegen bessere und erfolgreichere Schüler oder aber gegen vermeintlich bevorzugte Geschwister.
Allgemeinsymptome: *Carcinosinum* weist alle Symptome des ADHS auf. Je mehr sich der Patient bemüht, dieses Verhalten zu vermeiden, desto ausgeprägter wird die Symptomatik.
Zusätzlich kommt es zu weiteren neurologischen oder psychischen Störungen, die als Ventil für den unerträglichen Druck zu verstehen sind. Häufig kommt es zu **Ticstörungen** oder zu Zwängen.
Sie haben erhebliche **Einschlafschwierigkeiten**, grübeln und drehen sich im Strom ihrer Gedanken im Kreis. Typisch ist auch das **Erwachen um vier Uhr**. Es kann zu **Ess-Störungen** kommen, vor allem zu Anorexie. Häufig sind auch **Depressionen**.
Carcinosinum-Kinder neigen zu **Weinerlichkeit**. Nach der Gabe von *Carcinosinum* wird oftmals Weinen ausgelöst, da sich die bislang unterdrückten

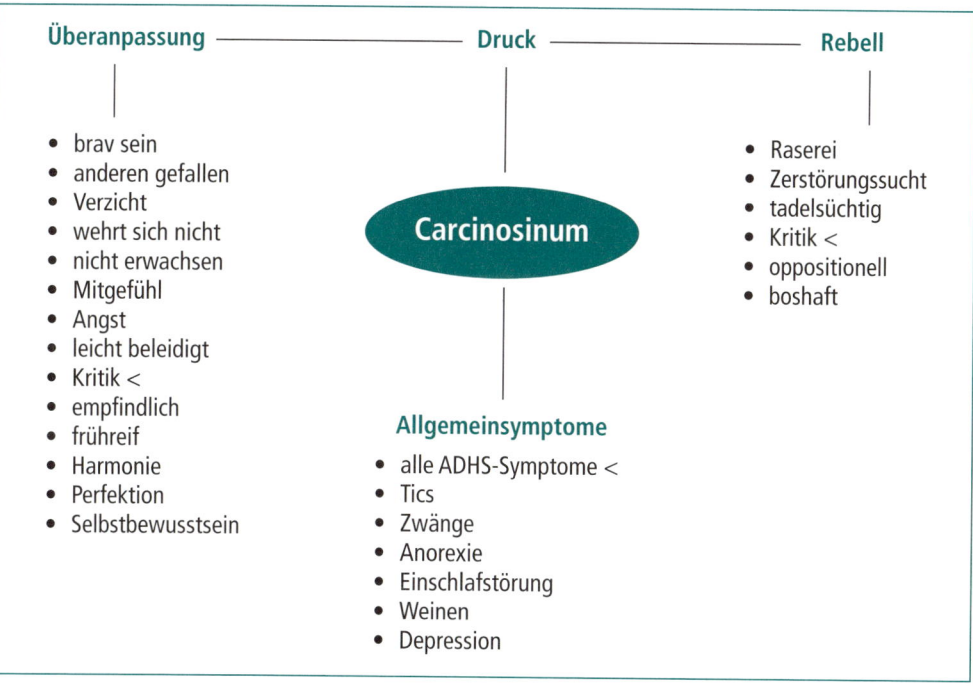

Abb. 3-20: *Carcinosinum* bei ADHS

Gefühle lösen. Oder die Kinder werden aggressiver und wehrhafter (vgl. *Staphysagria*).

Carcinosinum-Kinder kauen häufig an den Nägeln oder zupfen an der Nagelhaut.

Arsenicum album

Das zentrale Thema von *Arsenicum album* ist **Unsicherheit**.

> **Vithoulkas**
> „Der essentielle Prozess, der der Arsenicum-Pathologie zugrunde liegt, ist der einer tief sitzenden Unsicherheit, auf die sich ein Großteil der bekannten Arsenicum-Symptomatologie zurückführen lässt. Bei dieser Unsicherheit handelt es sich nicht um einen Mangel an Selbstvertrauen auf sozialer oder beruflicher Ebene, sondern um ein ganz fundamentales Gefühl von Verletzlichkeit und Wehrlosigkeit im Hinblick auf Krankheit und Tod."[32]

Es entsteht die typische **Egozentrik** von *Arsenicum album*. Da sie sich ihrer selbst nicht sicher sind, beziehen sie alles auf sich. Sie werden **besitzergreifend**, um so den Schutz zu bekommen, den sie aus sich heraus nicht finden können. Zwar können sie sich für andere einsetzen, tun dies jedoch vor allem, um dafür eine Gegenleistung zu bekommen.

Wie *Pulsatilla* gibt *Arsenicum album*, um hinterher nehmen zu können. Wie *Carcinosinum* ist *Arsenicum album* **perfektionistisch**. Dahinter stecken allerdings andere Motive: *Carcinosinum* strebt Perfektionismus an, um es allen recht zu machen, um zu gefallen. *Arsenicum album* sucht im Perfektionismus Halt und Struktur in einer unsicheren Umgebung. Die **innere Unsicherheit wird durch Ordnung der äußeren Welt kompensiert**.

Der Patient ist **pedantisch**, kann nicht ruhen, wenn Dinge nicht am richtigen Platz sind. Dies wird ständig kontrolliert, wobei darauf geachtet wird, dass sich die anderen genau an seine Regeln halten. **Zwänge** wie ständiges Händewaschen, Nägelbeißen, Zähneknirschen und Ess-Störungen wie Anorexie sind Ausdruck und Ventil des inneren Mangels.

Arsenicum album ist geprägt von seinen **Ängsten**. Herausragend ist die **Angst vor dem Alleinsein** und die hieraus resultierende **Angst um andere**. Die Gesellschaft anderer Menschen hat dabei die Funktion, für Schutz zu sorgen, die eigene Unsicherheit aufzuheben. Es geht nicht um Fürsorge für andere, sondern ständig um ihn. Angst und Unsicherheit sind die Ursache für die **ungeheure Unruhe** von *Arsenicum album*. Sie führt zu den typischen ADHS-Symptomen wie **Impulsivität**, **Konzentrationsmangel** und **Ablenkbarkeit** und äußert sich sowohl psychisch als auch motorisch.

---

[32] Vithoulkas G: Materia Medica Viva, Bd. III, S. 139.

3.6.4 Aufmerksamkeitsdefizit mit Angst und/oder Depression: Arzneimittelbilder/Kasuistiken

Arsenicum album ist auf allen Ebenen empfindlich. Der Patient ist häufig außerordentlich **empfindlich gegen alle Sinneseindrücke** wie Licht, Geräusche, Gerüche, Zugluft oder Schmerzen. Dies resultiert aus einer nervösen Übererregung. Empfindlich ist der Patient auch gegen Kritik und Tadel. Er reagiert **leicht beleidigt**. Hieraus resultiert eine ausgeprägte **Streitlust**, die zu grausamen Wutanfällen führen kann.

Die kompensatorische Reaktion auf seine Unsicherheit führt langfristig zur **Erschöpfung**, die sich oft in einer **abgrundtiefen Depression** äußert. Der Patient ergeht sich in **Selbstmitleid**, ist dabei **untröstlich** und äußert **Selbstmordgedanken**.

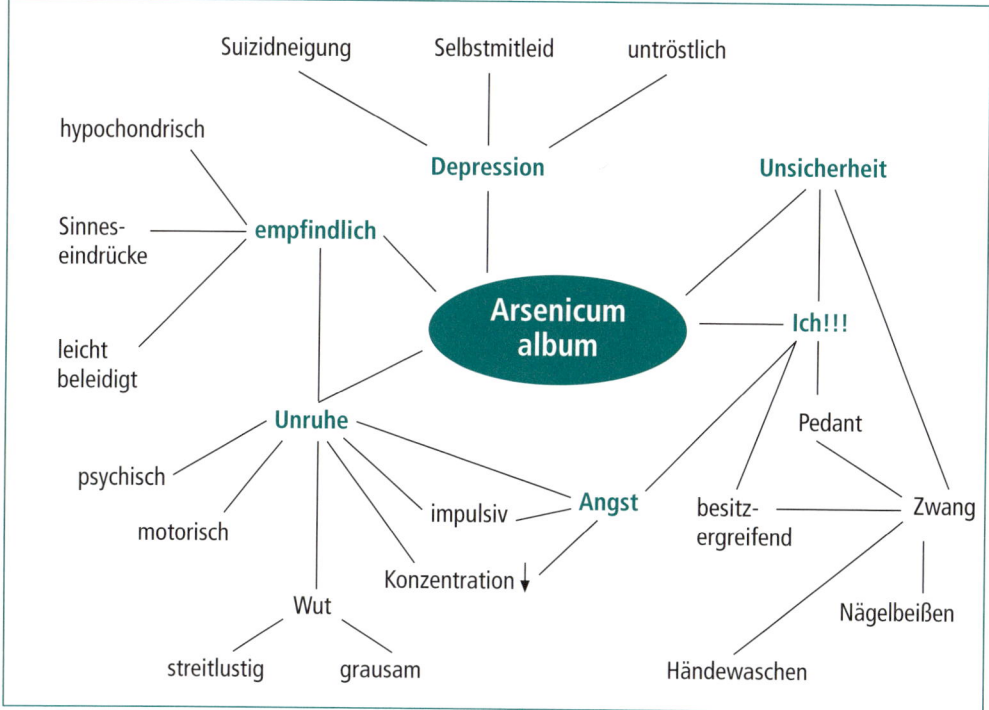

Abb. 3-21: *Arsenicum* album bei ADHS

Arzneimitteldifferenzierung

Phosphorus

(☞ 3.6.3, S. 198) Für *Phosphorus* sprachen die Ängste, die Empfindlichkeit gegen Sinneseindrücke und auch ein Teil der Nahrungsmodalitäten, z. B. das Verlangen nach Fisch.

Phosphorus zeigt jedoch häufiger eine schnelle Erschöpfung, bleibt nicht lange bei der Sache, ist sehr zerstreut. *Phosphorus* ist ebenfalls mitfühlend und hat Angst um andere. Diese Angst ist allerdings unspezifischer, nicht so selbstbezogen wie bei *Arsenicum album*.

Phosphorus stellt sich schreckliche Dinge vor, die dem anderen passieren könnten, erschaudert dabei und wendet sich ab, möchte sich damit lieber nicht auseinandersetzen. Der Einsatz, den Erich für seinen Klassenkameraden zeigte, ist eher untypisch für *Phosphorus*. *Phosphorus* hätte dem anderen voller Mitgefühl versichert, wie schrecklich es findet, was da passiert und wäre dann seiner Wege gegangen, da es das Unrecht dieser Welt nicht erträgt und sehen will.

Causticum

Auch *Causticum* ist in der Analyse hochwertig vertreten. Es zeigt ähnliche Ängste, ist empfindlich gegen Geräusche und Licht und kann sehr redselig sein.

Der Einsatz für den Klassenkameraden hätte eher für *Causticum* gesprochen. Hier müssen wir uns allerdings noch einmal Erichs Motivation anschauen: Er wollte, dass im Bedarfsfall das Gleiche für ihn getan würde. Bei *Causticum* wäre der Einsatz ohne diese Überlegung gekommen, da *Causticum* das Unrecht dieser Welt grundsätzlich nicht erträgt und dagegen angeht. *Causticum* hat ein sehr starkes idealistisches, soziales Empfinden und einen ausgeprägten Sinn für Gerechtigkeit.

Für *Causticum* hätte außerdem die nicht verarbeitete Trauer um den Vater gesprochen. *Causticum*-Patienten werden durch lang anhaltenden Kummer wie den Tod von geliebten Personen melancholisch und ziehen sich zurück.

Lycopodium

(☞ 3.6.2, S. 178) *Lycopodium* kann ähnliche Ängste und Empfindlichkeiten zeigen. Auch Legasthenie ist bei *Lycopodium* zu finden. Ticstörungen kommen ebenfalls bei *Lycopodium* vor, vor allem im Gesicht.

Das Auftreten von *Lycopodium* ist jedoch mehr dadurch bestimmt, den Mangel an Selbstbewusstsein durch Zurschaustellung angeblicher Stärken zu kompensieren.

Sulphur

(☞ 3.6.1, S. 147) Für *Sulphur* sprachen ebenfalls Ängste und Empfindlichkeit sowie das Erwachen durch das geringste Geräusch. Die ADHS-Symptome von *Sulphur* sind allerdings anders: Der hyperaktive Typ ist dominant und kann keinerlei Regeln einhalten. Der unaufmerksame Typ zeichnet sich durch abschweifende Gedanken aus, steht nicht so unter Druck.

Stramonium

Für *Stramonium* sprachen vor allem die Ängste, die seit frühester Kindheit bestehen. *Stramonium* ist auch indiziert bei psychoorganischem Hirnschaden, wie er zum Beispiel als perinatale Komplikation bei Erich zu postulieren war. *Stramonium* ist jedoch in seiner Äußerung sehr viel heftiger und motorisch deutlich unruhiger.

Calcium carbonicum

Calcium carbonicum ist durch eine ähnlich ängstliche Konstitution geprägt. Es arbeitet in der Schule ähnlich langsam und zielstrebig und wird unruhig, wenn es unter Druck gerät. Die nasale Sprache, verursacht durch ein hypertrophes lymphatisches Gewebe, kann *Calcium carbonicum* auch aufweisen. Die übrige Konstitution von Erich sprach allerdings nicht für *Calcium carbonicum*.

3.7 ADHS im Erwachsenenalter

Früher wurde angenommen, dass sich ADHS mit dem Eintritt in die Pubertät „auswächst". Inzwischen weiß man, dass zwei Drittel der Erwachsenen, die als Kinder ein ADHS hatten, auch im Erwachsenenalter mit der ADHS-Symptomatik zu kämpfen haben.[33]

Bei jeweils einem Viertel der erwachsenen ADHS-Patienten
- wird die Symptomatik so weit kompensiert, dass sich keine direkten Auswirkungen auf das tägliche Leben feststellen lassen,
- liegt eine Teilkompensation vor, so dass keine Therapie erforderlich ist,
- beeinträchtigt die Störung die Lebensqualität und die Alltagsplanung,
- ist die Störung nicht ausreichend kompensiert und bedarf therapeutischer Unterstützung.

3.7.1. Diagnostik

Bei der Diagnose von ADHS bei Erwachsenen spielen sowohl die akuten als auch frühere Symptome eine Rolle. Sie beruht vor allem auf der Lebensgeschichte des Patienten.

---

[33] Vgl. Resnick RJ: Die verborgene Störung – ADHS bei Erwachsenen.

Die ausführliche Diskussion über die ADHS-Symptomatik bei Erwachsenen führte u. a. zur Erarbeitung der **Wender-Utah-Kriterien der Aufmerksamkeitsdefizit-/Hyperaktivitätsstörung im Erwachsenenalter** (Wender 1995): Aufmerksamkeitsschwäche, motorische Hyperaktivität, Affektlabilität, desorganisiertes Verhalten, Affektkontrolle, Impulsivität, emotionale Überreagibilität (☞ Tab. 2-3). **Aufmerksamkeitsschwäche** und **motorische Hyperaktivität** sind als Kriterien für die Diagnosestellung immer erforderlich. Von den übrigen fünf Charakteristika müssen zusätzlich zwei weitere Punkte für eine sichere Diagnosestellung erfüllt sein.

Die Schwierigkeiten bei der Diagnosestellung des Erwachsenen-ADHS sind ähnlich wie bei der Diagnostik im Kindesalter (☞ 1.2.3 Schwierigkeiten bei der Diagnosestellung).

3.7.2 Behandlungskonzept

Auch die Therapie muss wie bei der Behandlung von Kindern und Jugendlichen multimodal angelegt sein. Aufgrund der frustranen Erfahrungen der Patienten ist mit langen Verläufen in der Behandlung zu rechnen.

Die Störung im Erwachsenenalter wird fast immer von Komorbiditäten wie Angsterkrankungen oder Depressionen begleitet. Eine im Erwachsenenalter fortbestehende ADHS-Störung erhöht v.a. das Risiko für Suchterkrankungen.[34] Es kann sich sowohl um Folgen des ADHS als auch um eigenständige Krankheiten handeln.

3.7.3 Kasuistiken

Kasuistik 12: Martin

Anamnese

❙ Erstvorstellung

Martin ist 25, als ich ihn kennen lerne. Er ist Student, wobei er diesen Status weit über die Regelstudienzeit gepflegt hat. Er steht vor dem Staatsexamen und sucht mich auf Empfehlung seiner Mutter auf, die mir im Vorfeld einige Informationen zu seinem Leben gegeben hatte.

Martins Vater starb kurz nach seiner Geburt. Mutter und Großmutter zogen den Jungen groß. Schon früh merkten die beiden, dass Martin „irgendwie anders war". In der Schule fiel er durch extreme Konzentrationsstörungen

---

[34] Vgl. Deutsche Gesellschaft für Psychiatrie, Psychotherapie und Nervenheilkunde (DGPPN): ADHS im Erwachsenenalter (Leitlinie), www.uni-duesseldorf.de/WWW/AWMF/ll/psypn14.htm

und eine sehr starke Ablenkbarkeit auf. Dabei war er ein intelligenter Junge. Er brachte sporadisch sehr gute Leistungen, die er aber nicht kontinuierlich halten konnte. Von Mutter und Großmutter gefordert und gefördert, schaffte Martin schließlich die Versetzung auf das Gymnasium, wo die Problematik allerdings noch deutlicher wurde. Die Unbeständigkeit in den Leistungen stellte die Lehrer vor ein Rätsel. Ein Lehrer sagte, er hätte durchaus die Fähigkeit unter den Besten zu sein, ihm fehle es nur an der Motivation.

In der achten und neunten Klasse wurde eine Kinder- und Jugendpsychiaterin aufgesucht, da Martin große Unlust und Konzentrationsstörungen beim Lernen hatte. Martin weigerte sich, eine Therapie durchzuführen: „Ich kann ja, wenn ich will, aber ich will ja nicht". Diese Einschätzung bestätigte sich auch bei mehreren Intelligenztests, die alle positiv ausfielen, allerdings sehr wechselnde Leistungen zeigten.

Die Schulzeit verlief weiterhin sehr problematisch. Mehrfach legte ihm seine Mutter nahe, von der Schule abzugehen, und eine Lehre zu machen, was er jedoch ablehnte. Mit viel professioneller und mütterlicher Nachhilfe schaffte er das Abitur.

Nach der Schule wollte er eine Ausbildung zum Förster machen. Zur Bewerbung ging er zwar korrekt, aber unpassend gekleidet im feinen Anzug und mit Straßenschuhen, was ihn aber nicht davon abhielt, schwungvoll die praktische Bewerbungsaufgabe, einen Graben auszuheben, in Angriff zu nehmen. Auf die Frage nach der Motivation, Förster zu werden, antwortete Martin etwas blauäugig, er habe auch Alternativen, da man heutzutage ja flexibel sein müsse. Schließlich erhielt er den Bescheid, dass er doch besser eine seiner zahlreichen Alternativen angehen solle.

Martin ist keinesfalls dumm oder einfältig. Allerdings entgehen ihm oft die wichtigen Informationen. Ein typisches Merkmal für die ADHS-Störung ist das fehlende Gespür für die feinen Zwischentöne, für nonverbale Kommunikation.

Ein Test beim Arbeitsamt bestätigte Martin seine Studierfähigkeit, worauf er sein Studium aufnahm. An der Universität gibt es weniger Leistungskontrollen als in der Schule, dafür sind die Anforderungen höher. Martin kam immer weiter in Verzug.

Die Mutter kannte die Probleme ihres Sohnes und versuchte, ihn zu motivieren, was aber nur den normalen Eltern-Kind-Konflikt im Rahmen des Abnabelungsprozesses verstärkte und bei Martin Trotzverhalten provozierte. In ihrer Verzweiflung schlug die Mutter mehrfach vor, er solle eine andere Ausbildung machen, was jedoch immer wieder ablehnte. Deshalb suchte die Mutter nach Hilfe von außen. Martin suchte einen Psychotherapeuten auf, der die Therapie allerdings nach einem dreiviertel Jahr abbrach. Der Therapeut sagte der Mutter, Martin habe eine krankhafte Arbeitsstörung und ein starkes Trotzverhalten, eine sehr geringe Frustrationstoleranz und eine unzutreffende Selbstbeurteilung. Martin habe während der Therapie das, was er im Studium versäumt hat, nicht nachgeholt. Er würde das Examen wahrscheinlich nie schaffen. Den Vorschlag des Psychiaters, morgens früh aufzustehen und zwischen acht und neun Uhr ohne Ablenkung in der Bibliothek zu lernen, habe er nicht angenommen. Bei keinem Studenten hätte er diese Schwierigkeiten so extrem festgestellt. Außerdem wolle Martin bei schönem Wetter sowieso nicht arbeiten, sondern das schöne Wetter genießen. Er fühle sich durch Martin nur an der Nase herumgeführt und wahrscheinlich würde Martin als Sozialhilfeempfänger enden. Dies habe er ihm auch selber gesagt.

Über die Lektüre des Buches „Zwanghaft zerstreut" (Hallowell und Ratey) und einige Umwege kam Martins Mutter schließlich an einen Spezialisten. Dieser diagnostizierte ADHS und verordnete eine medikamentöse Therapie mit Ritalin®, kombiniert mit einer Verhaltenstherapie. Von Ritalin® bekam Martin jedoch subjektiv sehr stark empfundene Nebenwirkungen und nahm das Medikament deshalb nicht oder nur sehr unregelmäßig ein. In der Psychotherapie wurde in erster Linie an dem schwierigen Mutter-Sohn-Verhältnis gearbeitet, was sicherlich wichtig war, aber Martin im Studium nicht weiterbrachte.

Behandlung

Kurz vor dem Examen kommt Martin in meine Praxis: Ein lausbübisch grinsender Strahlemann, humorig und offen – jemand, der es sofort versteht, meine Sympathie zu erobern. Neben der homöopathischen Behandlung ist auch ein Coaching erforderlich. Deshalb strukturieren wir zunächst die zu bewältigenden Aufgaben, machen eine grobe Aufstellung, bis zu welchem Termin welche Fachgebiete erarbeitet werden müssen und vereinbaren einen detaillierten Wochenplan.
Verordnung: *Phosphorus* C 200.

Verlauf

Eine Woche später

Vom vereinbarten Plan hat Martin knapp ein Drittel erledigt. Er druckst eine Weile herum, findet alle möglichen originellen Ausreden und Begründungen. Leicht irritiert mache ich mit ihm einen neuen Plan. Martin verspricht, diesmal alles zur vereinbarten Zeit zu erledigen.

Nach zwei Wochen

Martin strahlt fröhlich, erkundigt sich nach meinem Wohlbefinden, nach Frau und Kindern, macht einige Bemerkungen über das Wetter und lässt die

Ohren hängen, als ich ihn nach seinen Arbeitsergebnissen frage. Wieder hat er nur einen Bruchteil des vereinbarten Stoffs erledigt.

Auf meine Frage, ob wir die Behandlung abbrechen sollen, bricht es aus ihm heraus: „Bei mir funktionieren diese Pläne nicht. Einerseits baut es einen unheimlichen Druck auf, auf der anderen Seite habe ich ein merkwürdiges Hochgefühl, wenn ich sie nicht erfülle. Den ganzen Tag nehme ich mir vor, mich wirklich hinzusetzen. Aber kurz bevor mein Gesäß die Stuhlfläche berührt, fällt mir irgend etwas ganz Dringendes ein, z. B. dass der Hund ein neues Halsband braucht, ich eigentlich noch unbedingt diese oder jene Unterlage aus der Bibliothek benötige, oder dass der TÜV vom Wagen meiner Mutter in einem halben Jahr abläuft und das Auto deshalb dringend eine Generalüberholung braucht."

Die Mutter hatte mir berichtet, dass Martin vergleichbare Probleme im vorigen Semester bei einer schriftlichen Hausarbeit hatte. Auch hier hatte er bis zum letzten Moment alles vor sich hergeschoben, dann Tag und Nacht durchgearbeitet und nur knapp ein ausreichendes Ergebnis erzielt. Damals hatte er zwischenzeitlich Ritalin® genommen, allerdings nicht konsequent. Beide haben allerdings den Eindruck, dass die Medikation hilfreich war. Aus diesem Grund bespreche ich mit Martin eine zusätzliche Ritalin®-Behandlung.

Eine Woche später

Martin berichtet, dass er von Ritalin® vor allem nervös werde. Zwischenzeitlich habe er allerdings den Eindruck, sich besser konzentrieren zu können. Mittlerweile hat sich sowohl bei ihm als auch bei mir Frustration breit gemacht. Aus der Not heraus biete ich Martin an, er solle in der Praxis in einem Nebenraum lernen, wo er kaum abgelenkt und gleichzeitig Kontrolle und damit Druck von mir gegeben wäre. Martin stimmt zu.

Verordnung: *Carcinosinum* C 200.

Weiterer Verlauf über ein halbes Jahr

Jeden Morgen kommt Martin relativ pünktlich in die Praxis, verschwindet im Nebenraum und beginnt zu arbeiten. Jeden Abend vereinbaren wir das Pensum für den nächsten Tag, und in regelmäßigen Abständen präsentiert er mir seine Ergebnisse.

Bei dieser Präsentation zeigt er ein weiteres typisches ADHS-Verhalten. Lässt man ihm Raum dazu, schafft er es immer, vom eigentlichen Thema abzuschweifen und auf sein Lieblingsthema, die Hundezucht, zu kommen. Mithilfe von Mind-Maps gelingt es, Martin Strukturierungshilfe zu geben, damit er bei der Examensvorbereitung den roten Faden nicht aus den Augen verliert. Martin schafft das vereinbarte Pensum und legt die ersten Prüfungen erfolgreich ab. Wir hatten vereinbart, bei den schriftlichen Prüfungen jeweils drei Tage vorher mit einer zusätzlichen Ritalin®-Therapie (einmal täglich 10 mg) zu beginnen, um Überreaktionen zu vermeiden und gleichzeitig die Konzentrationsfähigkeit und die Ausdauer zu steigern. Für die mündlichen Prüfungen benötigt er überhaupt kein Ritalin®. Martin legt eine Prüfung nach der anderen mit guten bis befriedigenden Ergebnissen ab.

Ein Rückschlag ist das sehr schlechte Ergebnis einer schriftlichen Arbeit, bei der er eigentlich ein sehr gutes Gefühl hatte. Alles, was wir bis dahin an Motivation und Selbstbewusstsein aufgebaut hatten, stürzt in sich zusammen wie ein Kartenhaus. Weder gutes Zureden noch Appelle oder Hilfestellungen bringen uns weiter. Martin blockt vollständig ab. In dieser Situation schickt mir die Mutter einen Brief:

„Ich hatte gestern Abend noch ein längeres Telefongespräch mit meinem Sohn, in dem er seine ganze Verzweiflung zum Ausdruck brachte. Ich schreibe seine Not wörtlich nieder. Ihm falle es schwer zu arbeiten. Er habe hohe Ansprüche an sich, könnte seine Gedanken jedoch nicht umsetzen, nicht zu Papier bringen. Er lasse sich sehr leicht ablenken und könne sich selbst nicht mehr leiden. Am besten wäre es, wenn er sich umbrächte, dann gäbe es keine Schwierigkeiten mehr. Er könne mit seinen Fähigkeiten einfach nichts anfangen, weil er andererseits starke Defizite habe. Hilfe wolle er keine mehr annehmen, er müsse es alleine schaffen. Er wisse, dass er sich durch seine Haltung selbst schade. Er wisse, dass die Zeit jetzt sehr knapp sei, dennoch falle es ihm unendlich schwer, überhaupt Hilfe in Anspruch zu nehmen."

Daraufhin habe ich noch einmal ein längeres Gespräch mit Martin. Er fühlt sich vollkommen allein auf der Welt. Das Ritalin® helfe ihm überhaupt nicht weiter. *Carcinosinum* habe am Anfang gut gewirkt, aber seit der verpatzten Prüfung würde es auch nicht mehr helfen. Er fühle sich wie ein Rennwagen, der beim Starten durchdreht, es aber nicht schafft, die Kraft auf die Erde zu bringen.

Verordnung: *Carcinosinum* Q1 – Q4. Gute Wirkung bis zum Nichtbestehen der Prüfung.

Nach Rücksprache mit einem Kollegen wechsle ich das homöopathische Mittel und verordnete *Anacardium* C 200 und Q1 – Q 3. Martin selber beschreibt die Wirkung so, dass dadurch Licht am anderen Ende des Tunnels angegangen sei. Er nutzt die verbleibende Zeit zu sehr konzentriertem Lernen, bewältigt die vereinbarte Stoffmenge und besteht schließlich das Staatsexamen mit der Note 2,7.

Epilog

Das folgende berufliche Anerkennungsjahr in einer anderen Stadt wird ein Desaster. Getrennt von der vertrauten Umgebung und von der Mutter, schafft er es nicht, sein Berufsleben eigenverantwortlich zu organisieren. Auch die Prüfungsvorbereitungen überfordern ihn. Aus Verzweiflung über das erneute Scheitern in allen Prüfungen äußert er seiner Mutter gegenüber Suizid-Gedanken.

In dieser akuten Situation vermittle ich den Aufenthalt in einer psychosomatischen Klinik. Da er in den therapeutischen Sitzungen ruhig und empathisch dem Gruppengeschehen folgt, wird die Diagnose abgeändert in „Soziale Phobie", die Therapie geht in Richtung Aufarbeitung des Mutter-Sohn-Konfliktes. Martin hält sich jedoch nicht an die Regeln der Klinik, erscheint nicht zu den Sitzungen, brennt mit einer Mitpatientin durch und wird daraufhin vorzeitig aus der Klinik entlassen.

Verordnung: Wiederholung von *Carcinosinum* in der Potenz C 1000.

Daraufhin setzt eine sehr positive Entwicklung ein. Martin sieht ein, dass die angefangene Ausbildung nicht für ihn geeignet ist und bricht sie ab. Er beginnt ein Aufbaustudium, das seiner Persönlichkeit weit mehr liegt. Zurzeit (2004) legt er erfolgreich die Prüfungen ab – ohne Hilfe von außen. Bis heute ist die Symptomatik so weit kompensiert, das keine weitere Mittelgabe erforderlich war.

Essenz Kasuistik 12 (Martin)

Ausgangssituation

Martin kommt im Alter von 25 Jahren zur Erstvorstellung. Die ADHS-Symptomatik zeigt sich in vielen kleinen Verhaltensauffälligkeiten. Er ist unfähig, aus dem Erlebten zu lernen und Konsequenzen für seine weitere Entwicklung zu ziehen. Er steht kurz vor dem Examen.

Familie

Martins Mutter leistet ihm Hilfestellung, wo sie nur kann. Dennoch ist der Konflikt zwischen Mutter und Sohn von zentraler Bedeutung.

Aussehen und Kontakt

Sympathisch. Rothaarig, schlank. Wirkt trotz seiner 25 Jahre noch sehr kindlich.

Körperliche und allgemeine Symptome

Schnelles Wachstum in der Kindheit und Adoleszenz, häufiger Nasenbluten. Kälteempfindlich, aber Verlangen nach Eiscreme, großer Durst auf kalte Getränke. →

> **I Gemütssymptome**
>
> Kann keine Prioritäten setzen; lässt sich leicht ablenken. Schwaches Selbstwertgefühl. Schiebt Anforderungen bis zur letzten Minute hinaus. Kann nicht strukturiert handeln. Starke innere Anspannung, unterdrückte Gefühle. Einschlafstörungen, Prüfungsangst, Perfektionismus, Versagensangst.
>
> **I Verordnung**
>
> *Phosphor* C 200. *Carcinosinum* C 200 und Q1–Q4. *Anacardium* C 200 und Q1–Q 3. *Carcinosinum* C 1000.
>
> **I Beobachtungszeitraum**
>
> Fünf Jahre.

Fallanalyse

Vor allem die **Sympathie**, die Martin bei mir bei seinem Erstbesuch weckte, ließ sofort an *Phosphorus* denken, was durch die körperlichen Symptome bestätigt wurde.

Phosphorus als Erstverordnung brachte jedoch keine Wirkung. Ritalin zeigte keine Effekte außer einer Verstärkung der Nervosität.

Von zentraler Bedeutung – vor allem mit Blick auf das Verhältnis zwischen Mutter und Sohn – war die **Problematik des „Erwachsen-Werdens"**, eines der Hauptthemen von *Carcinosinum* bei schon Erwachsenen. Martin entsprach dem aggressiveren *Carcinosinum*-Typ. Für *Carcinosinum* sprachen außerdem sein Perfektionismus, die Einschlafstörungen, das Chaotische, die ausgeprägte Tierliebe und einige Nahrungsmodalitäten.

Carcinosinum brachte eine deutliche Besserung in der ADHS-Symptomatik, half auch bei der Prüfungsangst und leitete den ersten positiven Entwicklungsabschnitt ein.

In der Phase der Frustration und aufkommenden Panik, nachdem Martin die wichtige Prüfung an der Universität nicht bestanden hatte, half *Carcinosinum* nicht weiter. Aufgrund des Leitthemas **„Prüfungsangst"** gab ich daraufhin *Anacardium*, das auch andere Bereiche des Falls abdeckte wie z. B. Minderwertigkeitsgefühl oder Konzentrationsschwäche, aber nicht bei der Bewältigung der praktischen Anforderungen während des Anerkennungsjahres half.

Da der Druck von außen sehr groß war, brachte auch *Carcinosinum* bis zur Q-4-Potenz nur eine geringe Symptomreduzierung, leitete aber Martins **berufliche Entscheidungsfindung** und den **Loslösungsprozess von seiner Mutter** ein.

3.7 ADHS im Erwachsenenalter

Tab. 3-13: Ergebnis RADAR-Analyse Kasuistik 12

Nr.	Symptom	
1.	Allgemeines – Längenwachstum, zu schnelles	1
2.	Nase – Nasenbluten	1
3.	Nase – Nasenbluten – Blut (Eigenschaften) – hellrot	1
4.	Allgemeines – Speisen und Getränke – Eiscreme – Verlangen	1
5.	Brust – Herzklopfen – stürmisch, heftig, vehement, ungestüm	1
6.	Allgemeines – Speisen und Getränke – kalte Getränke, kaltes Wasser – Verlangen	1
7.	Gemüt – froh – donnert und blitzt, wenn es	1
8.	Gemüt – Erwartungsspannung – Prüfungen, vor	1
9.	Gemüt – Furcht – Versagen, Misserfolg, vor dem – Prüfungen, bei	1
10.	Gemüt – Tiere – liebt Tiere, Tierliebe	1

	1 phos	2 calc	3 ars	4 carc	5 puls	6 sep	7 sil	8 sulph	9 arg-n
	25	23	17	17	16	16	16	16	15
1.	X	X	–	–	–	–	X	–	–
2.	X	X	X	X	X	X	X	X	X
3.	X	X	X	–	X	X	X	X	–
4.	X	X	X	X	X	–	X	X	X
5.	X	X	X	X	X	–	X	X	X
6.	X	X	X	X	X	X	X	X	X
7.	–	X	–	X	–	X	–	–	–
8.	–	–	–	X	–	–	X	–	X
9.	–	–	X	X	–	–	X	–	X
10.	X	X	–	X	X	–	–	X	–

Fazit

Die lange Zeit geltende Meinung, dass ADHS ausschließlich ein Problem von Kindern sei, lässt sich nicht aufrechterhalten. Der Fall von Martin macht dreierlei deutlich:
1. ADHS wächst sich nicht mit der Pubertät aus.
2. Überdosierte wohlmeinende Hilfe von außen kann bei Patienten mit ADHS-Störung zu Überforderung im kritischen Bereich führen.
3. Das passende homöopathische Mittel bessert die ADHS-Symptomatik und unterstützt den Entwicklungsprozess des Patienten.

Arzneimittelbilder

Carcinosinum

(☞ 3.6.4, S. 223) *Carcinosinum* vereint zwei unterschiedliche Verfassungen: **Anpassung** und **Aggression**. Martin ist ein Vertreter des eher aggressiven

Typs. Auf Druck von außen reagiert dieser Typ mit Trotz, Wut und **Destruktivität** (Vithoulkas[35]).

Tadel und **Kritik** sind für sie **unerträglich**. Wenn sie von ihren Eltern oder Verwandten durch eine Bemerkung, die als Vorwurf aufgefasst werden kann, provoziert werden, fühlen sie sich ungeheuer beleidigt und verletzt und reagieren mit **Aggressionen** bis hin zu **verbaler oder körperlicher Gewalt**. Sie sind sehr reizbar, geraten leicht in Zorn und neigen zu **destruktiven Ausbrüchen**. In ihrem Zorn sind sie wie Bulldoggen. Dabei nehmen sie überhaupt **keine Rücksicht auf die Gefühle anderer**. Oft sind sie brutal und grob in ihrem Verhalten gegenüber Verwandten, aber nett zu Fremden.

Das zugrunde liegende Problem ist das Gefühl von **Wertlosigkeit**, das **Verlangen, anerkannt** und **geliebt zu werden**. *Carcinosinum*-Kinder dieses Typs bewegen sich in einem Teufelskreis: aufgrund ihres Verhaltens bekommen sie nicht genug Anerkennung und Unterstützung von den Eltern, das Kind spürt die Ablehnung, fühlt sich umso mehr verletzt, reagiert noch aggressiver auf Kontrolle und Unterdrückung usw.

Anacardium

Anacardium eignet sich gut als Mittel zur Behandlung von ADHS mit oppositionellem Verhalten. In diesem Fall wurde es in erster Linie wegen der Prüfungsangst und der heftigen Reaktion auf die durchgefallene Prüfung verordnet.

Anacardium hat viele Ähnlichkeiten mit *Lycopodium* (☞ 3.6.2, S. 178), allerdings mit einer Steigerung der Symptomatik. *Anacardium* ist wie „*Lycopodium* hoch Zwei".

Es ist gekennzeichnet durch ein **unstillbares Verlangen nach Aufmerksamkeit** und **Anerkennung**. Die Patienten haben ein **ausgeprägtes Minderwertigkeitsgefühl**, das sie an ihrem Existenzrecht zweifeln lässt.

Sie leiden an ständigen **Versagensängsten** und geraten leicht unter **Leistungsdruck**. Ihr vergebliches Bemühen, dem Druck standzuhalten, führt zu einer starken **Frustration**. Hinzu kommt ihre **Empfindlichkeit**. Sie vertragen keine Kritik und sind sehr **schnell beleidigt**. Kompensatorisch entwickeln sie ein **aufgeblasenes Ego**, das im Widerspruch zu ihrem Selbstbild steht.

Diese Gegensätzlichkeit drückt sich auch in der deutschen Übersetzung von *Anacardium* aus: Elefantenlaus.

Anacardium hat das **Gefühl, von zwei Willen beherrscht zu werden**. *Anacardium*-Patienten gehen mit gutem Willen an die Arbeit, schaffen es aber nicht, dabei zu bleiben. In Abhängigkeit von ihrer jeweiligen Stimmungslage **wechseln sie dauernd ihre Ansichten**.

---

[35] Vithoulkas G: Materia Medica Viva, Bd. VII, S. 156 f.

3.7 ADHS im Erwachsenenalter

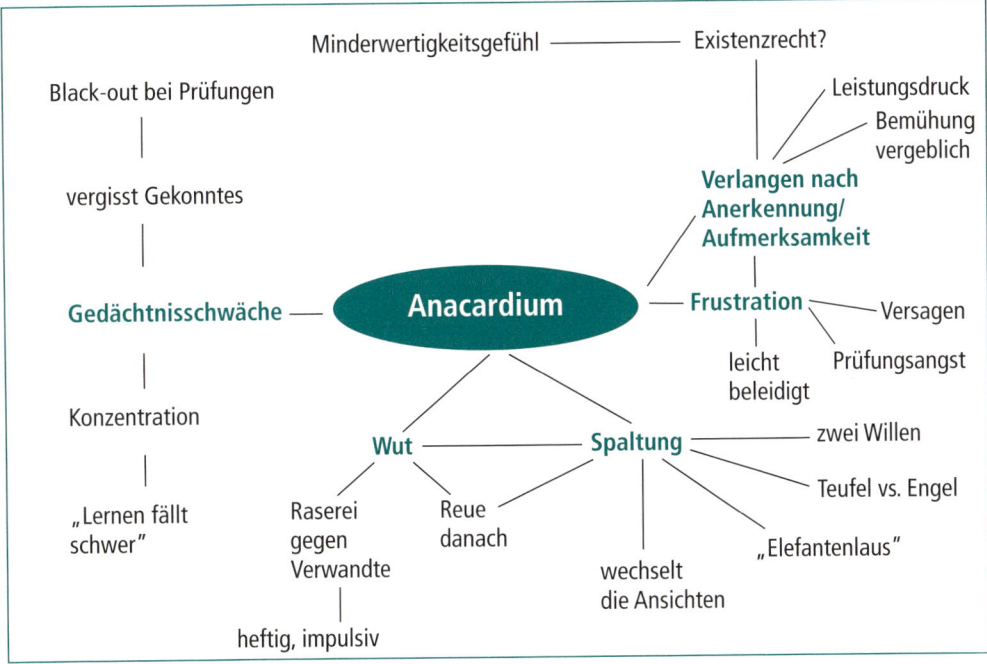

Abb. 3-22: *Anacardium* bei ADHS

Vermeintlicher oder tatsächlicher Mangel an Anerkennung, die daraus resultierende Frustration und die emotionale Empfindlichkeit führen zu heftigen **Wutanfällen** bis hin zur **Raserei**. Sie sind heftig und impulsiv vor allem gegen Personen, die ihnen nahe stehen. Auf Raserei folgt schnelle **Reue**. Der Schaden, den sie angerichtet haben, tut ihnen leid.

Anacardium-Patienten leiden an **Gedächtnisschwäche** und **Konzentrationsstörung**. Das Lernen fällt ihnen schwer. *Anacardium* ist ein hervorragendes Mittel bei Prüfungsangst, vor allem wenn die Gefahr von Black-outs besteht.

Arzneimitteldifferenzierung

In erster Linie kam – auch wenn es nicht in der ersten RADAR-Analyse enthalten war (☞ Tab. 3-13) – *Lycopodium* in Betracht, das ein ähnliches Verhalten im Umgang mit vertrauten Personen und mit der Außenwelt zeigt (☞ 3.6.2, S. 178).

Kasuistik 13: Rolf

Anamnese

Erstvorstellung

Rolf ist 20 Jahre alt, als er sich auf Betreiben seiner Mutter in der Praxis vorstellt. Er ist hoch gewachsen, schlank, athletisch. Ein ausgesprochen sympathischer Harry-Potter-Typ. Er ist offen, freundlich, zuvorkommend, kooperativ, humorvoll und von hoher sozialer Kompetenz.

Er berichtet: „Ich habe Probleme mit meinem Kurzzeitgedächtnis. Laufend vergesse ich Sachen, die ich gerade angefangen habe. Ich mache eigentlich immer nur, was mir Spaß macht. Was keinen Spaß macht, übergehe ich geflissentlich. Ich neige zur Lustlosigkeit, auch schon früher in der Schule. Ich bin sehr ungeschickt und habe zwei linke Hände.

Diese Symptome habe ich schon länger. Bei meiner beruflichen Ausbildung behindern sie mich jetzt besonders. Meine Eigenmotivation ist gleich Null. In der Berufsschule tue ich für manche Fächer überhaupt nichts. In der Ausbildung mache ich immer wieder die gleichen Fehler, vor allem bei Kleinigkeiten, die mein Gehirn nicht registriert. Ich vergesse zum Beispiel permanent einen Schlüssel, den alle brauchen, wieder an eine bestimmte Stelle zurückzuhängen.

Häufig grüble ich über meine Fehler, was mich regelrecht depressiv macht. Darüber hinaus schätze ich manche Situationen völlig falsch ein. Wenn ich denke, dass ich etwas mit Links schaffe, mich sogar unterfordert fühle, dann sind die Ergebnisse leider gar nicht so berauschend. Manchmal möchte ich mich geradewegs in den Mülleimer werfen."

Bericht der Mutter

Rolf war schon als Säugling extrem unruhig. Motorisch hatte er schon immer große Schwierigkeiten. Er lernte sehr spät zunächst Sprechen und später Laufen. Schon sehr früh war durch den Kinderarzt ADHS diagnostiziert worden. In der Schule mogelte er sich durch und blieb immer unter seinen Möglichkeiten. Der Realschulabschluss war befriedigend.

Nach der Realschule will er nach dem Vorbild der Schwester unbedingt Abitur machen. In der Hoffnung auf eine intensive Lehrerbetreuung schicken ihn die Eltern auf ein Aufbaugymnasium mit Internat. Rolf hält sich jedoch nicht an die Internatsregeln, lernt nicht und nimmt die angebotene Hilfe nicht in Anspruch. Nach eigener Aussage hat er aber viel Spaß mit seinen Mitschülern. Nach einem Jahr wird er wegen mangelhafter Leistungen und aufgrund seines Verhaltens expediert.

Danach beginnt er ein freiwilliges soziales Jahr in einem Behindertenheim. Seinen Dienst geht er locker an. Immer wieder gibt es Ärger mit der Aufsicht.

Seine damalige Freundin nimmt ihn stark in Anspruch. Er kommt zu spät, schwänzt und tauscht andauernd seinen Dienst. Er macht Fehler bei der Betreuung der Behinderten. Einerseits wegen seiner Ungeschicktheit, andererseits weil er körperlich übermüdet ist. Nach einem halben Jahr legt ihm der Heimleiter nahe, sich nach einer anderen Tätigkeit umzusehen.

Das Arbeitsamt vermittelt ihm ein Praktikum in seinem jetzigen Ausbildungsbetrieb. Auch dort gibt es Schwierigkeiten. Er fällt von der Leiter, ist in seinen Aktionen zu hektisch, zu durcheinander, zu unstrukturiert. Rolf hat ein schlechtes Körpergefühl. Er ist ungeschickt, hat eine gestörte Feinmotorik, einen entweder erhöhten oder erniedrigten Muskeltonus. Die Koordination zwischen Hand und Auge ist mangelhaft. Er lässt Gegenstände fallen oder macht sie kaputt. Selbstüberschätzung und motorische Schwierigkeiten hatten die „Verlustquote" des Unternehmens nicht unerheblich erhöht. Der Ausbilder hatte deshalb die Eltern darauf hingewiesen, dass nichts Weiteres vorfallen dürfe.

Rolfs Leistungen in der Berufsschule sind gut, allerdings bleibt er hinter seinen Möglichkeiten zurück. Auch hier neigt er zu Selbstüberschätzung und Oberflächlichkeit. Seine schriftlichen Arbeiten sind inhaltlich ansprechend, aber unstrukturiert und flapsig formuliert. Ihm fehlt das Gespür dafür, wie man beim Anderen ankommt, und der Sinn für die feinen Zwischentöne.

Rolf ist nicht sehr ausdauernd, kann nicht lange zuhören. Gesagtes nimmt er nur schlecht auf und vergisst vieles wieder. Aus negativen Erfahrungen kann er nicht lernen.

Er ist unruhig und immer auf dem Sprung. Sein Zeitgefühl ist schlecht ausgeprägt. Wenn er unter Zeitdruck arbeiten muss, gerät er in Panik. Er ist unordentlich und findet nie, was er braucht.

Verbal kann er fast alles. Er ist cool und neigt dazu zu prahlen. Sein aktuelles Hobby ist Bodybuilding. Wünsche kann er nicht zurückstellen. Wenn er etwas will, braucht er es sofort. Er gibt viel Geld aus und macht Schulden. Der Vater hat dabei die Funktion einer „Privatbank" übernommen.

Rolf kann sich sehr schlecht an Regeln halten. Anweisungen führt er oft nur unzureichend aus. Er ist launenhaft und schnell frustriert, dabei labil und leicht zu beeinflussen. Vor einigen Jahren kam es zu kleineren Diebstählen, was in seiner damaligen Clique zu den Mutproben zählte. Meistens war er derjenige, der erwischt wurde.

Er gönnt sich keine Pause oder Ruhe, auch wenn er schon total erschöpft ist. Ein besonderes Kennzeichen ist seine Schmerzunempfindlichkeit. Als Kind und Jugendlicher hatte er viele Unfälle. Er hat überhaupt kein Gefahrenbewusstsein.

Rolf wurde ein halbes Jahr mit Ritalin® behandelt. Die Therapie zeigte allerdings keine Wirkung und wurde abgebrochen.

I Behandlung

Verordnung: *Sulphur* M, folgend LM-Potenzen aufsteigend ab LM III.
Neben der homöopathischen Behandlung ist bei Rolf ein verhaltenstherapeutisches „Coaching" dringend erforderlich. Ziel des Trainings ist es, Strategien zu vermitteln, die ihm bei der Bewältigung des beruflichen Alltags helfen.
Zur Abklärung seiner motorischen Ungeschicklichkeit wird eine ergotherapeutische Diagnostik und Therapie eingeleitet.
Im „Coaching" analysieren wir die häufigsten Fehler im beruflichen Alltag. Rolf bekommt die Aufgabe, mithilfe von Lach- und Weingesichtern das Auftreten dieser „Schusseligkeiten" täglich zu protokollieren. Auch seine Schwächen in der Berufsschule werden in Angriff genommen. Wir vereinbaren, dass Rolf zur Verbesserung seiner schriftlichen Leistungen Probearbeiten erstellen soll.

Verlauf

Zu den vereinbarten Terminen kommt Rolf selten pünktlich, häufiger aber eine Woche zu spät oder zwei Wochen zu früh. Das Protokoll seiner beruflichen Erfolgserlebnisse bzw. Zerstreutheiten mittels Wein- und Lachgesichtern füllt er zwar gewissenhaft, mit der Zeit allerdings erst „retrospektiv" am Wochenende aus.
Im Umgang mit seinen Freunden hat er zunächst noch Schwierigkeiten, Grenzen zu ziehen: Bei einem Kartenspiel wird vereinbart, dass sich der Verlierer „zur Strafe" eine Zigarette auf der Hand ausdrücken muss. Rolf ist der einzige, der sich an diese Vereinbarung hält. Als Rolfs Einstellung gegen diese Art von Manipulation zunehmend kritischer wird und sein Selbstbewusstsein zunimmt, trennt er sich von der Clique.
Die vereinbarten Probearbeiten – an einem Aufsatz arbeiten wir über drei Monate – schreibt Rolf mit Engagement, Geduld und großer Kritiktoleranz. Das Feedback aus Schule und Ausbildungsbetrieb wird zunehmend besser, die gezückte „gelb-rote Karte" verschwindet wieder in der Tasche des Lehrherren, die Schulnoten verbessern sich deutlich.

Essenz Kasuistik 13 (Rolf)

I Ausgangssituation

Rolf ist ein spontaner, impulsiver junger Mann. Zum Zeitpunkt der Erstanamnese ist er 20 Jahre alt. Die Impulsivität kann Züge von Unbesonnenheit annehmen, die sich im Umgang mit anderen Menschen, mit seinen Aufgaben sowie mit finanziellen Dingen äußert. Er hat massive Probleme in der Berufsausbildung. →

I Allgemeinsymptome

Starkes Verlangen nach Joghurt, Gemüse, Salat; trinkt sehr gerne Milch.

I Bisherige Entwicklung

Protrahierte Geburt; Geburtsgewicht: 5000 Gramm; großer Kopfumfang. Gestörte sensorische Integration seit der Geburt.
Entwicklungsverzögerung, die verschiedenen Entwicklungsschritte erfolgten nicht parallel.

I Körperliche Symptome

Schwach ausgebildete Rückenmuskulatur; schlechte Körperhaltung, die er durch Bodybuilding kompensiert.
Eine Varikozele musste vor einiger Zeit operiert werden. Zähneknirschen im Schlaf. Sehr trockene, seborrhoische Haut.

I Gemütssymptome

Auffallend mangelhaftes Kurzzeitgedächtnis; es passieren ihm immer wieder die gleichen Fehler. Konfuse und unstrukturierte Handlungsplanung.
Er wirkte oft geistesabwesend. Dieser Eindruck wurde durch seine langsame Art zu antworten verstärkt.
Nach außen scheinbar unbekümmerter Umgang mit seinen Problemen, jedoch innerlich verzweifelt und grüblerisch. Leicht beeinflussbar, mangelnde Abgrenzung gegen andere.

I Verordnung

Sulphur M, LM III aufsteigend.

I Beobachtungszeitraum

Ein Jahr.

3 Homöopathische Behandlung

Fallanalyse

Tab. 3-14: Ergebnis RADAR-Analyse Kasuistik 13

#	Symptom		
1.	Männliche Genitalien – Varikozele	2	26
2.	Gemüt – antworten – langsam	1	35
3.	Gemüt – Gedächtnis – Gedächtnisschwäche – Alltägliches, für	1	2
4.	Gemüt – Gedächtnis – Gedächtnisschwäche – tun wollte, für das, was er gerade	1	35
5.	Gemüt – Gleichgültigkeit, Apathie – geschäftliche Angelegenheiten, gegen	1	19
6.	Gemüt – Finanzen – Unfähigkeit zum Umgang mit	1	4
7.	Gemüt – unbesonnen – Geschäfte, über	1	1
8.	Gemüt – geistesabwesend – Arbeit, bei der	1	1
9.	Gemüt – unbesonnen	1	87
10.	Gemüt – spontan, impulsiv	2	35
11.	Allgemeines – Speisen und Getränke – Joghurt – Verlangen	1	3
12.	Allgemeines – Speisen und Getränke – Gemüse – Verlangen	1	16
13.	Allgemeines – Speisen und Getränke – Salat – Verlangen	1	7
14.	Allgemeines – Speisen und Getränke – Milch – Verlangen	1	45
15.	Allgemeines – widersprüchliche und abwechselnde Zustände	1	37
16.	Gemüt – Stimmung, Laune – veränderlich	1	165
17.	Zähne – Zähneknirschen – Schlaf, im	2	44
18.	Gemüt – brütet, grübelt	1	50

	1. sulph	2. puls	3. ars	4. ign	5. sep	6. bell	7. merc	8. aur	9. calc	10. ph-ac	11. tub	12. lach	13. lyc	14. nat-m	15. nux-v	16. verat	17. acon	18. alum
	30	29	28	28	27	24	23	22	21	21	21	19	19	19	19	19	17	17
1.	x	x	–	–	x	x	–	x	x	x	–	x	x	–	x	–	–	–
2.	x	–	x	–	x	–	x	–	–	x	–	–	x	–	–	–	x	–
3.	–	–	–	–	–	–	–	–	–	–	–	–	–	–	–	–	–	–
4.	x	–	–	–	–	x	–	–	–	–	–	–	–	x	–	–	–	–
5.	x	x	–	–	x	–	–	x	x	–	–	–	–	–	–	–	–	–
6.	–	x	x	–	–	–	–	–	–	–	–	–	x	–	–	–	–	–
7.	–	–	–	–	–	–	–	–	–	–	–	–	–	–	–	–	–	–
8.	–	–	–	–	–	–	–	–	–	–	–	–	–	–	–	–	–	–
9.	x	x	–	x	x	x	–	–	x	x	x	x	x	x	x	–	–	x
10.	–	x	x	x	x	–	x	x	–	–	–	x	–	x	x	–	x	x
11.	–	–	–	–	–	–	–	–	–	–	–	–	–	–	–	–	–	–
12.	x	–	x	–	–	–	–	–	–	–	–	–	–	–	–	–	–	x
13.	–	–	–	–	–	–	–	–	–	–	–	–	–	–	x	–	–	–
14.	x	–	x	–	–	x	x	x	x	x	–	x	x	x	–	–	–	–
15.	–	x	–	x	x	–	–	–	–	x	–	–	x	–	–	–	–	x
16.	x	x	x	x	x	x	x	–	x	x	x	x	x	x	x	–	x	x
17.	x	–	x	x	x	x	–	–	x	–	x	–	–	–	–	x	x	–
18.	x	–	–	x	x	–	x	x	x	–	x	x	–	x	x	x	x	x

Fazit

ADHS wächst sich nicht automatisch aus, sondern kann als Störung ein Leben lang bestehen bleiben (☞ auch Kasuistiken 12, 14, 15). Für Heranwachsende besteht die Gefahr, auf der Suche nach Anerkennung auf die schiefe Bahn abzugleiten.

Ein mehrdimensionales Behandlungskonzept kann den Patienten unterstützen, eventuelle Schieflagen auszugleichen und Strategien zu entwickeln, mithilfe derer er seine intellektuellen Fähigkeiten besser ausschöpfen kann.

Arzneimittelbild Sulphur

(☞ 3.6.1, S. 147)

Arzneimitteldifferenzierung

Die Arzneimittel aus der RADAR-Analyse waren keine Alternative. Gesucht war ein Mittel, das eine deutliche Entwicklungsretardierung zeigt.

I Carcinosinum

(☞ 3.6.1, S. 223) Für *Carcinosinum* sprach, dass bei Rolf der Prozess des Erwachsenwerdens trotz seines biologischen Alters bei weitem nicht abgeschlossen war. Auch mit Anfang 20 benötigte er noch Strukturierungshilfe und Unterstützung von außen. Das Problem des Erwachsenwerdens war allerdings nicht das Hauptthema, sondern Folge einer Gedächtnisschwäche.

I Phosphorus

(☞ 3.6.3, S. 198) Hinweise auf *Phosphorus* waren die langsame Art zu antworten, die scheinbare Oberflächlichkeit, sein Durst auf kalte Getränke, insbesondere auf kalte Milch und das späte Sprechen- und Laufenlernen.

Auf der Gemütsebene zeigt *Phosphorus* Mitgefühl und Sensibilität und hat Schwierigkeiten sich abzugrenzen, was sich bei Rolf vor allem im Umgang mit seinen Freunden zeigte. *Phosphorus* zeigt jedoch eine größere Ängstlichkeit.

I Agaricus

(☞ 3.6.1, S. 155) *Agaricus* zeigt die Entwicklungsverzögerung und das inadäquate, kindische Verhalten. Dafür fehlte der *Agaricus*-typische Erregungszustand.

I Opium

(☞ 3.6.3, S. 206) *Opium* wäre in Anbetracht des protrahierten Geburtsverlaufs und der danach auftretenden Symptomatik (s.o. Verlauf) indiziert gewesen. Als Zwischenmittel hätte es möglicherweise die begleitende Ergotherapie beschleunigt und die Wahrnehmungsstörungen positiv beeinflusst.

Kasuistik 14: Tessa

Anamnese

| Erstvorstellung

Tessa ist 37 Jahre alt, als sie sich in der Praxis vorstellt. Sie leidet akut unter Angstzuständen und Panikattacken, die es ihr teilweise unmöglich machen, das Haus zu verlassen. Selber ein Auto zu fahren, ist ihr seit fünf Jahren unmöglich. Fährt sie bei jemand mit, erlebt sie jedes Mal „Todesängste."
Die Ängste sind körperlich spürbar, sie steigen als brennendes Gefühl in ihr auf, erstrecken sich auf Brustkorb, Arme und Kopf. Dabei hat sie Herzklopfen. Die Angst wird durch Alkohol oder Kaffee verstärkt.
In ihrem Kopf dreht sich ununterbrochen ein Gedanken-Mühlrad. Sie grübelt über viele Kleinigkeiten, alles geht ihr nach. Ständig wird sie geplagt von einem schlechten Gewissen, was sie alles falsch gemacht hat.
Sie ist sehr empfindlich gegen Kritik und leicht beleidigt. Als zum Beispiel auf dem nahen Spielplatz eine Mutter etwas Negatives über ihren Sohn gesagt hat, ist sie danach nie wieder hingegangen, obwohl der Spielplatz schön und für sie günstig gelegen ist.
Die Angstzustände begannen in der Kindheit, wurden aber erst ab dem 27. Lebensjahr behandelt. Sie bekam über mehrere Jahre in aufsteigenden Dosierungen IMAP® und Antaris®.
Vor knapp zwei Jahren wurde bei ihr ein ADHS festgestellt. Seitdem nimmt sie Ritalin® – zum Zeitpunkt der Erstanamnese nimmt sie bis zu fünfmal täglich 10 mg Ritalin® (alle drei Stunden eine Tablette).

| Vorgeschichte

Als Kind war sie in ihrer Familie immer die „Ausgeflippte", sie meldete sich lautstark zu Wort und gab auf dem Spielplatz immer den Ton an. Mit anderen Kindern hatte sie leicht Streit, war eifersüchtig auf ihre Schwester. Sie schlug, biss und kniff. Dabei musste sie aufpassen, dass sie nicht von den Müttern oder großen Geschwistern der anderen erwischt wurde.
Ihr Vater war Alkoholiker und schlug sie viel. Auch der Mutter rutschte die Hand aus. Schon als Kind war sie extrem dünn. Seit sie Ritalin® nimmt, hat sie weitere sechs Kilo abgenommen. Sie kann große Mengen essen, ohne auch nur ein Gramm zuzunehmen.
Kindergarten und Schule waren für sie schrecklich, sie kam mit niemand zurecht. Nach der Hauptschule machte sie eine Ausbildung zur Sekretärin und schaffte es, sich in ihrem Beruf halbwegs zu organisieren. Sie war aber froh, als sie ihren Mann kennen lernte, ihr erstes Kind bekam und nicht mehr berufstätig sein musste.

Tessa hat zum Erstgespräch eine lange Symptomenliste mitgebracht, damit sie nichts vergisst. Darauf steht „Ekel vor Krankheit". Auf Nachfrage kann sie das Gefühl nicht genau spezifizieren. Sie findet jede Hautkrankheit Ekel erregend. Als sie dies sagt, schüttelt es sie aus Abscheu allein bei dem Gedanken. Sie haben sogar ihr Haus umgebaut, weil darin „Milben sein könnten, die so etwas hervorrufen".

Behandlung

Verordnung: Beginn der homöopathischen Behandlung mit *Copaiva*, einmalig C 200.
Die Ritalin®-Dosis wird zunächst weitergeführt mit dem Hinweis an Tessa, dass sie nach kurzer Zeit versuchen könne, es nach ihrem Gefühl zu reduzieren, da das homöopathische Mittel sie auch ruhiger machen werde.

Verlauf

Zwei Monate später

Tessa kommt in deutlich ruhigerem Zustand in die Sprechstunde. Die Ängste haben stark nachgelassen, vor allem abends und nachts sei es viel besser. Sie hat kein Herzklopfen mehr und kann ihre Erledigungen außer Haus machen: „Sie können sich gar nicht vorstellen, was das bedeutet." Allgemein sei ihrer Umgebung positiv aufgefallen, dass sie weniger „meckert", auch bei Stress und Lärm. Die Ritalin®-Dosierung hatte sie unverändert beibehalten.

Einen weiteren Monat später

Tessa geht es viel besser, sie ist für ihre Verhältnisse richtig ausgeglichen. Die Lehrerin ihres Sohnes, der „auch ADHS hat", hat angerufen, dass er in der Regelschule nicht mehr tragbar sei. Sie hat so gelassen auf den Anruf reagiert, dass ihr Sohn beunruhigt fragte: „Bist du krank?"
In der Ehe gibt es viel weniger Streit. Sonst hat sie vor der Regel immer Schmerzen, dieses Mal waren es deutlich weniger. Ritalin® hat sie von sich aus um 20 mg auf dreimal täglich eine Tablette reduziert. Ich ermuntere sie, die Dosis nach ihrem Gefühl weiter zu reduzieren.

Zwei Monate später

Anruf in Panik. Ihr Vater ist gestorben. Sie weiß nicht, ob sie den Anforderungen des Begräbnisses und den damit verbundenen organisatorischen Tätigkeiten gewachsen ist.
Verordnung: *Copaiva* M und LM III.

Drei Wochen später

Tessa wundert sich über sich selbst, darüber, wie gut sie alle Katastrophen der vergangenen Wochen gemeistert hat: Ihre Mutter musste ins Krankenhaus, ihr Sohn war von einem Erwachsenen zusammengeschlagen worden, weil er Schnee in einen Postkasten geschaufelt hatte. Trotz allem sei sie ruhig geblieben. Ihr Mann sei ganz verwundert.

Die körperlichen Symptome haben sich weiter gebessert. Ritalin® hat sie weiter reduziert auf zweimal täglich 10 mg.

Bei der Schilderung der schlimmen Ereignisse muss sie lachen.

Verordnung: Ich ergänze *Copaiva* mit *Natrium muriaticum* C 200 als Zwischenmittel.

Weiterer Verlauf

Tessa kommt regelmäßig alle drei Monate zum Follow-up. Methylphenidat hat sie bis auf 5 mg bei Bedarf (z. B. Festveranstaltung in der Familie) abgesetzt.

Sie fährt wieder selber Auto. Die Angststörung besteht nicht mehr, die ADHS-Symptomatik ist soweit kompensiert, dass sie sehr gut im Alltag zurechtkommt.

Essenz Kasuistik 14 (Tessa)

Ausgangssituation

Tessa, 37 Jahre alt, Mutter von zwei Kindern, früher Sekretärin. Leidet unter Angstzuständen und Panikattacken, die ihr die Bewältigung des Alltags teilweise unmöglich machen. Vorbehandlung mit 50 mg Ritalin®.

Bisherige Entwicklung

Angstzustände seit der Kindheit. Mit 27 Jahren über mehrere Jahre Behandlung mit IMAP® und Antaris®. ADHS-Diagnose im Alter von 35 Jahren, Ritalin®-Dauerbehandlung.

Familie

Vater Alkoholiker.

Aussehen und Kontakt

Mager, nervös, fahrig wirkend.

Körperliche und allgemeine Symptome

Panikattacken begleitet von brennendem Gefühl in Brustkorb, Armen und Kopf; Herzklopfen. Untergewichtig. Angst wird schlimmer durch Alkohol oder Kaffee. Kann viel essen, ohne zuzunehmen.

Gemütssymptome

Akute Angstzustände und Panikattacken. Dreht sich mit ihren Gedanken (über Kleinigkeiten) im Kreis. Glaubt, dass sie alles falsch macht und →

> hat deshalb immer ein schlechtes Gewissen. Reagiert überempfindlich auf Kritik, ist leicht beleidigt. Ekel vor Krankheit.
> Als Kind die „Ausgeflippte" der Familie; Dominanz gegenüber gleichaltrigen Kindern. Hat im Zorn zugeschlagen und gebissen.
>
> **I Verordnung**
> *Copaiva* C 200, M, LM III, *Natrium muriaticum* C 200 als Zwischenmittel.
>
> **I Beobachtungszeitraum**
> Drei Jahre.

Fallanalyse/ Arzneimittelbild Copaiva

Tessa bot eine Fülle an Symptomen (☞ Tab. 3-15). Die Analyse ergab zunächst eine Reihe von Mitteln, die alle nicht so recht überzeugten. Auffallend war allerdings, mit welcher Intensität sie ihren **Ekel vor Hauterkrankungen** ausdrückte. In der Rubrik „Gemüt-Abscheu – allgemeiner – vor Hautausschlag" stand *Copaiva* als einziges Mittel – ein nicht so geläufiges Arzneimittel.

Copaiva wurde von Kent eingeführt, Teste beschrieb eine vergleichbare Wirkung wie *Sepia*. Es wurde vor allem zur Behandlung von Gonorrhö eingesetzt. Das sykotische Miasma passte wegen der überschießenden Reaktionen zu Tessa.

> **Gemütssymptome von Copaiva nach Clarke**
> - Niedergeschlagenheit mit ängstlicher Traurigkeit.
> - Übermäßige Empfindlichkeit des ganzen Nervensystems, das geringste Geräusch lässt ihn auffahren und macht ihn wütend.
> - Unruhe in Bezug auf die eigene Gesundheit.
> - Misanthropie.
> - Gedächtnisschwäche, dies macht ihn ungeduldig, und er fällt in eine düstere Niedergeschlagenheit.
> - Ekel vor dem Leben und gleichzeitig Furcht vor dem Tod.
>   [Hinzu kam, dass Tessa die Angst als Brennen in der Brust empfand und Herzklopfen dabei hatte. Angst und Unruhe wurden nachts noch schlimmer.]
> - Brustbeklemmung und schwieriges Atmen.
> - Brennendes Gefühl in der Brust.
> - Drücken und Beängstigung in der Brust, mit fliegender Gesichtshitze und Brennen in den Handtellern.
> - Herz: Herzklopfen.[36]

---

[36] Grudzinski Tv, Vint P (Hrsg.): Der neue Clarke.

Tab. 3-15: Ergebnis RADAR-Analyse Kasuistik 14

1.	Gemüt – Eifersucht	2
2.	Gemüt – Ungeduld	1
3.	Gemüt – Furcht – Tod, vor dem – sterben, falls er einschläft, Furcht er werde	1
4.	Gemüt – Abscheu – allgemeiner – Hautausschlag, vor	3
5.	Gemüt – Abscheu – allgemeiner – Furcht vor dem Tode, bei	1
6.	Gemüt – Furcht – Herzklopfen, mit	3
7.	Gemüt – empfindlich – Vorwürfe, gegen	2a
8.	Gemüt – Beschwerden durch – Tadel	2a
9.	Gemüt – Beschwerden durch – Vorwürfe	2a
10.	Allgemeines – Speisen und Getränke – Alkohol – agg.	1
11.	Allgemeines – Speisen und Getränke – Kaffee – agg.	1
12.	Allgemeines – Speisen und Getränke – Milch – Abneigung	1
13.	Allgemeines – Wetter – kaltes Wetter – nasskaltes – agg.	2
14.	Gemüt – Gesellschaft – Abneigung gegen	1
15.	Gemüt – angesprochen zu werden – Abneigung	3
16.	Gemüt – Abneigung – Familienangehörige, gegen	1

	1 puls	2 nat-m	3 op	4 nux-v	5 ars	6 ign	7 merc	8 sep	9 staph
	42	41	37	36	34	34	33	33	33
1.	X	X	X	X	X	X	X	–	X
2.	X	X	X	X	X	X	X	X	X
3.	–	–	–	–	–	–	–	–	–
4.	–	–	–	–	–	–	–	–	–
5.	–	–	–	–	–	–	–	–	–
6.	X	X	X	–	–	–	X	–	–
7.	–	–	–	–	–	X	–	–	X
8.	–	–	X	–	–	X	–	X	X
9.	–	–	X	–	–	X	–	–	X
10.	X	X	X	X	X	X	X	X	–
11.	X	X	–	X	X	X	X	X	–
12.	X	X	–	X	X	X	X	X	X
13.	X	X	–	–	X	–	X	X	X
14.	X	X	X	X	X	X	–	X	X
15.	X	X	X	X	X	X	–	X	X
16.	–	X	–	–	–	–	X	X	–

Als Ergänzungsmittel unmittelbar nach dem Tod des Vaters bekam Tessa *Natrium muriaticum*. Auch wenn sie ihren Kummer um ihren Vater nicht offen zeigte, schien mir das Mittel aufgrund der Rubrik „Lachen über Ernstes" angezeigt.

Arzneimitteldifferenzierung

Natrium muriaticum

Ungeduldig, eifersüchtig. Zeigt ähnliche Nahrungsmodalitäten und Rückzugstendenzen. Bei Tessas Leben stand eher die innere Überreizung im Vordergrund, die bei *Natrium muriaticum*, wenn vorhanden, reaktiv ist.

Iodum

Passt gut zur Überdrehtheit, der inneren Unruhe und Gereiztheit, den Ängsten, dem Habitus und der Tatsache, dass Tessa soviel essen konnte, wie sie wollte, ohne zuzunehmen.

Sepia

Ist ebenfalls gereizt und zeigt viele ähnliche Symptome. Nach Vithoulkas ist die zentrale Idee von *Sepia*, die Motivation für die Unruhe, die zugrunde liegende Angst vor Stase[37], die sich bei Tessa nicht zeigte. Sie hatte eher das Bedürfnis nach gelegentlichem Stillstand.

Staphisagria

Hätte zur Lebensgeschichte von Tessa gepasst. Bei *Staphisagria* stehen aber verhärtende Prozesse im Vordergrund, eine Verbitterung aufgrund einer Enttäuschung, die zu unterdrückten Gefühlen und dadurch zu Zorn und Unruhe führt. Die Getriebenheit bei Tessa war aber weniger reaktiv.

Kasuistik 15: Hans

Anamnese

Erstvorstellung

Hans (22 Jahre) ist Tischler. Als ich ihn kennen lerne, ist nicht sicher, ob er seine Stellung noch lange behalten wird. Wegen seiner Unkonzentriertheit, seiner Vergesslichkeit, der Art und Weise, wie er auf die Kritik seiner Vorgesetzten und Kollegen reagiert, und weil er ständig Fehler macht, hat er Ärger in seinem Betrieb.

---

[37] Vgl. Vithoulkas G: Essenzen homöopathischer Arzneimittel, S. 137

Vorgeschichte

Hans leidet sehr darunter, dass er immer aneckt. Er hat das Gefühl, Gemobbt-werden sei sein Lebensmotto: In der Schule hatten ihm Mitschüler eine gestohlene Geldbörse in die Tasche geschmuggelt und ihn dann des Diebstahls bezichtigt. Ebenfalls in der Schule wurde seine Jacke auf die Feuerleiter geworfen. Als er sie holte, wurde er vom Hausmeister erwischt und dafür eine Woche suspendiert. Ein im Umgang mit Computern geschickter Bekannter leitete E-Mails an Hans auf seinen Rechner um und beantwortete sie in Hans' Namen mit obszönem Müll.

Sein „Pech" zieht sich wie ein roter Faden durch seine Geschichte: Er fiel beim ersten Versuch durch die Gesellenprüfung, die Schule war ein Graus. Schon im Kindergarten war es immer wieder zu Dramen gekommen: Er schlief im Sitzen im Stuhlkreis ein, war extrem ungeschickt und machte deshalb viel kaputt, war unruhig und hyperaktiv.

Seine Mutter: „Er macht mit großer Zielsicherheit das Gegenteil von dem, was vernünftig wäre."

Er ist das ideale Opfer für unvorteilhafte Haustürgeschäfte. Einem stark sehbehinderten Freund ohne Führerschein lieh er sein Auto, der es zu Schrott fuhr. Überall mischt er sich ein, auch wenn er Gefahr läuft, z. B. gegen eine Gruppe von Schlägern den Kürzeren zu ziehen.

Aktuelle Situation

Bei der Arbeit macht Hans vor allem dann Fehler, wenn er unter Druck steht. Mit dem Augenmaß hatte er schon immer Probleme, er kann Größen nicht richtig einschätzen. Hans' Mutter hat den Eindruck, er könne manchmal nicht richtig scharf stellen und fokussieren – sowohl im wörtlichen als auch im übertragenen Sinn.

Er ist sehr unkonzentriert, vergisst überall sein Werkzeug oder Teile der Werkstücke.

Wenn Hans redet, ist er nicht mehr zu stoppen, und er redet ständig und gern. Den Kunden hält er lange Vorträge, ist besserwisserisch und taktlos. Es hat schon mehrere „Mitarbeitergespräche" mit ihm gegeben. Sein Verbleib im Unternehmen ist nicht gesichert, die „gelb-rote" Karte ist bereits gezückt.

Er steht gerne im Mittelpunkt, fühlt sich verkannt und überschätzt sich. Allerdings ist sein Selbstbewusstsein nicht sehr gefestigt, und er stürzt in tiefe Löcher, wenn „ihm mal wieder die Luft abgelassen wird". Oft wird er ausgenutzt, und seine Gutmütigkeit und Freundlichkeit werden gegen ihn gewandt.

Er hatte sich schon damit abgefunden, nur für Hilfsarbeitertätigkeit ausreichend befähigt zu sein. Sein Stolz auf die im zweiten Anlauf bestandene Gesellenprüfung wirkt aber nach außen wie Überheblichkeit.

Körperliche und allgemeine Symptome: Kopfschmerzen und Migräne, schlimmer durch starke Gerüche. Es besteht eine Geräuschempfindlichkeit. Als Kind rezidivierende Paukenergüsse, in der frühen Kindheit starkes Nasenbluten. Hans ist sehr musikalisch, spielt Klarinette.

Verordnung

Beginn der homöopathischen Behandlung mit *Onosmodium* C 200. Angesichts des drohenden Arbeitsplatzverlustes vereinbaren wir, dass durch *Onosmodium* entweder eine sehr schnelle, tief greifende Besserung eintreten müsse, oder wir zusätzlich einen Versuch mit niedrig dosiertem Ritalin® machen.

Verlauf

Nach vier Wochen

Deutliche Besserung im betrieblichen Umfeld. In ungewohnter Umgebung (z. B. Montagearbeiten) dekompensiert Hans allerdings immer noch leicht. Wir vereinbaren, dass er wegen der anhaltenden Symptomatik eine Dosisfindung mit Ritalin® versucht. Mit je 5 mg morgens und mittags ist Hans deutlich ruhiger und konzentrierter. Dies bestätigt auch seine Mutter. Bei einer höheren Dosis wird er innerlich nervöser und angespannter und bekommt Kreislaufprobleme.

Verordnung: Zusätzlich zu *Onosmodium* erhält Hans noch Methylphenidat (zweimal täglich 5 mg).

Weiterer Verlauf

Etwa ein halbes Jahr lang nimmt er regelmäßig Methylphenidat. Daraufhin reduziert er die Situationen, in denen er es einnehmen muss (v.a. auf Montage). Einen Einsatz in einer anderen Stadt überstand er so gut, dass er dafür ausdrücklich im Unternehmen gelobt wurde. Da er unter Ritalin® an Gewicht verlor, reduzierte er die Dosis auf einmal 5 mg bei Bedarf.

Verordnung: Wegen der Begleitbehandlung mit Ritalin® Umstellung auf Q-Potenzen: *Onosmodium* aufsteigend bis zur Q7.

Seinen Arbeitsplatz hat Hans behalten. Gegen Ende der Behandlung überlegt er, ob er eine Weiterbildung in Angriff nehmen soll.

Essenz Kasuistik 15 (Hans)

I Ausgangssituation

Hans, 22 Jahre alt, Tischler. Wegen Unkonzentriertheit, Vergesslichkeit und mangelnder Kritikfähigkeit droht im die Kündigung.

I Bisherige Entwicklung

Schon als Kind sehr ungeschickt, unruhig und hyperaktiv.

I Aussehen und Kontakt

Kräftig, leut- und extrem redselig, offen.

I Körperliche Symptome

Kopfschmerzen und Migräne, die durch starke Gerüche schlimmer werden. Geräuschempfindlichkeit. Als Kind rezidivierende Paukenergüsse, starkes Nasenbluten.
Sehr musikalisch, spielt Klarinette. Mangelnde Koordination, kann Größen nicht richtig einschätzen.

I Gemütssymptome

Unkonzentriert, vergesslich, verträgt keine Kritik. Logorrhö; besserwisserisch und taktlos. Fühlt sich verkannt; neigt dazu, sich zu überschätzen. Andererseits gutmütig; mangelndes Selbstbewusstsein, zieht Mobbing an.

I Verordnung

Onosmodium C 200, folgend Q1–7.
Zweimal täglich 5 mg Methylphenidat, später einmal 5 mg bei Bedarf.

I Beobachtungszeitraum

Zweieinhalb Jahre.

Fallanalyse/Arzneimittelbild Onosmodium

Die Repertorisation und Analyse ergab zunächst kein Medikament, das gut zu passen schien.
Auffällig war die **Konzentrationsschwäche** in Verbindung mit **mangelnder Koordination und Größeneinschätzung**.

3.7 ADHS im Erwachsenenalter

Tab. 3-16: Ergebnis RADAR-Analyse Kasuistik 15

1.	Gemüt – Redseligkeit, Geschwätzigkeit	4
2.	Gemüt – Fehler, macht – Arbeit, bei der	3
3.	Gemüt – Konzentration – schwierig	1
4.	Gemüt – Redseligkeit, Geschwätzigkeit – Reden, hält	1
5.	Gemüt – Redseligkeit, Geschwätzigkeit – wechselt schnell von einem Thema zum nächsten	2
6.	Gemüt – Musik – amel.	3
7.	Gemüt – übertreiben	1
8.	Kopf – Schmerz – Gerüche – kräftig – durch	1b
9.	Gemüt – empfindlich – Gerüche, gegen	1b
10.	Gemüt – Beschwerden durch – Kränkung, Demütigung	2

	1 lach	2 aur	3 phos	4 stram	5 bell	6 lyc	7 nux-v	8 nat-m
	43	35	33	29	27	27	26	25
1.	X	X	X	X	X	X	X	X
2.	–	–	X	–	X	–	–	–
3.	X	X	X	X	X	X	X	X
4.	X	–	–	–	–	–	–	–
5.	X	–	X	X	–	X	X	–
6.	–	X	–	–	–	–	–	X
7.	–	–	–	X	–	–	–	–
8.	–	X	X	–	X	X	X	–
9.	X	X	X	–	X	X	–	–
10.	X	X	X	X	X	X	X	X

Von *Onosmodium* wird beschrieben, dass der Patient beim Treppesteigen das Bein viel zu hochhebt, da er die Höhe der Stufen einer Treppe nicht richtig einschätzen kann (Geukens). Die Konzentrationsstörung kann sich bei ausgeprägter Geschwätzigkeit in einem schnellen Themenwechsel äußern. *Onosmodium* steht ebenfalls in der Rubrik „Gemüt – übertreibt". Mangelhafte Konzentration und Koordination. Unentschlossenheit in seinen Handlungen. Migräne.[38]

Fazit

Hans ist ein Beispiel für eine sinnvolle Kombination von Homöopathie und Allopathie. Nach unserer Erfahrung brauchen Erwachsene unter Kombinationstherapie (☞ 3.4 Kombinationstherapie mit Methylphenidat) eine deutlich niedrigere Dosis Methylphenidat.

---

[38] Samuel: Keynotes, in: Encyclopaedia Homoeopathica. Literatur-Zusatzsoftware RADAR (Vers. 8.0).

3.8 Follow-up und Verlaufskontrolle

Die Verlaufskontrolle bei ADHS ist wie bei den meisten Geistes- und Gemütskrankheiten nicht einfach, weil es kaum „harte" Parameter gibt. Im Gegensatz zu den „rein körperlichen" Erkrankungen, bei denen man z. B. die Ausdehnung eines Hautausschlags, die Fieberentwicklung oder das Ausbleiben von Magen-Darm-Symptomen beurteilt, gilt es hier das **multifaktorielle Geschehen** und die **sozialen Interaktionen** zu erfassen. Dabei ist besonders zu berücksichtigen, ob Störfaktoren, die die Symptomatik beeinflussen können, hinzugekommen oder weggefallen sind.

Im Folgenden ist eine Vorgehensweise beschrieben, die sich in unserer Praxis bewährt hat. Sie stellt nur einen Vorschlag dar.

In der Regel handelt es sich bei ADHS-Patienten um Kinder oder Jugendliche. Die Interaktion zwischen Eltern und Kind sollte verstärkt in die therapeutische Beobachtung mit einbezogen werden. Bevor ich den Patienten abhole, schaue ich deshalb kurz im Krankenblatt nach, ob es Themen gibt, die ich mit ihm allein besprechen will. Wenn das nicht der Fall ist, nehme ich Patient und Eltern gleichzeitig in die Sprechstunde. Die Kommentare, die zu den Beobachtungen und Beurteilungen der jeweils anderen Parteien abgegeben werden, sind meist sehr aufschlussreich. Bei Bedarf kann der Therapeut leicht intervenieren.

| Einschätzung der aktuellen Situation

Zunächst befrage ich den Patient, danach die Eltern zu folgenden Punkten:
- Befinden
- Entwicklung der Hauptprobleme (evtl. neue Probleme)
- Situation in der Schule (Noten und sonstige Schulleistungen)
- Veränderungen im sozialen Umfeld (soziale Integration)
- Veränderungen innerhalb der Familie

Weichen die Einschätzungen voneinander ab, gebe ich Raum für Diskussionen, die aber nicht ausufern sollten. Gerade bei den Diskussionen lässt sich die Interaktion sehr gut beobachten.

| Elterntagebuch

Es hat sich bewährt, die Eltern zu bitten, in der Zeit zwischen den Konsultationen eine Art Tagebuch zu führen, in dem zeitnah Probleme und positive Entwicklungen dokumentiert werden. Hierzu gibt es standardisierte Formblätter aus Therapieprogrammen wie dem „THOP" von Döpfner (☞ 4.3.2). Sehr gut eignet sich aber auch die frei gewählte individuelle Form, da hier eine persönlichere Gewichtung möglich ist. Die Compliance zum Ausfüllen ist nach unserer Erfahrung in beiden Fällen gleich.

Patientenprotokoll

Kinder ab dem siebten Lebensjahr bitte ich ebenfalls um „Protokolle", um ihnen die Möglichkeit zu geben, ihre Sicht der Dinge darzulegen und die Probleme, die ihnen die Erwachsenen bereiten, zu dokumentieren. Dies wird vor allem dann von den Kindern gerne angenommen, wenn die Eltern dazu neigen, das Problemverhalten des Kindes sehr ausführlich zu dokumentieren.

Fremdbeurteilung

Außerdem erfrage ich das Ergebnis noch ausstehender Beurteilungen wie z. B.
- Fragebögen für die Lehrer,
- eingeholte Befunde,
- Reaktionen im sozialen Umfeld (z. B. Feedback aus der Schule),
- Kommentare von anderen Therapeuten,
- Kommentare von Freunden und Verwandten.

Befunde

Danach stelle ich Fragen zum Verlauf der bei der Erstanamnese erhobenen **Allgemein- und Körpersymptome** und der **Begleiterkrankungen**.

Im Abständen von etwa drei bis sechs Monaten überprüfe ich die **Tests**, die bei der Erstanamnese auffällig waren (☞ 2.5.2 Untersuchungsgang). Sie eignen sich gut zur Objektivierung der Verlaufskontrolle, wobei Tagesform und sonstige Einflüsse zu beachten sind. Neben den testmathematischen Auswertungen sind vor allem die **Verhaltensbeobachtungen** aufschlussreich. Sie setzen voraus, dass der Untersucher derselbe ist und das Verhalten beim vorangegangenen Testdurchlauf ausreichend dokumentiert wurde.

Der Einsatz der **standardisierten Fragebögen zur Verlaufskontrolle** bietet Vor- und Nachteile. Er eröffnet die Möglichkeit, auch die Beurteilung abwesender Personen wie z. B. der Lehrer oder – häufig – der Väter mit einzubeziehen. Dabei lassen sich auch korrelierte Symptome wie z. B. Sozialverhalten oder Angstsymptome miterfassen. Allerdings sind die Bögen nur bedingt für eine „mathematische" Verlaufs- und Therapiekontrolle im Sinne eines aus den Items gebildeten Scores und dessen Zu- oder Abnahme geeignet. Viele äußere Faktoren, die die Störung des Patienten beeinflussen können, werden dabei nicht erfasst, z. B. der Erhebungszeitpunkt: sind gerade Ferien, stehen viele Arbeiten an, ist die Klasse durch soziale Spannungen sehr unruhig, gibt es familiäre Probleme etc.

| Überprüfung des Therapieziels

Im Anschluss werden die Therapieziele und der Fortschritt zu ihrem Erreichen überprüft. Dabei geht es sich nicht nur um ein zu veränderndes Verhalten des Patienten, sondern auch darum, was durch veränderte Interaktionen in der Familie verbessert werden kann. Lösungsstrategien zu den Problemen, die bei der Erstanamnese als primär den familiären Alltag belastend eingestuft wurden, wie „Hausaufgabenkrieg" oder „Gedächtnissieb" (☞ 4.2 Alltagsprobleme) werden besprochen und bereits eingesetzte überprüft.

Abschließend beurteile ich die homöopathische Medikation und die eventuelle Begleitmedikation. Bei Vorbehandlung mit Stimulanzien wird die Reduzierung meist erst nach dem zweiten Follow-up in Angriff genommen.

4
Tipps zum Umgang mit ADHS-Kindern

Von Martina Thielmann-Bonath

Die Erziehungsarbeit ist eine komplexe Aufgabe für alle Eltern. In Familien mit einem verhaltensauffälligen Kind besteht die Tendenz, die Probleme an Therapeuten zu delegieren. Dabei gilt es, neben der medikamentösen Behandlung die Ressourcen von Eltern und Kind zu aktivieren und zu fördern. Dies kann sowohl durch kurze Einzelinterventionen als auch durch ein intensives Elterntraining erreicht werden.

Ebenso sind schulpädagogische Maßnahmen sinnvoll, um die vielfältigen Probleme von ADHS-Kindern zu reduzieren.

4.1 Elternarbeit

Die Elternarbeit ist eine der wichtigsten Säulen in der ADHS-Therapie (☞ Abb. 2-10). Die Eltern brauchen hierbei Unterstützung und Beratung. Diese kann sowohl als Einzelberatung im ärztlichen Gespräch als auch im Rahmen eines Elterntrainings erfolgen. Wichtig ist, dass die Eltern die Möglichkeit erhalten, ihre Sorgen und Ängste anzusprechen. Sie brauchen einen verständnisvollen Therapeuten, der sie ernst nimmt. Der Therapeut wird sich vor allem für das Kind einsetzen. Darüber hinaus geht es aber auch um das klare Erkennen und Ansprechen der Probleme, die sich aus seiner Verhaltensauffälligkeit ergibt. Die Eltern werden es verstehen, wenn der Therapeut sich für das Kind einsetzt, doch wäre es für die Kooperationsbereitschaft der Eltern kaum förderlich, wenn ihnen lediglich optimistisch verkündet würde, nicht ihr Kind sei das Problem, sondern die Umwelt. Sie sollten doch froh sein über viele der typischen ADHS-Eigenschaften, wie Kontaktfreudigkeit, Flexibilität usw.

Der Therapeut sollte Fürsprecher für das Kind **und** für die Eltern sein. Als Fürsprecher des Kindes könnte er beispielsweise kindliches Verhalten, das die Eltern befremdet, aus der Sicht des Kindes erklären.

Ziel ist es, den Eltern ein Verständnis davon zu ermöglichen, welche Mechanismen in der Familie für das Verhalten des Kindes verantwortlich sind.

- Im Gespräch sollen die Eltern dazu geführt werden, eine schwierige Situation noch einmal zu überdenken: Was ist das Problem, wie ist es entstanden, was kann man dagegen tun?
- Als Fürsprecher der Eltern ist es wichtig, Ansprechpartner für beide zu sein und nicht einen der Partner auszugrenzen (z.B. einen Vater, der für das familiäre Geschehen wenig Zeit und Verständnis hat, aber für die materielle Basis sorgt).
- Der Therapeut sollte Verständnis für die Wut, Enttäuschung, Trauer der Eltern zeigen und diese empathisch aufgreifen. („Ich kann Ihre Wut über die ständige Unterbrechung gut verstehen.")

Man kann davon ausgehen, dass die Eltern versucht haben, selber Lösungen für ihre Erziehungsprobleme zu finden. Dabei sind ihre bisherigen Strategien zu erfragen und eventuell durch Verbesserungsvorschläge zu erweitern oder zu korrigieren.

Häufig sind die Eltern so verunsichert, dass sie nicht mehr unterscheiden können zwischen normalen Entwicklungsproblemen und Verhaltensauffälligkeiten ihrer Sprösslinge.

Hier gilt: **Alle Kinder sind irgendwann einmal auch Problemkinder!** Es gibt kein Kind, das im Laufe seiner Entwicklung immer völlig problemlos ist.

Allerdings gibt es einen Unterschied zwischen der durchaus „normalen" und altbekannten Form von kindlicher Ungezogenheit, Frechheit, Schulfaulheit oder Drückebergerei und massiven Auffälligkeiten wie Ängste, Konzentrationsstörungen, Delinquenz, Schulverweigerung, Selbstverletzung, Drogenkonsum usw. Die Liste ist lang, und die Störungen finden sich übergreifend in allen sozialen Schichten.

Hilfreich sind daher gute Kenntnisse über Entwicklungspsychologie. Besonders im Kindes- und Jugendalter durchläuft der Mensch die größten körperlichen und seelischen Entwicklungsschritte. Die verschiedenen Entwicklungsstufen haben ihre jeweiligen, für sie typischen psychischen Probleme und Auffälligkeiten (☞ s. Übersicht S. 322: Phasen der Entwicklung).

Probleme bei der Beratung

Das Problemverhalten des Kindes sollte im therapeutischen Gespräch nicht verharmlost werden, aber auch nicht ausschließlich im Blickpunkt stehen. Der Umgang mit den Eltern ist eine therapeutische Gratwanderung. Der Therapeut wird in der Beratung möglicherweise auf Widerstände stoßen,

- weil die Eltern, durch die eigene Erziehung geprägt, über eigene Erfahrungen und Maßstäbe verfügen, z. B. ist die Hemmschwelle gegenüber körperlicher Gewalt niedriger, wenn dies als Erziehungsstrategie eingesetzt wurde.
- weil sie in ihrer bisherigen „Erziehungskarriere" von einer Vielzahl an Niederlagen frustriert sind,
- weil sie den zeitlichen Aufwand scheuen, den die Einführung und Beobachtung neuer Erziehungsstrategien mit sich bringt,
- weil die Eltern selber eine psychopathologische Symptomatik (Stress, Sucht, Depression, ADHS) aufweisen,
- weil sie sozial benachteiligt sind (finanzielle Probleme, Bildungsmangel),
- weil sie andere (Schwiegermutter, Lehrerin) für ihre Probleme verantwortlich machen,
- weil die Einsicht in die Veränderungsbedürftigkeit der familiären Struktur fehlt.

Die Sichtweise der Eltern sollte anerkannt und wertgeschätzt werden, die Probleme des Kindes sollten nicht beschönigt und klar benannt werden. Gleichzeitig sollte man auf die Kompetenzen und Ressourcen des Kindes hinweisen, um eben diese zu stärken.

Beispielsweise kann ein Kind, das Probleme mit Lügen, Aggressionen, Wutanfällen hat, durchaus die Fähigkeit haben, Kontakte zu knüpfen, Ideen zu äußern oder clever auf schwierige Situationen zu reagieren.

Um eine gelungene Kooperation zwischen Therapeut, Eltern und Kind herzustellen, bedarf es der gleichmäßigen Betonung der Defizite und Kompetenzen von Eltern **und** Kind.

Hilfestellungen bei Erziehungsproblemen

Voraussetzung für eine erfolgreiche Therapie ist Expertenwissen über kindliches Verhalten, kindliche Entwicklung und mögliche Interventionen. Dabei kann es für den Therapeuten sehr hilfreich sein, wenn er Kenntnisse aus der Verhaltenstherapie und Erlebnisse aus dem Umgang mit eigenen Kindern einbringen kann.

Die Beratung im therapeutischen Gespräch hat den Vorteil, dass sie maßgeschneidert auf die individuellen Bedürfnisse der Familie eingeht. Sie hat den Nachteil, dass sie für den Therapeuten einen hohen zeitlichen Aufwand erfordert und finanziell kaum (GOÄ, Ziff. 817) erstattungsfähig ist.

In unserer Praxis hat sich angesichts dieses Dilemmas folgendes Vorgehen bewährt:

- **Kurzberatungen**: Einzelinterventionen zu besonders häufigen Problemen, z.B. zum „Hausaufgabenkrieg". Die Kurzberatungen sind dafür geeignet, Eltern bei umgrenzten Erziehungsschwierigkeiten zu unterstützen oder dann, wenn der Problemschwerpunkt des Kindes primär im schulischen und sozialen, weniger im familiären Bereich liegt.
- **Triple-P-Elterntraining** und/oder **THOP** (☞ 4.3.1, 4.3.2): Beinhaltet sowohl Gruppentraining als auch Einzeltraining und ist für Eltern konzipiert, „die erkennbare Schwierigkeiten in der Erziehung und deren Kinder verschiedene oder schwerere Verhaltensprobleme haben".[39] Triple P eignet sich als Prävention für **alle** Eltern. Es unterstützt die Generalisierung von Erziehungsstrategien für akut und zukünftig auftretende Probleme.

Es ist wichtig, den Präventivcharakter des Elterntrainings zu betonen, da dieser Begriff bei vielen Eltern Berührungsängste auslöst, die sich als „Erziehungsversager" angesprochen fühlen. Das Ziel des Triple-P-Pro-

---

[39] Hahlweg K, Kessemeier Y: Erwiderung auf kritische Stellungnahmen zum „Positiven Erziehungsprogramm" Triple P, in: Beratung Aktuell, Zeitschr. für Theorie und Praxis der Beratung, 3-2003:158–177.

gramms ist die Stärkung von Eltern und Kind. Ihre Kompetenzen werden schrittweise aufgebaut.

Der Nachteil besteht darin, dass die Eltern einen zusätzlichen finanziellen Aufwand für das Training leisten müssen, da nach der GOÄ nur Leistungen abgerechnet werden können, die dem Patienten (Kind) direkt zugute kommen. Eine Ausnahme bilden psychiatrische Praxen und Zentren. Dr. Jörg Mangold aus Herrieden berichtete im Rahmen des 11. Kölner Verhaltenstherapie-Workshops über die Erfahrung seines Teams mit dem **THOP-Elterntraining** (☞ 4.3.2), das ein halbes Jahr dauert und auch über kassenärztliche Ziffern (GOÄ und EBM) abgerechnet werden kann.

4.2 Alltagsprobleme

Nachdem im Elterngespräch (☞ 2.5.3 Nachgespräche) die Eltern bereits ausführlich Gelegenheit hatten, die Problemsituation ihres Kindes zu schildern, geht es darum, die vordringlichsten Probleme herauszufinden und zu benennen, um den Eltern konkrete Lösungsvorschläge anzubieten.

Die normalen Probleme des Alltags werden in ADHS-Familien oft erheblich verschärft. Das gleiche Verhalten kann – abhängig von den jeweiligen Umständen – in unterschiedlichem Maße problematisch sein. Kommen in einer Familie verschiedene Belastungen (z.B. Sorge um den Arbeitsplatz, Partnerkonflikt) zusammen, wiegt das Verhalten des Problemkindes umso schwerer.

Sicherlich könnten auch Eltern mit „normalen" Kindern die im Folgenden geschilderten Situationen (☞ 4.2.1–4.2.5) so erleben. Doch Kinder mit hyperkinetischen Störungen zeigen sie ausgeprägter. Sie sind sehr anstrengend und fordern von den Eltern unendlich viel Kraft.

Besteht unter den Eltern keine Einigkeit darüber, wie sie ihr Kind erziehen wollen, können daraus ernsthafte Paarkonflikte entstehen.

Den elterlichen Streit über Erziehungsfragen wissen – übrigens alle – Kinder für ihre Zwecke trefflich zu nutzen. Sie wissen genau, wie sie den Vater gegen die Mutter und umgekehrt ausspielen können, wenn es um mehr Geld, Fernsehen oder Süßigkeiten geht.

ADHS macht einsam. Die Auswirkungen zeigen sich auch im familiären Freundes- und Bekanntenkreis. Für viele Eltern ist es aber noch bedrückender, dass ihr Kind keinen Anschluss findet.

4.2.1 „Hausaufgabenkrieg"

> **Jan (Bericht der Mutter)**
> Bei uns herrscht nachmittags der reinste Kriegszustand. Wenn Jan mittags aus der Schule kommt, ist er immer völlig erschöpft. Ich lasse ihn dann bis zum Mittagessen spielen und fordere ihn nach dem Essen gegen 13.30 Uhr auf, mit den Hausaufgaben zu beginnen. Die Lehrerin hat gesagt, die Kinder sollten nicht länger als 45 Minuten an den Aufgaben sitzen. Wir sind vor Ablauf von zwei bis drei Stunden nie fertig und bekommen dann Schwierigkeiten mit den festen Terminen: Ergotherapie, zweimal in der Woche Fußball, oder die Freunde klingeln und fragen, ob Jan rauskommt. Alles, was über das Hier und Jetzt hinausgeht, scheint ihn überhaupt nicht zu interessieren. Ich kann ihm zigmal sagen, „setz Dich endlich an den Tisch", gleich springt er unter irgendeinem Vorwand wieder auf, um aufs Klo zu gehen oder die Vorhänge zu zuziehen. Habe ich ihn endlich soweit, dass er mit den Aufgaben anfängt, muss ich mich dazu setzen. Wenn ich den Raum verlasse, rennt er sofort hinterher. Nie schafft er es, die Deutsch- oder Matheaufgaben an einem Stück zu erledigen. Immer wieder stellt er mir eine Frage oder er ruft bei einem Klassenkameraden an. Seine Schrift ist krakelig, und die Hefte sind voller Tintenkleckse. Aber wehe mir, wenn ich ihn kritisiere. Dann kann es passieren, dass er mir den ganzen Kram vor die Füße wirft und heulend auf mich einprügelt.

Jan hat seine Mutter fest im Griff. Er hat sie dazu erzogen, ihm zu helfen und gleichzeitig beweist er, dass ihn niemand zu den Hausaufgaben zwingen kann. Hinzu kommt, dass viele Lehrer die Eltern dazu verpflichten, auf die Hausaufgaben der Kinder zu achten. Die Mutter sitzt zwischen zwei Stühlen: einerseits wird sie zur unfreiwilligen Hilfslehrerin, andererseits will sie Jans schulische Laufbahn fördern.
Tatsächlich wäre es für die Mutter-Kind-Beziehung besser, die Mutter würde sich aus dem täglichen Machtkampf zurückziehen. Jan muss lernen, die Verantwortung für seine Hausaufgaben selbst zu übernehmen, dass unangenehme Aufgaben auch ihm nicht erspart bleiben. Die Mutter sollte abwägen, wie groß Jans schulischer Ehrgeiz ist. Hat er erhebliche Schulprobleme, könnte die Mutter die Hausaufgabenbetreuung an professionelle Helfer delegieren. Hat sie den Eindruck, es sei „noch nicht alles verloren" („Er will ja, aber er weiß nicht wie."), weil er Schwierigkeiten hat, seine Aufgaben zu strukturieren, dann hat sich folgender Punkteplan als hilfreich erwiesen:

Punkteplan

Tab. 4-1: Punkteplan für die Erledigung von Jans Hausaufgaben					
	Montag	Dienstag	Mittwoch	Donnerstag	Freitag
selbstständig					
Leistung in Zeit					
Ordnung					

Der Punkteplan ist eine Vereinbarung zwischen Eltern und Kind. Er kann zunächst vorab den Eltern erklärt werden oder Eltern und Kind gemeinsam. Zuerst werden die konkreten Probleme, die in der Hausaufgabensituation entstehen, benannt.
1. Jan braucht die permanente Hilfe seiner Mutter.
2. Er braucht zuviel Zeit.
3. Die Schrift ist unleserlich.

Dann wird mit den Eltern gemeinsam das gewünschte Verhalten beschrieben. Denn für Jan wird es leichter sein, einer positiven Aufforderung nachzukommen als einer negativen:
1. selbstständiges Arbeiten
2. Leistung in Zeit
3. ordentliche Ausführung und sauberes Schriftbild

Selbstständigkeit bedeutet allerdings nicht, dass Jan sich selbst überlassen bleibt, sondern, dass die Mutter sich zu Beginn der Hausaufgaben mit ihm hinsetzt und sich von ihm erklären lässt, worin seine Aufgabe besteht und wie er sie lösen kann. Sie gibt ihm dabei nur soviel Hilfestellung wie nötig.
Die Mutter legt fest, in welcher **Zeit** die Arbeit erledigt werden kann. Sie kann das (zwecks besserer Strukturierung) für jedes Fach getrennt entscheiden, muss dann aber auch zwischendurch das Einhalten des Zeitplans kontrollieren („In Deutsch habt Ihr heute nur fünf Sätze auf, das schaffst Du in 15 Minuten; in Mathe eine ganze Seite. Dafür brauchst Du 25 Minuten.").
Beim **ordentlichen Schriftbild** sollte die Mutter keine zu hohen Maßstäbe anlegen und sich bei der Lehrerin rückversichern, was tolerabel ist und was korrigiert werden muss (z. B. falsche Buchstabenverbindungen).
Mit diesen drei Parametern (Zeit, Selbstständigkeit, Schriftbild) werden die Regeln festgelegt, die die Basis für die spätere Punkte-Vergabe ist. Willkür und Streitereien zwischen Eltern und Kind wird so ein Riegel vorgeschoben.
Jan kann **pro Tag maximal drei Punkte** erhalten. Die tatsächlich erreichte Punktzahl wird im Plan mit einem Sticker, Stempel, Smiley vermerkt. Hat Jan z. B. (gemäß der Vereinbarung) nicht ordentlich gearbeitet, bleibt das Feld im Plan leer. Auf keinen Fall einen „Schmollie" (negativer Smiley) vergeben,

denn das wirkt entmutigend auf Jan und würde unnötigerweise seinen Fehler betonen. Wichtig ist auch, Jan bei der Vergabe der Smileys für sein erwünschtes Verhalten zu loben („Du hast heute ganz selbstständig gearbeitet. Das hast Du gut gemacht.").

Als nächstes werden die **unmittelbaren Belohnungen** festgelegt, die Jan für seine erreichten Punkte erhält. Kleine Belohnungen können sein: Lieblingsnachspeise, Geschichte vorlesen, Kartenspiel oder Medienzeit (TV, Computer, Gameboy). Da viele Eltern Befürchtungen wegen des wachsenden Medienkonsums ihres Kindes haben, bieten die Belohnungen eine gute Möglichkeit, diesen zu steuern. Beispielsweise könnte man pro Punkt zwanzig Minuten Medienzeit nach Wahl vereinbaren. Die Eltern sollten dem Kind erklären, dass es sich nicht um zusätzliche Leistungen handelt, sondern darum, sich „Selbstverständlichkeiten" erst zu verdienen.

Um die Motivation weiter zu steigern, ist es sinnvoll, einen **Bonus** einzuführen: Wenn von insgesamt 15 möglichen Punkten pro Woche z. B. 12 erreicht wurden, gibt es eine zusätzliche Belohnung. Es ist nicht sinnvoll, die Maximalzahl von 15 Punkten als Voraussetzung für den Bonus zu nehmen: erreicht das Kind z. B. am Montag nur 2 Punkte, ist der Anreiz für den Rest der Woche zunichte gemacht.

Geeignete Belohnungen sind Aktivitäten mit Mutter und/oder Vater, z. B. gemeinsam Schwimmen gehen, eine Radtour machen, Plätzchen backen oder aber einen Freund zum Übernachten einladen. Die Eltern können bei der Suche nach Belohnungen das Kind mit einbeziehen und so herausfinden, auf welche Belohnung es besonders gerne hinarbeiten möchte.

Dann ist zu überlegen, an welchem Ort der Punkteplan aufgehängt werden soll: gut sichtbar am Kühlschrank oder weniger sichtbar auf der Innenseite des Küchenschranks, fernab von neugierigen Blicken von Besuchern oder eifersüchtigen Geschwistern.

Je nach Konkurrenzsituation kann es sinnvoll sein, auch für die Geschwister einen maßgeschneiderten Punkteplan (mit einem eigenen Problemverhalten) aufzustellen. In der Regel ist es für die Eltern aber einfacher, den Plan zunächst beim „Problemkind" anzuwenden. In diesem Fall sollte den anderen Kindern erklärt werden, dass ihre Schwester/ihr Bruder besondere Probleme hat und eine besondere Hilfestellung braucht. „Ein Kind mit einem Sehfehler bekommt eine Brille, um genauso gut wie andere Kinder ohne Brille zu sehen. Kinder mit Verhaltensproblemen brauchen zwar keine Brille, aber einen Punkteplan als Hilfe zur Verhaltensänderung."[40]

---

[40] Döpfner M et al.: Therapieprogramm für Kinder mit hyperkinetischem und oppsitionellem Problemverhalten. THOP, S. 285.

Konsequenzen

Schließlich muss auch über **Konsequenzen** nachgedacht werden, wenn statt des erwünschten Verhaltens das Problemverhalten des Kindes anhält. Denn der Punkteplan ist nur dann effektiv, wenn er mit Konsequenzen untermauert wird, sonst kann es zu folgender Situation kommen:

> **Aaron**
> Eine Mutter wird zusammen mit ihrem achtjährigen Sohn in unserer Praxis über den Gebrauch des Punkteplans aufgeklärt. Er soll bei der Erledigung der Hausaufgaben eingesetzt werden. Aaron, ein begeisterter Gameboy-Spieler, nickt zu allem und erklärt sich damit einverstanden, die gewonnen Punkte in Medienzeit einzutauschen. Kurze Zeit nach dem Besuch in der Praxis meldet sich die Mutter telefonisch: „Ich habe während der gesamten Rückfahrt schon gemerkt, wie es in Aaron arbeitet. Als wir zu Hause ankamen, ging er mit steinerner Miene in sein Zimmer, holte den Gameboy, drückte ihn mir mit heroischer Geste in die Hand und sagte: „Da, Mama, jetzt muss ich nie wieder Hausaufgaben machen."
> Hier war eine Nachbesserung dringend erforderlich.

Eine mögliche Konsequenz bei anhaltendem Problemverhalten ist, dass es keine Sticker, Stempel, Smileys und somit auch keine Belohnung gibt. Das Kind sollte – ohne kritischen Unterton – auf das Nichterreichen des Ziels hingewiesen werden. Die Mutter könnte mit ruhiger Stimme sagen: „Du hast heute nicht selbstständig gearbeitet, deswegen kannst Du auch keinen Punkt dafür bekommen. Vielleicht klappt es ja morgen wieder besser." Auf keinen Fall sollte dem Kind ein Punkt weggenommen werden, den es sich einmal verdient hat.
Bei einer totalen Verweigerung könnten die Eltern das Kind, als logische Konsequenz (und natürliche Folge seines Tuns), ohne Hausaufgaben in die Schule gehen lassen. Allerdings nicht ohne vorherige Absprache mit der Lehrerin, weil sonst den Eltern ein Pflichtversäumnis unterstellt werden könnte. Es ist wichtig, dass sie sich neutral verhalten und sich nicht auf einen täglichen Kampf einlassen.
Bei einem Wutanfall wie im Beispiel von Jan empfehle ich den Eltern, dem Kind eine Auszeit zu geben. Diese Strategie bedarf jedoch einer genauen Instruktion (☞ 4.3.1 Triple P) und sollte auch nur dann erfolgen, wenn die Eltern-Kind-Beziehung eindeutige positive Tendenzen aufweist.
Der Punkteplan sollte nach ein bis zwei Wochen erste positive Ergebnisse zeigen. Stellt er sich als ineffektiv heraus, sollte er geprüft und gegebenenfalls verändert werden. Er kann über mehrere Monate eingesetzt werden. Hat sich

das gewünschte Ergebnis eingestellt, kann er ausgeschlichen werden. Beispielsweise indem die nächste Problemsituation angegangen wird. Die Hausaufgabenerledigung wird dann im Punkteplan nur noch einfach bewertet (ein Punkt pro Tag) und fällt schließlich ganz aus der Bewertung.

In abgeänderter Form lässt sich der Punkteplan auch zu Bekämpfung von chronisch zu spätem Aufstehen, morgendlichem Trödeln und Zu-spät-in-die-Schule-kommen einsetzen.

Tab. 4-2: Folge-Punkteplan nach Etablierung des Hausaufgabenplans					
	Montag	Dienstag	Mittwoch	Donnerstag	Freitag
Aufstehen nach dem ersten Wecken					
selbstständiges Waschen und Anziehen					
zur vereinbarten Zeit das Haus verlassen					
Hausaufgaben Plan erfüllt					

4.2.2 Der „Mitteilungszwang"

Viele Eltern klagen darüber, dass die gemeinsamen Mahlzeiten in der Familie eine Qual seien, weil sie unruhig und unharmonisch verlaufen. Das ADHS-Kind reißt alle Gesprächsaktivitäten an sich, bestimmt die Themen und den Gesprächsverlauf. Alle anderen haben keine Chance, zu Wort zu kommen. Die Rede des Kindes wechselt vom Hölzchen aufs Stöckchen, ist dabei konfus und unstrukturiert. Jeder Versuch der anderen, das Gespräch in neue Bahnen zu lenken, wird vereitelt. Zu jedem Thema gibt es einen Kommentar ab, redet dazwischen und unterbricht die anderen. Machen die Eltern das Kind auf sein Verhalten aufmerksam, reagiert es beleidigt und zieht sich zurück. Offenbar ist es nicht die Absicht des Kindes zu stören, trotzdem muss es lernen, dass die anderen das gleiche Recht haben, sich mitzuteilen. Hier hat sich der **Redestab** bewährt:

> **Carla**
> Unsere fünfjährige Tochter Carla ist die kleinste in der Familie. Eigentlich hat sie nichts gegen diese Rolle. Aber bei den Tischgesprächen wird sie häufig übergangen. Wir Eltern unterhalten uns über Probleme des Alltags, unser Sohn berichtet eloquent über seine Schulerlebnisse. Carla ist sprachlich noch etwas umständlich, holt weit aus, bevor sie zur Sache kommt, während sich das Interesse der anderen schon wieder anderen Themen zugewandt hat. Irgendwann platzt Carla der Kragen: Sie steht auf, geht in die Küche, holt den Flaschenöffner und verkündet: „Das ist ab jetzt der Redestab. Reden darf nur der, der diesen Stab hat." Es folgt ein 15-minütiger Monolog über die Höhen und Tiefen des Kindergartenalltags. Der Rest der Familie lauscht ergriffen und beeindruckt.

Der Redestab kann ein Kochlöffel oder sonstiges Haushaltsutensil sein, der Fantasie sind keine Grenzen gesetzt. Anfangs kann es einige Zeit dauern, bis das ADHS-Kind den Stab wieder freiwillig abgibt. Doch merkt das Kind sehr schnell, dass es auf Dauer langweilig ist, vor einer schweigenden Zuhörerschaft zu dozieren. Um Filibuster, also endlose Monologe, zu vermeiden, kann man auch im Vorfeld die Redezeit begrenzen.

4.2.3 Die „Hörstörung"

> **Robin**
> Robin sitzt vor dem Fernseher. Der Vater kommt gestresst nach Hause und fällt erst mal über den mitten im Flur geparkten Schulranzen des „Herrn Sohns". Auf die freundliche Bitte des Vaters, den Ranzen wegzuräumen, reagiert Robin nicht. Das leichte Tremolo im Unterton bei der wiederholten Bitte des Vaters entlockt ihm ein beschwichtigendes „Gleich". Das lässt die Zornesader des Vaters anschwellen, er knurrt (gefährlich leise): „Nein, jetzt!" – „Ich will aber gerade noch …" Der Vater explodiert (muss sich ja jetzt durchsetzen): „Sofort, sonst rappelt es dermaßen im Karton!"

Was passiert? Der Ranzen ist zwar weg, aber die Freude auf- und übereinander auch. Der Vater hat Schuldgefühle, weil er sich nur mit Brüllen durchsetzen kann. Und Robin hat am „Vorbild" gelernt, dass man schreien muss, wenn man sich durchsetzen will.

Oft sind die Anweisungen der Eltern wirkungslos,
- weil sie zu einem **ungünstigen Zeitpunkt** erfolgen (das Kind schaut gerade seine Lieblingssendung im Fernsehen),

- wenn es **zu viele** sind („Geh in die Küche, hol Dir noch einen Teller, bring für Carla auch ein Glas mit, für Papa Pfeffer und Salz. Ach ja, und wenn Du schon mal dabei bist, stell noch eine Flasche Sprudel in den Kühlschrank!"),
- oder **zu wenig detailliert** (ein Dreijähriger soll mit Messer und Gabel essen unter der Vorgabe „Iss anständig!"),
- oder **zu schwierig** (ein Dreijähriger soll sein Zimmer aufräumen, in dem Playmobil, Lego und Buntstifte mit seiner Kleidung wild durcheinander liegen),
- oder **zu „höflich" als Frage formuliert und damit unklar** sind („Würdest Du bitte ins Bad gehen und Dich auszuziehen?" – „Nein, ich muss noch meine Burg fertig bauen!" Oder: „Könntest Du wohl bitte mal Dein Zimmer aufräumen?" – „Nö, wieso? Sieht doch gut aus.").

Wie können Eltern ihre Aufforderungen effektiver gestalten? Zunächst ist es wichtig, die Aufmerksamkeit des Kindes zu gewinnen, indem man nahe (etwa auf Armeslänge) an das Kind herangeht, auf Augenhöhe Blickkontakt aufnimmt und es mit seinem Namen anspricht. Dann sagt man dem Kind, was man von ihm möchte. Dabei gibt es zwei Möglichkeiten:

- Das Kind soll etwas Neues beginnen („Räum' Deinen Ranzen weg!").
- Es soll mit etwas aufhören („Hör auf, auf dem Sofa herumzuspringen."). Dabei sollte man ihm sagen, was es stattdessen tun soll („Hör auf, auf dem Sofa herumzuspringen, setz Dich hin."). Das Kind sollte etwa fünf Sekunden Zeit haben zu reagieren. Reagiert es nicht, sollte die Anweisung nicht beliebig oft wiederholt werden, sonst besteht wie im Fall von Robin die Gefahr der Eskalationsfalle (Schreien des Vaters). **Einmal sagen genügt, wenn das Kind mit etwas aufhören soll. Zweimal** genügt, **wenn es mit etwas Neuem beginnen soll**. Folgt es der Aufforderung, sollten es die Eltern dafür loben. Verweigert es jedoch weiterhin die Mitarbeit, sind die Eltern gut beraten, mit einer „logischen Konsequenz" zu reagieren. Im Triple-P-Training (☞ 4.3.1) lernen die Eltern dieses Vorgehen als „Kooperationsroutine" im Rollenspiel.

4.2.4 Das „Gedächtnissieb"

Ein häufiges Familienärgernis ist die allgemeine Unordnung, für die sich niemand verantwortlich fühlt und die gerne von einem zum anderen geschoben wird. Das ADHS-Kind „vergisst" regelmäßig schon gelernte Routinetätigkeiten wie das Wegräumen seiner Kleidung, Zähneputzen, Tischdecken, oder -abräumen etc.

> **Julian (Bericht einer Mutter)**
> Von Ordnung hält Julian überhaupt nichts. Kommt er mittags nach Hause, fliegen erst einmal seine Sachen herum: Schuhe, Ranzen, Jacke, Mütze markieren dann den Weg in sein Zimmer. Auf meine Mahnungen reagiert er nicht. Wenn ich beim Aufsammeln schimpfe, meint er, ich hätte schlechte Laune. Sein Zimmer ist der reinste Saustall, obwohl ich es regelmäßig aufräume.

Das Beispiel von Julian und seiner Mutter ist typisch für den täglichen Machtkampf zwischen Mutter und Kind. Die Mutter versucht vergeblich, ihren Willen bei Julian **durchzusetzen**, statt seine Mitarbeit bei der täglichen Hausarbeit zu **gewinnen**. Mit Hilfe gemeinsam aufgestellter Regeln könnte die Mutter Julian leichter zur gewünschten Zusammenarbeit motivieren (☞ 4.3.5 Goldene Regeln).

4.2.5 Geschwisterrivalität

Zusätzlich zu den negativen Erfahrungen, die ADHS-Kinder in ihrer Umwelt machen, kommen starke Ängste, ob sie überhaupt einen Platz in der Familie haben.

> **Jonas und Sven**
> Die Brüder Jonas (acht Jahre) und Sven (zehn Jahre) teilen sich die Aufgabe, die Meerschweinchen zu pflegen. Sie dürfen so lange nicht nach draußen, bis sie den Käfig sauber gemacht haben. Jonas muss ausmisten, Sven neu einstreuen und die Futterbehälter reinigen. Am Nachmittag erscheint Jonas bei seiner Mutter und sagt: „Mama, ich war ganz lieb und hab meine Arbeit getan. Sven liegt noch auf dem Bett und spielt Gameboy." – „Fein, mein Schatz, bitte geh' zu Sven und sag' ihm, er soll kommen." Jonas geht zu Sven und sagt: „Du sollst zu Mama kommen. Du bist dran. Ich habe meinen Teil vom Käfig sauber gemacht und Du nicht." Darauf haut Sven Jonas eine runter, woraus sich ein Kampf entwickelt. Als die Mutter dazukommt, weint Jonas und beschwert sich über Sven, der ihn „ohne Grund" geschlagen hätte. Die Mutter knüpft sich Sven vor: „Sven, warum musst Du immer so grob sein? Warum erledigst Du nicht Deine Aufgabe? Warum bist Du Deinem Bruder gegenüber immer so aggressiv? Du solltest ihn beschützen, statt ihn zu bekämpfen." Daraufhin beschimpft Sven seine Mutter als „Scheißmama" und bekommt einen seiner Tobsuchtsanfälle: „Nie hältst Du zu mir und überhaupt – ich bin bestimmt nur adoptiert."

Rivalität zwischen Geschwistern ist normal. ADHS kann sie jedoch so verstärken, dass der Familienfrieden nachhaltig bedroht ist. Mangelnde Impulskontrolle und Missverständnisse können zu heftigen Streit- und Gewaltsituationen führen.

Der Konflikt von Jonas und Sven begann kurz nach Jonas Geburt. Der zweijährige Sven wurde immer anstrengender, er wurde unruhig, trotzig, machte alles kaputt und geriet permanent in irgendeine missliche Lage. Die Mutter lief ihm ständig hinterher, während Jonas sich zu einem besonders pflegeleichten, freundlichen Baby entwickelte und der Mutter stets ein Lächeln abgewinnen konnte. Sven musste zuschauen, wie das Baby Jonas seinen (Svens) Platz bei der Mutter erobert hatte. Da diese so offensichtlich von dem „guten" Baby beeindruckt war, gab Sven auf diesem Gebiet auf und dekompensierte.

Eine besondere Belastung ist die Eifersucht unter Geschwistern, wenn nur ein Kind von ADHS betroffen ist. Für dieses Kind erscheint es so, als dürften die Geschwister immer alles und müssten nie etwas. Begründet man dies mit dem vernünftigen Verhalten des Bruders oder der Schwester, wird sofort mit einem „Ihr liebt mich nicht!" gekontert. Die Geschwister werden als übermächtig und perfekt empfunden.

Umgekehrt ist es auch nicht gerade einfach, Zappelphilipp oder Traumsuse als Bruder zu haben.

> **Ralf**
> Ich stehe immer im Schatten von Philipp. Meine Eltern sind verzückt, wenn der mal eine Drei schreibt oder wenn eine Woche lang keine Klagen aus der Schule kommen. Dass ich immer Einser und Zweier habe, und sich noch nie jemand über mich beschwert hat, gilt als selbstverständlich: „Naja, Du bist der Große".
> Mit Philipp rennen sie zu allen möglichen Ärzten. Am Wochenende gehen sie mit ihm zur Psychomotorik, und therapeutisch Reiten darf er auch noch.
> Für mich ist nie Zeit. Zu den Spielen mit dem Fußballverein muss ich immer mit den Eltern eines Freundes mitfahren. Am liebsten würde ich ausziehen und bei denen einziehen. Die mögen mich ja sowieso mehr!

❙ Strategien zur Konfliktvermeidung

- Wichtig ist es, **den Kindern eigene Bereiche zu schaffen**. Hat nicht jedes Kind ein eigenes Zimmer, sollten zumindest eigene Spiel-, Bastel- und Arbeitsecken eingerichtet werden. Es ist klar, dass die „Demarkationslinien" häufig überschritten werden. Gerne nehmen Geschwisterkinder dies zum Anlass, die Eltern in Dramen à la „Der hat auf meinem Stühlchen gesessen und von meinem Tellerchen gegessen" zu involvieren.

Meistens ist es nicht sinnvoll, sich zwischen die Parteien zu stellen (um dann von beiden Seiten angefeindet zu werden). Eine Klärung sollte in erster Linie zwischen den „Parteien" erfolgen. Grobe Regelverstöße sollten allerdings von den Eltern mit vorher vereinbarten Sanktionen belegt werden.

- Eltern sollten sich bemühen, ihre Kinder gerecht zu behandeln und **niemanden zu bevorzugen**. Damit ist nicht gemeint, das letzte Reiskorn millimetergenau aufzuteilen, sondern Stärken und Schwächen jedes Kindes am individuellen Niveau zu beurteilen.
- Die **Maßstäbe**, die an das Verhalten der Kinder angelegt werden, sollten mit den einzelnen Kindern **im Vorfeld definiert** werden. Es ist wichtig, das Kind jeweils mit einzubeziehen. Sonst wird es schwierig zu erklären sein, warum die Eltern bei dem einem erst bei der Mount-Everest-Besteigung in stehenden Beifall ausbrechen, während beim anderen schon die Fahrt mit der Seilbahn auf die Zugspitze ähnliche Reaktionen hervorruft.
- Wahre Wunder kann es bewirken, wenn man **die Geschwister hin und wieder als Einzelkind behandelt**.
Zeitmangel und Gewohnheit führen dazu, dass üblicherweise Wochenenden und Feiertage „der Familie gehören". Zwanghaft wird dann versucht, die unterschiedlichen Interessen der Familienmitglieder unter einen Hut zu bringen, was auch in „normalen" Familien schon die Quadratur des Kreises ist.
In den ADHS-Familien ist das Ergebnis dieser Anstrengung häufig frustrierend oder endet sogar in einem Desaster.
Es kann für die ganze Familie eine Befreiung sein, das Klischee von der „glücklichen Familie" fallen zu lassen. Zweisamkeit kann neu erlebt und entdeckt werden, wenn der Vater mit dem Sohn zum Fußballspielen geht und Mutter und Tochter ein Gespräch von Frau zu Frau führen. Alle Familienmitglieder haben auf diese Weise die Chance, sich einander intensiver und außerhalb ihrer gewohnten Rolle im Familiensystem wahrzunehmen und gerade dadurch das Zusammengehörigkeitsgefühl zu stärken.

4.3 Konkrete Lösungsstrategien

4.3.1 Triple P

Das Erziehungsverhalten der Eltern weist selten in allen Bereichen Defizite auf und kann deshalb in der Regel mit den oben erwähnten individuell zugeschnittenen Maßnahmen aufgefangen werden (☞ 4.2 Alltagsprobleme). Sind jedoch generelle Erziehungsprobleme offensichtlich, empfehlen wir den Eltern die Teilnahme an einem intensiven Triple-P-Elterntraining. Das Training eignet sich nicht nur für Eltern mit ADHS-Kindern, sondern generell für Familien mit Kindern, die schwerere Verhaltensprobleme haben.

Tab. 4-3: Erziehungsprogramm Triple P

Prinzipien

1.	Für eine interessante Umgebung sorgen
2.	Das Kind zum Lernen anregen
3.	Konsequentes Verhalten in der Erziehung trainieren
4.	Angemessene Erwartungen an das Kind haben
5.	Die eigenen Bedürfnisse nicht vernachlässigen

Ziele

1.	Vorbeugen von emotionalen, verhaltens- und entwicklungsbezogenen Problemen
2.	Förderung von Entwicklung, Gesundheit und sozialer Kompetenz des Kindes
3.	Verhinderung von Missbrauch und Gewalt gegen Kinder
4.	Erweiterung der elterlichen Erziehungskompetenz
5.	Förderung von Zuversicht und Zufriedenheit in der Familie
6.	Unabhängigkeit und Wohlergehen von Familien steigern

Triple P (**P**ositive **P**arenting **P**rogram) wurde an der Universität von Queensland (Australien) in 14-jähriger Forschungsarbeit „als positives Erziehungsprogramm für universelle, selektive und indizierte Prävention entwickelt. In Deutschland wird Triple P von der Arbeitsgruppe um Hahlweg in Braunschweig evaluiert. Ziel des Programms ist, eine positive Eltern-Kind-Beziehung aufzubauen bzw. diese zu stabilisieren und dadurch kindliche Verhaltensprobleme zu verhindern bzw. zu reduzieren".[41]

Triple P ist ein verhaltenstherapeutisch orientiertes Programm, das für **Familien mit Kindern zwischen zwei und zwölf Jahren** entwickelt wurde. Außerdem gibt es ein Teenagerprogramm. Das Training orientiert sich an den jeweils unterschiedlichen Bedürfnissen der betroffenen Familien. Angeboten werden **Kurzberatungen**, **angeleitetes Training** und **selbstangeleitetes Training**. Die Eltern können auf fünf verschiedenen Intensitäts-Ebenen das Trainingsmodell aussuchen, das für ihre Familie optimale Unterstützung bietet.

Ebene 1: Universelles Triple P

Zielgruppe: Alle, die sich über die Förderung der kindlichen Entwicklung informieren möchten.

---

[41] Hahlweg K, Kessemeier Y: a.a.O.

Inhalt: Allgemeine Information und Unterstützung zur Umsetzung einer vorausschauenden positiven Erziehung und zur Förderung der öffentlichen Wahrnehmung von Erziehung und der gesellschaftlichen Akzeptanz von Erziehungstrainingsprogrammen.
Durchführung: Informationen und Anregungen durch Triple-P-Videos, -Broschüren und -Ratgeber, Vorträge, Fernsehbeiträge und Pressemeldungen.

Ebene 2: Triple-P-Kurzberatung

Zielgruppe: Eltern mit spezifischen Fragen zum Verhalten oder zur Entwicklung ihrer Kinder.
Inhalt: Konkreter Rat bei einzelnen Erziehungsfragen durch Fachleute mit einer Triple-P-Beraterfortbildung.
Durchführung: Bis zu zwei Kurzkontakte (ca. 20 Minuten) mit einem Triple-P-Berater, persönlich oder telefonisch.

Ebene 3: Triple-P-Kurzberatung mit Übungen

Zielgruppe: Eltern mit spezifischen Fragen zum Verhalten oder zur Entwicklung ihrer Kinder, die einzelne Erziehungsfertigkeiten aktiv erlernen wollen.
Inhalt: Kurzberatung zur Unterstützung der Bewältigung einzelner Erziehungsschwierigkeiten mit aktivem Training von Erziehungsfertigkeiten durch Fachleute mit einer Triple-P-Beraterfortbildung.
Durchführung: Vier persönliche Kurzkontakte (20–30 Minuten) mit einem Triple-P-Berater.

Ebene 4: Triple-P-Elterntraining

Zielgruppe: Eltern, die in einem intensiven Training erlernen wollen, wie sie auf positive Weise die kindliche Entwicklung fördern und mit Problemverhalten umgehen können.
Inhalt: Intensives Elterntraining durch Fachleute mit einer Triple-P-Trainerfortbildung; Konzentration auf die Eltern-Kind-Interaktion; Anwendung, Erweiterung und Übertragung von Erziehungsfertigkeiten auf ein breites Feld von Erziehungssituationen und kindlichen Verhaltensweisen.
Durchführung: Durchführung in Gruppen (vier Sitzungen à zwei Stunden plus vier Telefonkontakte über insgesamt acht Wochen), als Einzeltraining oder unter Selbstanleitung mit dem Triple-P-Arbeitsbuch.

Ebene 5: Erweitertes Triple P

Zielgruppe: Eltern, die nach Teilnahme an einem Ebene-4-Angebot zusätzlich erziehungsrelevante Belastungen oder Partnerschaftskonflikte bewältigen oder die Übung der Erziehungsstrategien vertiefen wollen.

Inhalt: Intensives und individuell zugeschnittenes Training zur weiteren Verbesserung der Erziehungsfertigkeiten durch Übungen zu Hause, zum Emotions- und Stressmanagement oder zur Partnerunterstützung.
Durchführung: Bis zu zehn individuell angepasste Trainingseinheiten mit psychotherapeutisch ausgebildeten Fachleuten, die sich durch Fortbildungen zum erweiterten Triple P qualifiziert haben.[42]

Triple-P-Elterntraining

Der „Klassiker" unter den Trainingsangeboten ist das Tiple-P-Elterntrainig (Ebene 4), das insgesamt acht Sitzungen umfasst: **Vier je zweistündige Gruppensitzungen** mit fünf bis sechs Familien, in denen verschiedene Erziehungsstrategien vermittelt werden und **vier daran anschließende individuelle Telefonkontakte** (jeweils 15–20 Minuten), in denen Fortschritte, Fragen und Schwierigkeiten mit dem Triple-P-Trainer diskutiert werden können.
Die vier Gruppensitzungen haben folgende Inhalte:
- **Sitzung 1:** Grundsätze positiver Erziehung, genaue Problem- und Zielbeschreibung, mögliche Ursachen von Problemverhalten(z. B. zufällige Belohnung, ungünstiger Gebrauch von Anweisungen oder Strafe oder das Ignorieren von positivem Verhalten der Kinder).
- **Sitzung 2:** Erziehungsstrategien zur Förderung der kindlichen Entwicklung (z. B. spezifisches Loben, Punktekarten), aktives Training in Rollenspielen und Übungen.
- **Sitzung 3:** Erziehungsstrategien zum Umgang mit Problemverhalten von Kindern (z. B. klare und ruhige Anweisungen, Familienregeln, logische Konsequenzen, absichtliches Ignorieren oder Auszeit).
- **Sitzung 4:** Aktivitätenplänen für Risikosituationen (z. B. Einkaufen oder lange Autofahrten).

Zwischen den Sitzungen sollen die Eltern die Erziehungsstrategien zu Hause ausprobieren und üben.
Die Wirksamkeit von Triple P wurde für folgende Familienkonstellationen nachgewiesen: zusammenlebende Paare, Alleinerziehende, Stieffamilien, Mütter, die an einer Depression erkrankten, Paare mit niedriger Beziehungsqualität sowie Familien mit einem lernbehinderten Kind.[43]
Wenn möglich, sollten **beide Eltern** am Trainingsprogramm teilnehmen. Häufig berichten Eltern schon nach den ersten Sitzungen von Aha-Erlebnissen: „Endlich hört sie/er mich" oder: „Ich werde jetzt auch oft von meinem Kind gelobt". Neben der verbesserten Kommunikation mit dem Kind erleben die

---

[42] Vgl. ausführliche Vorstellung der Inhalte von Triple P unter www.triplep.de
[43] Vgl. Hahlweg K: Prävention von kindlichen Verhaltensstörungen. Bevor das Kind in den Brunnen fällt, in: Zentrale Entwicklungsstörungen bei Kindern und Jugendlichen.

Eltern eine spürbare Erleichterung und Entlastung in der Erziehung. Auch die Beziehungsqualität der Eltern kann sich deutlich steigern. Zum einen, weil das Zusammenspiel in der Erziehung funktioniert und Wirkung zeigt, aber auch, weil die Eltern gelernt haben, über Erziehungsprobleme miteinander zu reden und den Erziehungsauftrag als gemeinsame Verantwortung zu tragen. Für viele Paare ist es ein Schlüsselerlebnis, über vier Wochen regelmäßig einen gemeinsamen Abend verbracht zu haben, was sie auch in Zukunft beibehalten möchten. Gerade Eltern, die sich für die Erziehung ihres Kindes aufopfern, hilft es, wenn man sie an ihre eigenen Bedürfnisse, ihren Wunsch nach Partnerschaft, Gesellschaft, Spaß und Intimität erinnert und deren Legitimität bestätigt.

4.3.2 THOP

Das **T**herapieprogramm zur Behandlung von Kindern mit **h**yperkinetischem und **o**ppositionellem **P**roblemverhalten (THOP) ist zur Behandlung von Kindern im **Alter von drei bis zwölf Jahren** geeignet. Das Programm umfasst eine ausführliche Diagnostik und eine anschließende Therapie, die am individuellen Problemverhalten des Kindes in Familie, Kindergarten und/oder Schule ausgerichtet ist. Dabei geht es vor allem um das gemeinsame Entwickeln von Interventionsstrategien. Außerdem gibt es für Therapeuten die Möglichkeit, sich über die medikamentöse Therapie von ADHS-Kindern zu informieren.

THOP besteht aus zwei Teilprogrammen:

1. **Eltern-Kind-Programm:** Verminderung von hyperkinetischen und oppositionellen Verhaltensstörungen in der Familie; Anleitung von Eltern und Kind, Problemsituationen in der Familie zu bewältigen.
2. **Erzieher/Lehrer-Kind-Programm:** Verminderung von hyperkinetischen und oppositionellen Verhaltensstörungen in Kindergarten und Schule.

Im Zentrum der Therapie steht das **Eltern-Kind-Programm**, das um sechs Themenschwerpunkte gruppiert ist:

1. Problemdefinition, Entwicklung eines Störungskonzeptes und Behandlungsplanung,
2. Förderung positiver Eltern-Kind-Interaktionen und Eltern-Kind-Beziehungen,
3. pädagogisch-therapeutische Interventionen zur Verminderung von impulsivem und oppositionellem Verhalten,
4. spezielle operante Methoden,
5. Interventionen bei spezifischen Verhaltensproblemen,
6. Stabilisierung der Effekte.[44]

---

[44] Vgl. ausführliche Vorstellung der Inhalte von THOP unter www.uni-koeln.de/med-fak/kjp/lit/thop.html. Eine Ergänzung zu THOP ist das Buch „Wackelpeter & Trotzkopf – Hilfen bei hyperkinetischem und oppositionellem Verhalten" von Döpfner et al., das auch als Arbeitsbuch in Verbindung mit THOP eingesetzt werden kann.

4.3.3 Aufgabenteilung

Um die Familie insgesamt zu entlasten und die Alltagsprobleme zu reduzieren, ist es wichtig, Aufgaben zu verteilen. Die meisten ADHS-Kinder sind hilfsbereit und willig, Aufgaben zu übernehmen.

Die Eltern sollten dem Kind das Gefühl nehmen, dass es immer nur arbeiten muss. Anlässlich einer Familienkonferenz kann z. B. eine Liste erarbeitet werden, in der die Arbeiten benannt und auf die Familienmitglieder verteilt werden. Manchmal kann es sinnvoll sein, die Aufgaben im Wochenrhythmus rotieren zu lassen, sodass jeder einmal eine besonders unangenehme Aufgabe (z. B. den Müll rausbringen) erledigen muss.

4.3.4 Lernen durch Erfolg

Das Selbstwertgefühl von ADHS-Kindern ist durch die andauernden negativen Reaktionen der Umwelt stark vermindert. Wie ihre Altersgenossen machen sie viele Fehler. Eltern von ADHS-Kindern neigen allgemein zu einer kritischen Haltung gegenüber dem Kind. Übermäßige Kritik an einer zufälligen Abweichung vom erwünschten Verhalten kann der Anstoß für einen ernsten und oft dauerhaften Fehler sein.

Eltern sollten ihr Verhalten gegenüber dem Kind immer miteinander absprechen und sich an die Absprache halten. Wenig hilfreich ist es, wenn Eltern sich in die Rolle von „guter Polizist/böser Polizist" drängen lassen. Für das **Selbstbewusstsein** aller Beteiligten ist es wichtig, dass sowohl Eltern als auch Kinder die Negativspirale durchbrechen. Statt immer nur zu sehen, was man alles nicht kann, ist es wichtig, sich vor Augen zu führen, was trotz ADHS geklappt hat. Die Eltern haben die Aufgabe, dies auch für die Kinder deutlich zu machen.

> Ein in pädagogischer Hinsicht fataler Satz ist die Redewendung: „**Durch unsere Fehler lernen wir**".
> Die Geschichte jedes einzelnen Menschen beweist das Gegenteil. **Tatsächlich lernen wir durch Erfolg. Viel besser, viel schneller und anhaltender.**

Die Psychotherapeutin Cordula Neuhaus beschreibt das so: „Wir brauchen ein fröhliches ‚**Dennoch**'! Trotz ADHS haben wir dies alles schon geschafft und trotz ADHS werden wir den Rest auch noch schaffen".[45]

---

[45] Neuhaus C: Hyperaktive Jugendliche und ihre Probleme, S. 277.

4.3.5 Goldene Regeln

Regeln sind die Grundlage unseres Zusammenlebens – und gelten deshalb für alle. Wenn die Eltern wünschen, dass ihr Kind seine Sachen wieder an den Platz hängt, die Füße nicht auf den Küchentisch legt, Schuhe und Kleidung nicht gleichmäßig über das Treppenhaus und das Wohnzimmer verteilt und im Haushalt hilft, ist es wenig hilfreich, wenn zum Beispiel der Vater das entgegengesetzte Verhalten vorlebt.

Die Akzeptanz von Regeln wird gesteigert, wenn sie nicht von oben bestimmt, sondern als gemeinsame Vereinbarung verabschiedet werden. Bewährt hat sich hierbei die „**Familienkonferenz**": Die Familienmitglieder erstellen eine Liste der anstehenden Aufgaben und Problemsituationen. Die Eltern erklären, welche Aufgaben zu verteilen sind. Die Kinder können sich dann die Arbeiten aussuchen, die sie übernehmen wollen. Die Eltern räumen den Kindern damit Wahlmöglichkeiten ein und zeigen ihnen ihre Achtung. Die Vereinbarung wird in einem Plan festgehalten. Wenn jemand im Laufe der Woche seine gewählte Arbeit nicht erledigt, wird dies in der nächsten Konferenz zur Sprache gebracht. Dann werden gemeinsame Lösungen bzw. Sanktionen besprochen und verhängt. Die Umsetzung dieser Pläne sollte sich als **Ritual** etablieren. Rituale haben den Vorteil, dass sie als Rahmen, Richtschnur und Struktur dienen können.

Wir bevorzugen für ADHS-Familien die **Familienkonferenz nach Triple P**, weil klare Strukturen festgelegt werden und die Umsetzung auf der Verhaltensebene mehr Wirksamkeit zeigt.

In dieser Konferenz werden gemeinsam **Familienregeln** beschlossen:
- Es sollten **nicht zu viele auf einmal** sein (vier bis fünf),
- sie sollten **positiv formuliert** sein, („Wir reden ruhig miteinander", statt: „Wir schreien nicht."),
- sie sollten **gerecht und leicht zu befolgen** sein (also nicht: Tobias, fünf Jahre alt, soll zwei Stunden lang Mittagsschlaf halten),
- auf Regel-Verletzungen sollten **Konsequenzen** folgen. Die Konsequenz ist im Vorfeld festzulegen und anzukündigen.

Die Regeln können verschiedene Bereiche ansprechen, z. B.:
- Tischsitten („Wir kauen mit geschlossenem Mund."),
- Hygiene („Wir putzen uns die Zähne nach dem Essen."),
- Sicherheit („Wir gehen langsam die Treppe herunter."),
- Ordnung („Jeder räumt das an seinen Platz zurück, was er benutzt hat."),
- Umgang miteinander („Wir lassen einander ausreden.").

Die Familienregeln werden an einem Platz, der für alle gut sichtbar ist, aufgehängt. Für die kleineren Kinder, die noch nicht lesen können, reicht zur Unterscheidung der Regeln oft schon eine mehrfarbige Gestaltung.

Wird eine Regel nicht eingehalten, sollte das Kind **sofort** darauf angesprochen werden. Auch hier gilt es, die Aufmerksamkeit des Kindes zu gewinnen. Dann beschreibt die Mutter bzw. der Vater das Problem mit ruhiger Stimme, erklärt, was an dem Verhalten problematisch ist, fragt das Kind nach der entsprechenden Regel, lässt es das richtige Verhalten vormachen und lobt es schließlich für seine Mitarbeit. Bei Kindern, die nicht kooperieren, werden die Strategien, die im Abschnitt „Hörstörung" (☞ 4.2.3) dargestellt wurden, angewendet. Im oben genannten Beispiel „Kind kommt von der Schule nach Hause und lässt alles stehen und liegen" (☞ S. 273) kann das „Gedächtnissieb" auch gut mit dem „Punkteplan" (☞ 4.2.1 „Hausaufgabenkrieg") aufgefrischt werden, in dem für jede Heimkehr ein bestimmtes Ordnungsverhalten als Ritual vereinbart wird.

4.3.6 Loben

Zum Abschluss der konkreten Lösungsstrategien innerhalb der Familie sei noch eine Hausaufgabe genannt, die fast alle Eltern in unserer Praxis „verordnet" bekommen, gerade weil sie den gestressten Eltern von ADHS-Kindern so unendlich schwer fällt:
Loben Sie ihr Kind (mindestens fünfmal täglich)!
Lob fördert die Kooperationsbereitschaft des Kindes. Es wird in seinem Verhalten bestätigt. Dadurch erhöht sich die Wahrscheinlichkeit, dass das Kind dieses Verhalten erneut zeigen wird.
Beim Loben ist darauf zu achten, das es das Verhalten des Kindes beschreibt und in unmittelbarem Zusammenhang mit seinem Tun steht, damit das Kind die Verbindung zwischen Lob und Tat herstellen kann. Auch sollte das beschreibende Lob mit einer empathischen Äußerung verbunden sein: „Prima, dass Du Deinen Ranzen weggeräumt hast." Oder: „Du hast die ganze Zeit alleine gespielt, das gefällt mir.").

> **Schlüsselfrage an die Eltern:**
> **Wie oft** und **wofür** loben Sie Ihr Kind?

Viele Eltern behaupten, dass sie ihr Kind häufig loben. Doch fehlt es dem Lob oft an Eindeutigkeit oder es hat einen negativen Beigeschmack und kann vom Kind somit nicht als Lob akzeptiert werden: „Na, geht doch, wenn Du nur willst". Oder: „Toll, endlich tust Du mal, was ich Dir gesagt habe."
Manche Eltern haben Schwierigkeiten, Situationen zu erkennen, in denen sie ihr Kind loben könnten – z.B. im Wartezimmer beim Arzt, wenn das Kind selbstständig und ruhig gespielt hat – und nehmen angemessenes Verhalten kommentarlos als selbstverständlich hin.

Andere haben Schwierigkeiten mit der positiven Formulierung des Lobs, wenn das Kind statt des Problemverhaltens das gewünschte Verhalten zeigt (Problemverhalten: Kind streitet mit seinem Bruder. Falsches Lob, wenn das Kind nicht mit seinem Bruder gestritten hat: „Schön, dass Du mal nicht mit Deinem Bruder gestritten hast", anstatt: „Schön, dass Ihr friedlich miteinander gespielt habt".). Sie sind derart fokussiert auf das Problem, dass sie auf die Frage „Wie soll sich Ihrer Meinung nach das Kind verhalten?" spontan keine Antwort haben.

Einige Eltern äußern den Einwand, dass sie in der Vergangenheit schlechte Erfahrungen mit dieser Strategie gemacht hätten, weil das Kind z. B. sehr albern reagiert hat oder das Lob als peinlich und unangenehm empfunden wurde. In diesem Fall kann man den Eltern empfehlen, geringfügiges Problemverhalten zu ignorieren und weiterhin zu loben, weil das Kind auf diese Weise lernen kann, Lob anzunehmen oder selber zu loben. Bei stärkerem Problemverhalten oder bei älteren Kindern und Jugendlichen sollten die Eltern weniger überschwänglich loben und/oder mehr Körpersprache einsetzen (Lächeln, Zuzwinkern, Schulterklopfen etc.).

Die Eltern sollten ihr Kind möglichst viel loben und zur Eigenkontrolle gegebenenfalls ein Protokoll darüber führen (z. B. fünfmal täglich). Sie sollten dabei den kleinsten Bemühungen und Fortschritten des Kindes Aufmerksamkeit schenken und nicht nur die großen Leistungen bejubeln.

4.4 Interventionen in der Schule

Die Lösungsstrategien des Elterntrainings sind effektiv im Umgang mit häuslichen Problemen. Bei schulischen Problemen müssen andere Mechanismen greifen. Der Therapeut sollte bemüht sein, ein **Bündnis zwischen Lehrer und Eltern** zu unterstützen. Häufig ist die Situation konfrontativ: Die Eltern vertreten, teilweise einseitig, die Interessen ihres Kindes, der Lehrer sieht sich bis an den Rand seiner pädagogischen Fähigkeiten gefordert. Er muss außerdem die Interessen des Klassenverbandes gegen das Einzelinteresse des ADHS-Kindes abwägen. Viel ist hier schon gewonnen, wenn der Therapeut in eine Mittlerfunktion kommen kann, um das Verhältnis zu entspannen. Dabei kann er gelegentlich zwischen die Fronten geraten.

Hilfreich ist es, dem Lehrer die andersartige Sichtweise und die Steuermechanismen des ADHS-Kindes zu vermitteln (☞ 3.3.3 Krankheitserhaltende Prozesse), um dann die Probleme, die im konkreten Fall für den Lehrer daraus resultieren, aufzunehmen und zu besprechen.

Die Reaktionen sind sehr unterschiedlich. Teilweise werden Zusammenarbeit und Kontakt abgelehnt, der Großteil der Lehrer ist aber nach unserer Erfahrung offen für jede Hilfestellung. Besonders interessiert sind die Pädagogen an konkreten Tipps – vor allem dann, wenn sie von anderen Lehrern mitgeteilt wurden. Strategien zur Konfliktlösung, die aus dem schulischen Umfeld stammen und sich dort bewährt haben, werden positiver aufgenommen, als wenn sie aus der ärztlichen „Trickkiste" kommen.

Motorische Unruhe

Problem: Das Kind steht im Unterricht auf, zappelt oder fällt vom Stuhl, laufend fallen Stifte Mäppchen oder sonstige Utensilien vom Tisch.
Tipp: Dem Kind sollte ein Ventil angeboten werden. Es kann z. B. zwischendurch die Tafel putzen oder sonstige Hilfstätigkeiten übernehmen. Danach ist ihm meist für eine gewisse Zeit ein ruhigeres Verhalten möglich. Ein Lehrer hatte sogar erlaubt, dass ein Schüler zwischendurch, „wenn er zu viele Hummeln im Hintern hatte", eine Runde um den Schulhof rennen durfte, vorausgesetzt, dass er diese Erlaubnis nicht ausnutzte – es hat funktioniert.

Impulsives Dazwischenreden oder Unterhaltung mit den Mitschülern

Problem: Das Kind platzt sofort mit dem heraus, was es als Antwort auf eine noch gar nicht zu Ende gestellte Frage vermutet, oder es redet mit dem Nachbarn drei Reihen hinter ihm, in der guten Absicht, ihm zu helfen.
Tipps: Hier hat sich eine Punkteplan-Variante bewährt (☞ Tab. 4-1, Tab. 4-2):
- Dem Kind wird im Vorfeld klargemacht, welches Verhalten als störend empfunden wird.
- Am Anfang der Stunde bekommt es ein Blatt mit einer bestimmten Anzahl Smileys auf den Tisch gelegt. Tritt das vorher definierte Problemverhalten auf, wird ein Smiley durchgestrichen. Die übrig gebliebenen darf es am Ende der Stunde anmalen. Die Zahl wird in einer aushängenden Wochenübersicht als Punkte eingetragen. Wenn eine gewisse Punktzahl erreicht ist, bekommt das Kind an diesem Tag Hausaufgabenfrei.
- Einige Lehrer haben diese Belohnungsstrategie für die ganze Klasse eingeführt, um die Problemkinder nicht zu „brandmarken" und stattdessen einen Wettkampf der ganzen Klasse daraus zu machen. Dies fordert vom Pädagogen zwar mehr Aufwand, der aber wegen der Aussicht, mehr Ruhe im Unterricht zu haben, gerne aufgebracht wird.

Fehlende Hausaufgaben

Problem: ADHS-Kinder bekommen am Ende der Stunde, wenn Unruhe und Aufbruch herrscht, nur noch Bruchstücke mit. Deshalb kommt es bei ihnen überdurchschnittlich häufig zu fehlenden Hausaufgaben

Tipp: Der Lehrer überprüft kurz, ob der Schüler die Aufgaben richtig notiert hat und bestätigen dies für die Eltern mit einem Kürzel. Auch dieser Einsatz lohnt sich, da die Lehrer nicht zusätzlich vergebene Strafarbeiten kontrollieren müssen und es deswegen keine Auseinandersetzung mit dem Kind gibt.

Positive Verstärkung

Will der Lehrer das angemessene Verhalten eines Kindes besonders hervorheben und fördern (z.B. wenn es direkt einer Aufforderung des Lehrers nachgekommen ist oder sich positiv am Unterricht beteiligt hat), kann er Zusatzpunkte (s.o. Punkteplan) vergeben. Das sollte er sofort tun, da direkte positive Verstärkung den größten Effekt hat. Konsequent angewendet, verbessert diese Strategie das Lehrer-Schüler-Verhältnis enorm. Die Kinder sind ja in erster Linie negative Rückmeldungen gewöhnt, und auch die Lehrer haben gerade bei ihnen eher einen Blick für das Störverhalten.

Ein positives Feedback erhält z.B. ein Legasthenie-Kind, wenn der Lehrer im Diktat nicht die Fehler rot, sondern das grün anstreicht, was es richtig gemacht hat. So ist sein Kommentar willkommen.[46]

---

[46] Weitere Tipps für den „klugen Umgang mit ADS im Klassenzimmer" unter http://www.juvemus.de/pdf/50%20Tipps%20Klassenzimmer.pdf

5

Ritalin® – die Pille für den Zappelphilipp

Ritalin® ist wie ein Gips bei einem gebrochenen Bein: stabilisierend, hilfreich, in manchen Situationen ungeheuer entlastend. Aber auch ein Gehgips ersetzt das gesunde Bein nicht auf Dauer. Es sollte sich um eine zeitlich befristete Maßnahme handeln und Teil einer Behandlung sein, die es sich zum Ziel setzt, dem Patienten das eigenständige Laufen wieder zu ermöglichen.
Ritalin® ist wie ein Gehgips. Nimmt man ihn ab, müssen Muskeln trainiert und Gelenke beweglich gemacht werden. Je kürzer ein Gehgips angewendet wird, desto schneller ist das selbstständige Laufen möglich.
Ritalin® ist wie ein Gehgips, aber nicht jedes ADHS ist ein Beinbruch.

5.1 Geschichte

Amphetamine

Ritalin® ist chemisch mit Amphetaminen verwandt. Amphetamine können eine ganze Reihe von zunächst positiven Effekten haben. Sie wirken stimmungsaufhellend, steigern die Leistungsfähigkeit, erhöhen Ausdauer und Aufmerksamkeit bei langweiligen Aufgaben.
1962 haben zwei amerikanische Autoren in dem zusammenfassenden Artikel „The Enhancement of Human Performance by Caffeine and the Amphetamines" die Leistungssteigerung durch Koffein und Amphetamine begeistert gefeiert (Weiss & Laties 1962). Die Lektüre vermittelt den Eindruck, Amphetamine seien ein Wundermittel.

- Die Amphetamine waren der Koffeinwirkung weit überlegen. Die beobachtete Leistungssteigerung bezog sich sowohl auf **geistige wie auf körperliche Aufgaben**. Aufmerksamkeit und Genauigkeit bei sich wiederholenden und langweiligen Tätigkeiten wurden gesteigert. Die Einstellung der Testpersonen zu diesen Tätigkeiten verbesserte sich ebenfalls.
- Auch im **Sport** konnte eine Leistungsverbesserung erreicht werden, zwar nur um 3–4 %, aber die entscheiden ja häufig über Goldmedaille oder Trostpflaster.
- Auch die **psychischen Auswirkungen** wurden untersucht. Gesunden Freiwilligen wurden Heroin, Morphin, Amphetamin oder ein Scheinmedikament injiziert, ohne dass die Testpersonen wussten, welche Substanz ihnen verabreicht wurde. Am angenehmsten fanden die Probanden die Wirkung von Amphetamin.

Ursprünglich war man davon ausgegangen, dass Amphetamine nur bei ermüdeten Patienten wirken. Eine Erkenntnis dieser Studie war, dass auch ausgeruhte Personen von Amphetaminen „profitierten", teilweise sogar in noch höherem Ausmaß als müde Menschen.

Die von Weiss und Laties analysierten Studien hatten einen Nachteil: Sie untersuchten die Wirkung von Amphetaminen nur über einen kurzen Zeitraum. Innerhalb der Studienphase waren sie durchaus verträglich. Als Nebenwirkungen traten dabei eine (teilweise nicht) unerwünschte Appetitverminderung und in einigen Fällen Schlaflosigkeit auf.

Die Kehrseite der Medaille zeigte sich bei längerer Anwendung. So kam es zu einer so genannten **Toleranzbildung**, das heißt, um den erwünschten Effekt zu erreichen, musste immer mehr Substanz eingenommen werden. Gleichzeitig stellte man fest, dass Amphetamine eine körperliche und psychische Sucht erzeugen können.

Ritalin®

Methylphenidat, das im Folgenden mit seinem Handelsnamen Ritalin® bezeichnet wird, wurde in den 40er Jahren auf der Suche nach einem Amphetamin-ähnlichen Stoff synthetisiert, der die positiven Effekte von Amphetamin besitzt, aber keine Sucht erzeugt. Dies wird mit einem relativ verzögerten Anfluten im Gehirn erklärt, sodass der Körper nicht zwischen dem Effekt und der Einnahme des Medikaments assoziieren lernt (die höchste Suchtgefahr hat nach diesem Modell zur Suchterzeugung Nikotin beim Rauchen, da es praktisch sofort an Rezeptoren im Hirn andockt).

Mitte der 50er Jahre wurde Ritalin® in den USA eingeführt, wo es anfangs auf vielen Gebieten Anwendung fand:
- **Narkolepsie**,
- **medikamentös bedingte Benommenheit**,
- milde **Depression**,
- **Stimulans für ältere Patienten**,
- **Verhaltensauffälligkeiten bei Kindern**.

Die Anwendung bei verhaltensauffälligen Kindern wurde zurückgeführt auf eine Beobachtung, die der amerikanische Forscher Charles Bradley 1937 beschrieben hatte.

Bradley war Leiter des „Emma Pendleton Bradley Home", einem Diagnostik- und Behandlungszentrums, in dem verhaltensauffällige Kinder behandelt wurden. Bei der körperlichen Untersuchung wurde zur weiteren Diagnostik unter anderem eine Liquor-Punktion durchgeführt. Um den oft folgenden starken Kopfschmerzen vorzubeugen, gab Bradley seinen kleinen Patienten ein Benzedrin, eine Mischung aus zwei Amphetaminverwandten. Die Patienten litten zwar weiterhin unter Kopfschmerzen, dennoch machte Bradley eine bemerkenswerte Entdeckung: Während der Medikamentenwirkung veränderte sich das Verhalten der Kinder teilweise extrem. Sie wurden leistungsfähiger, weniger opponent und trotzig und waren viel eher zur Zusammenarbeit bereit. Unruhe und Hyperaktivität ließ in „spektakulärer Weise" nach.

Seine Erkenntnisse veröffentlichte Bradley 1937 in dem Artikel „Das Verhalten von Kindern nach Benzedrin-Einnahme" in der renommierten amerikanischen Fachzeitschrift „American Journal of Psychiatrie".[47] In dieser ersten Arbeit wurden etwa 30 Kinder untersucht. Bis 1950 bestätigte Bradley seine Untersuchungen bei 275 Kindern mit den Substanzen Benzedrin und Dexedrin (Bradley 1950). Dennoch blieben seine Erfahrungen weitgehend unbeachtet. Bis in die 60er Jahre hinein wurden Stimulanzien als Therapiemittel bei verhaltensauffälligen Kindern sehr selten verwendet.

1961 bekam der Pharma-Konzern Ciba-Geigy die Arzneimittelzulassung für dieses Anwendungsgebiet in den USA. Unter Patentschutz stehend, wurde die Forschung mit der Substanz stark forciert und über gesteigerte Marketingaktivitäten in wissenschaftlichen Fachkreisen publik gemacht.

In den folgenden zehn Jahren setzte eine interessante Entwicklung ein: Einerseits erhöhte sich die Akzeptanz von Ritalin® als Therapeutikum stark, andererseits trat die amerikanische Drogenaufsichtsbehörde DEA (Drug Enforcement Administration) – alarmiert durch den weit verbreiteten Amphetaminmissbrauch – auf den Plan. Ende der 60er Jahre kam es zu einer Ritalin®-„Epidemie" in Schweden, wo es abseits seines bestimmungsgemäßen Gebrauchs als „Psychodroge" verwendet wurde.[48] Die DEA stufte daraufhin Ritalin® in der Klasse 2 als Stoff mit signifikantem Missbrauchsrisiko ein (Opiate, Morphine, Demorol sowie Amphetamine),[49] der nur gegen Vorlage eines besonderen Rezepts abgegeben werden darf.

> **Wichtiger Hinweis**
> Auch in Deutschland darf Ritalin® nur auf Betäubungsmittelrezepten verordnet werden.

In den 90er Jahren setzte sich die amerikanische Selbsthilfeorganisation CHADD (Children and Adults with Attention-Deficit/Hyperactivity Disorder) für eine Veränderung des Verschreibungsstatus von Ritalin® ein. Dies hätte zum einen zur Folge gehabt, dass Ritalin® leichter erhältlich würde, und der pharmazeutische Hersteller für eine Produktionsgenehmigung nicht vorher bei der Drogenbehörde nachsuchen muss.[50]

---

[47] Bradley C: The Behaviour of Children receiving Benzedrine". American Journal of Psychiatry, Vol. 94, 1937:577–585.

[48] Perman E: Speed in Sweden. New England Journal of Medicine, Vol. 283, 1970:760–762.

[49] Drug and Chemical Evaluation Section, Office of Diversion Control Methylphenidate, a Background Paper, DEA 1995.

[50] Drug and Chemical Evaluation Section, Office of Diversion Control Petition for Rulemaking to reclassify Methylphenidate from Schedule II to Schedule III, Methylphenidate Review Document, DEA 1996.

Durch dieses Genehmigungsverfahren war es 1993 zu Engpässen bei der Versorgung gekommen. Es ist verständlich, dass Eltern die Verfügbarkeit eines Medikamentes gesichert wissen wollen, das ihren Kindern in schwierigen Situationen hilft.

Einen üblen Beigeschmack bekam der CHADD-Antrag jedoch, als Journalisten im Merrow-Report aufzeigten, dass die Selbsthilfeorganisation CHADD vom pharmazeutischen Hersteller mit über 900 000 Dollar unterstützt worden war und dies nicht deklariert hatte.[51] Sowohl CHADD als auch der Hersteller wiesen eine Verknüpfung zwischen Antragstellung und Unterstützung zurück. Das International Narcotics Control Board (INCB), eine Aufsichtsbehörde der UNO, drückte allerdings die Bedenken aus, dass ein finanzieller Transfer von einer pharmazeutischen Firma, um den Verkauf einer international kontrollierten Substanz zu fördern, als versteckte Werbung angesehen werden könnte.[52]

5.2 Ritalin® – eine Erfolgsstory

Gab es 1970 in den USA 150 000 Kinder, die Ritalin® oder ein anderes Psychostimulans einnahmen, waren es im Jahre 1990 bereits 900 000. Bis 1993 stieg die Zahl auf zwei Millionen. 1997 waren es 4,9 Millionen, davon nahmen 3,5 Millionen Kinder Ritalin® ein. Zwischen 1990 und 1997 stieg der Gebrauch dieses Medikaments also um über 700 Prozent.

Die Entwicklung in Deutschland verläuft ähnlich rasant. In einer Untersuchung wurde die Entwicklung von 1990 bis 1999 aufgezeigt (☞ Abb. 5-1).[53] Anhand einer Modellrechnung ging man davon aus, dass 1990 1493 Kinder täglich mit Ritalin® behandelt wurden. 1991 waren es schon 41 791 Kinder. Zwischen 1997 und 2000 ist der Verbrauch noch einmal um 240 Prozent angestiegen.

5.3 Wirkmechanismus und Wirkung

Der genaue Wirkmechanismus von Ritalin® ist nach wie vor nicht vollständig geklärt. Ein gängiges Erklärungsmodell geht davon aus, dass bei ADHS eine Hirnstoffwechselstörung vorliegt. Die Wirkung von Dopamin soll in bestimm-

---

[51] Merrow, J: Reading, Writing and Ritalin. New York Times, Oct.21, 1995:15.
[52] International Narcotics Board: Report of the UN International Narcotics Control Board, 1994 UN Publications (1995).
[53] Schubert I et al.: Methylphenidat bei hyperkinetischen Störungen, Verordnungen in den 90er Jahren. Deutsches Ärzteblatt, Heft 9, 2. März 2001.

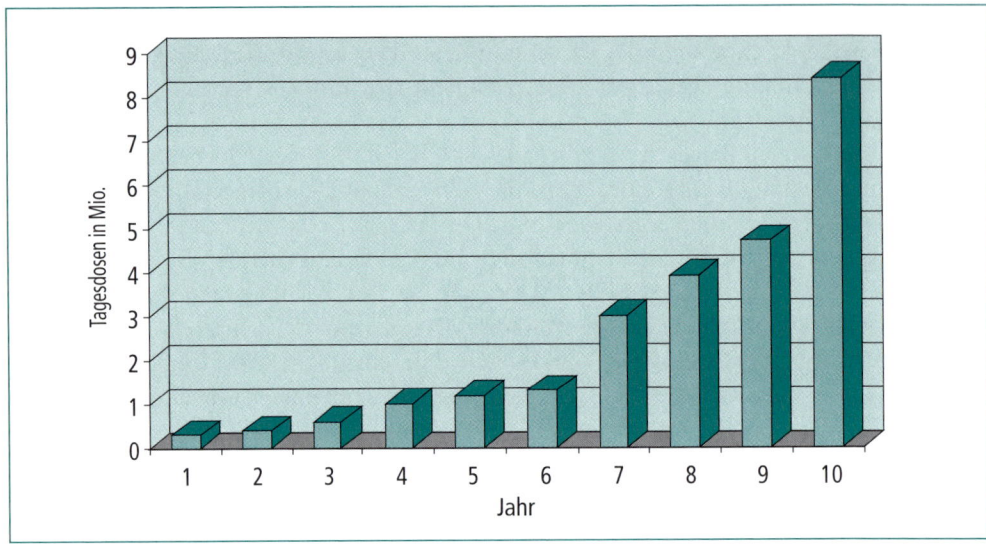

Abb. 5-1: Verordnungszahlen für Methylphenidat in Deutschland zwischen 1990 und 1999

ten Bereichen des Gehirns dadurch vermindert sein, dass in diesen Bereichen Dopamin vermehrt über bestimmte Kanäle von seinem Wirkort entfernt wird. Nach diesem Erklärungsmodell blockiert Ritalin® diese Dopamintransporter. Dadurch kommt es zu einem höheren Dopaminspiegel am Wirkort, und der durch ADHS gestörte Dopaminhaushalt wird so ausgeglichen (☞ Abb. 5-2).

Auch andere Botenstoffe wie Serotonin, Mono-Amino-Oxidase oder Norepinephrin können davon betroffen sein. Es ist aber ebenso plausibel, dass sich ADHS nicht durch eine isolierte Störung im Hirnstoffwechsel erklären lässt (☞ 1.3.1 Störungen in den Transmittersystemen).

Wissen wir auch nicht alles über die **Wirkweise** von Ritalin®, so wissen wir doch einiges über die **Auswirkungen**.

Die unmittelbaren Effekte von Ritalin® werden wie folgt beschrieben:

1. **Verbesserung der Konzentrationsfähigkeit und der Vigilanz sowie Verminderung der Impulsivität,** vor allem bei einfachen Aufgaben.
2. **Verbesserung der Produktivität und Genauigkeit bei schulischen Leistungen.** Diese Effekte sind aber nicht so stark ausgeprägt wie die Effekte auf das Verhalten.
3. **Verminderung von hyperkinetischem und impulsivem Verhalten** im Unterricht und in der Familie. Kinder mit hyperkinetischen Störungen sind nach einer Stimulanzien-Behandlung in vielen Verhaltensweisen nicht mehr von ihren Klassenkameraden unterscheidbar.

5.3 Wirkmechanismus und Wirkung

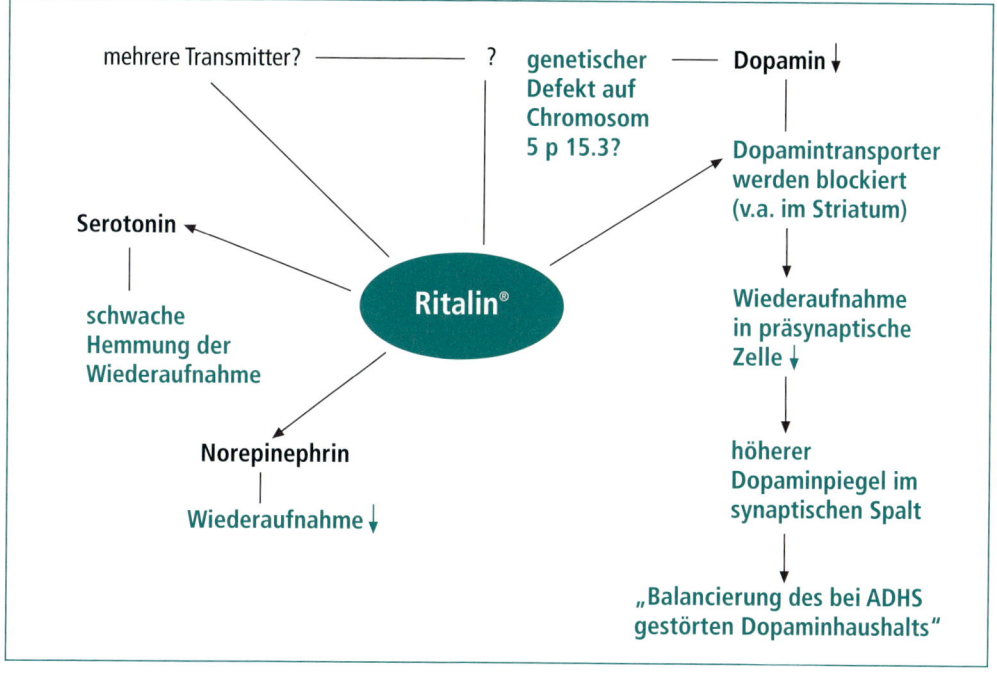

Abb. 5-2: Wirkmechanismus Ritalin®

4. **Verminderung von aggressivem Verhalten**, vor allem bei höherer Dosierung.
5. **Verbesserung der soziometrischen Position**, also der Beliebtheit in der gleichaltrigen Gruppe.
6. **Verbesserung der Mutter-Kind-Interaktion.** Sowohl das Verhalten des Kindes gegenüber der Mutter als auch mittelbar die Reaktionen der Mutter auf das Kind werden positiv beeinflusst. Das Kind beachtet häufiger Aufforderungen der Mutter. Die Mutter schenkt dem Kind positive Aufmerksamkeit in vermehrtem Umfang.
7. **Verbesserung der Lehrer-Schüler-Interaktion** im Unterricht. Lehrer benutzen seltener kontrollierende, verhaltenssteuernde oder disziplinierende Maßnahmen.[54]

Nicht ganz so euphorisch beurteilt der amerikanische ADHS-Experte Jim Swanson die Effekte von Ritalin®. Er wertete die vorliegenden Studien aus und kam zu folgendem Ergebnis:

---

[54] Döpfner M et al.: Unmittelbare Effekte von Psycho-Stimulantien (Methylphenidat), in: Therapieprogramm für Kinder mit hyperkinetischem und oppsitionellem Problemverhalten (THOP), S. 15.

- Kurzfristig ist Ritalin® durchaus in der Lage, Konzentration und Leistungsfähigkeit zu verbessern und die motorische Unruhe und Impulsivität abzusenken. Dabei handelt es sich aber nicht um einen paradoxen Effekt nur bei ADHS-Patienten, sondern praktisch jeder, der Ritalin® einnimmt, reagiert mit unterschiedlicher Ausprägung darauf.
- Zurzeit gibt es noch keine ausreichend gesicherten neurologischen, physiologischen oder biochemischen Möglichkeiten, um die Reaktion auf Ritalin® vorherzusagen.
- Ritalin® verbessert nicht die komplexen Fähigkeiten wie Lesen oder soziale Integrationsfähigkeit.
- Lernstörungen können durch Ritalin® nicht korrigiert werden.
- Das Gleiche gilt für schwerwiegende emotionale Probleme.
- Es gibt keinen Hinweis auf positive Langzeiteffekte einer Ritalin®-Behandlung.

Swanson und seine Kollegen weisen ausdrücklich darauf hin, dass bei den von ihnen ausgewerteten Studien unterschiedlichste Standpunkte vertreten wurden.[55] Auch Diller schreibt dazu: „Für einige ist Ritalin® das Größte seit der Erfindung des Toastbrotes, für andere ist es eine gefährliche Sucht erzeugende Substanz, um den Verstand unserer Kinder zu kontrollieren. Ritalin® als Speise der Götter oder Ritalin® als Gift. Aus der Vielfalt der Studien kann man sich Argumente heraussuchen, um praktisch jede Position zu unterstützen."[56]

Diskussion
Der Streit der Experten macht es weder den Eltern noch dem praktisch tätigen Therapeuten einfacher. Bei den (Eltern der) Patienten, die zu uns in die homöopathische Praxis kommen, überwiegt eindeutig eine kritischere Einstellung zum Einsatz von Psychopharmaka bei Kindern. Eine Einstellung, die wir durchaus teilen. Dennoch gibt es immer wieder Situationen, wo wir Eltern und Patienten zu einer Erprobung anraten, ob Ritalin® einen zusätzlichen positiven Effekt im Rahmen der therapeutischen Maßnahmen hat. Die Erfolge sind sehr unterschiedlich (☞ Kasuistik 8, S. 191, ☞ Kasuistik 12, S. 230),.

---

[55] Swanson J et al.: Effect of Stimulant Medication on Children with Attention Deficit Disorder. A Review of the Reviews. Exceptional Children, Vol. 60, 1993:17–38.
[56] Diller L: Decreasing the Controls on Stimulants, a Reconsideration. California Pediatrician, Fall 1995, S. 21–22.

5.4 Nebenwirkungen und Gefährdungen durch Ritalin®

Dem Wunderkatalog an erwünschten Wirkungen stehen auf den ersten Blick relativ moderate Nebenwirkungen entgegen, wenn man bedenkt, in welch verzweifelter Situation viele Kinder und ihre Familien sind. Als häufige Nebenwirkungen von Ritalin® sind bekannt: Schlaflosigkeit, Appetitstörungen, Magenschmerzen, Kopfschmerzen und Schwindel.

Der weitere Beipackzettel von Ritalin® liest sich wie folgt: „Darüber hinaus werden bei Kindern mit hyperkinetischem Syndrom folgende Nebenwirkungen beobachtet: Übererregbarkeit, Müdigkeit, Traurigkeit, Ängstlichkeit, Weinerlichkeit, Kopfschmerzen, Schwindel, Gewichtsverlust, Mundtrockenheit, Durchfall und Verstopfung; in Einzelfällen psychotische Reaktionen mit Sinnestäuschungen sowie Auslösung von Muskelzuckungen (Tics) und Verhaltensstereotypien, unwillkürliche Gesichtsbewegungen, ferner Überempfindlichkeitsreaktionen wie Bindehautentzündungen, Kribbelgefühle, Hautausschläge, Bläschenbildungen der Haut und Schwellungen auch mit Fieber, Haarausfall, Gelenkschmerzen sowie Verminderungen der Blutplättchen (Thrombozytopenie), der weißen Blutkörperchen (Leukopenie) sowie der roten Blutkörperchen (Anämie)". Die meisten dieser Nebenwirkungen treten selten auf, allerdings ist ein zunehmend unkritischer Gebrauch zu beobachten, der bedenklich ist (z. B. wenn Ritalin® auch zur Behandlung von Bettnässen eingesetzt wird).

> **Hinweis**
> Es handelt sich bei der Verordnung von Ritalin® in der Regel um die Langzeitgabe eines Psychopharmakons bei Kindern, und wir sollten sehr sorgfältig abwägen, was wir als Ärzte und als Eltern mit unseren Kindern tun.

Umso mehr ist in diesem Zusammenhang der teilweise massive Druck erschreckend, der auf Eltern ausgeübt wird, damit sie einer Ritalin®-Behandlung zustimmen. Dieser Druck kann wohlmeinend von anderen Eltern, Lehrern und nicht-ärztlichen Therapeuten ausgeübt werden nach dem Motto „Na, der Philipp, das ist doch auch ein Fall für Ritalin®". Darauf folgt häufig der Bericht über ein Wunder, das sich bei diesem und jenem vollzogen hat, der früher ebenfalls „sehr schwierig" war und jetzt ein „wertvolles" Mitglied der Gesellschaft ist. Häufig wird noch die Erleichterung beschrieben, die Ritalin® für die Betroffenen und die Familie brachte.

Noch fragwürdiger ist der Druck, der teilweise von ärztlichen Therapeuten aufgebaut wird. Äußerungen wie „ADHS ist eine Stoffwechselstörung wie Diabetes. Hier kein Medikament zu geben, ist eine unterlassene Hilfeleistung," oder: „Ohne Ritalin®-Behandlung sehe ich keine Basis für eine weitere Therapie", werden uns von betroffenen Eltern immer wieder berichtet. Sie zeugen zwar von einer gewissen Hilflosigkeit, schüren aber massiv die Ängste, ob wir im Sinne unserer Kinder handeln, wenn wir einer Psychopharmaka-Therapie gegenüber zurückhaltend sind.

5.5 Diskussion

1. Behauptung: „Ritalin® ist sicher – das wissen wir aus über 50 Jahren der Anwendung."

Langzeitanwendung

Bei der Risikobewertung von Ritalin® stehen wir erst am Anfang, insbesondere, was die Langzeitanwendung bei Kindern und Jugendlichen angeht.
Führen wir uns noch einmal vor Augen: In den 90er Jahren hat die Verschreibung von Ritalin® rasant zugenommen (☞ Abb. 5-1). Allein zwischen 1997 und 2000 stieg die Zahl der Verordnungen noch einmal um 240 Prozent. Auch wenn sich der Anstieg etwas abflacht, die Verordnungszahlen steigen weiter. Erst seit kurzem liegen also Anwendungszahlen vor, aus denen sich seltene und seltenere Nebenwirkungen ermitteln lassen, die durchaus gravierend sein können. Wechselwirkungen mit anderen Medikamenten oder Lebensmitteln sind noch viel zu wenig bekannt. **Regelmäßige und langfristige Anwendung erhöht das Risiko** – wie bei allen Medikamenten – unerwünschter, gravierender Neben- und Wechselwirkungen.
Die möglicherweise fatalen Folgen zeigen einige aktuellere Beispiele aus der Geschichte der Arzneimittelsicherheit:
- So kam es beispielsweise zu Todesfällen durch Herzrhythmusstörungen bei der gleichzeitigen Anwendung eines als harmlos eingestuften Heuschnupfenmittels (Terfenadin®) und anderen Stoffen, die über den gleichen Abbauprozess in der Leber (Cytochrom P 450) verstoffwechselt wurden.
- Es wird diskutiert, ob einige cholesterinsenkende Medikamente für Muskelerkrankungen und Todesfälle verantwortlich sind.
- Antiarrhythmika haben sich in ihrer Wirkung bei langfristiger Anwendung als nicht so positiv erwiesen, wie vorher vehement behauptet wurde.
- Die stark beworbene Hormonbehandlung zur Vorbeugung von Osteoporose oder Alterserscheinungen kommt nicht aus der Schusslinie wegen eines möglicherweise erhöhten Krebsrisikos.

Für Aufregung in der Diskussion sorgte im Jahr 2002 das arznei-telegramm mit folgender Überschrift „Parkinson-Syndrom als Langzeitfolge von Methylphenidat (Ritalin® u.a.)" und dem „Fazit: Die Langzeitfolgen einer Behandlung mit dem Psychostimulanz Methylphenidat (Ritalin®, Medikinet®) sind unbekannt. Bei jungen Ratten scheint das Amphetamin die Ausreifung des dopaminergen Innervationssystems irreversibel zu behindern. Für Menschen könnte dieser Befund bedeuten, dass die jahrelange Einnahme in einer Zeit, in der sich das Gehirn entwickelt, eine Parkinson-artige Erkrankung im höheren Lebensalter begünstigt […]".[57]

In umfangreichen Stellungnahmen wurde auf die für die weit reichenden Schlussfolgerungen mangelhafte experimentelle Datenlage dieses Artikels hingewiesen und darauf, dass sich bis zum heutigen Tag aus den klinischen Daten zur Arzneimittelsicherheit ein Hinweis auf mit der Gabe von Methylphenidat in Zusammenhang stehende Spätdyskinesien nicht ableiten lässt.[58] Die Diskussion bleibt offen.

Dosierung

Ein weiteres Problem ist die Dosierung. Bei **bestimmungsgemäßem Gebrauch** beginnt man einschleichend mit 5 mg täglich und steigert die Dosis meist in 5-mg-Schritten, bis die individuelle optimale Dosierung ohne Nebenwirkungen gefunden ist.

Im realen Praxisalltag wird jedoch häufig allzu leichtfertig auf das Körpergewicht des Kindes verwiesen und ohne Eruierung der individuellen Dosis direkt zweimal täglich 10 mg Ritalin® (morgens und mittags) verordnet.

Verwendung bei Kindern unter sechs Jahren

Ein besonderes Problem ist die Verwendung bei Kindern unter sechs Jahren. Die unterschiedlichen Hersteller weisen von sich aus darauf hin, dass bei Kindern unter sechs Jahren keine ausreichenden Erkenntnisse zu Nutzen und Risiko vorliegen. Es gibt Hinweise darauf, dass bei Kindern unter sechs Jahren die **Wirksamkeit geringer ist und mit mehr Nebenwirkungen** einhergeht.[59] In einem Tierversuch wurden nicht korrigierbare Veränderungen an jungen, nicht ausgereiften Hirnanteilen festgestellt. In den USA wird schon zweijährigen Kindern, teilweise sogar noch jüngeren, Ritalin® verabreicht. Die Langzeiteffekte sind nicht bekannt.

---

[57] arznei-telegramm: Parkinson-Syndrom als Langzeitfolge von Methylphenidat (Ritalin® u.a.). Nr. 1, 2002:33, S. 16.
[58] Rothenberger A, Döpfner M: ADHS-Report 9 (Köln 2002).
[59] Handen B et al.: Efficacy of Methylphenidate among Preschool Children with developmental Disabilities and ADHD. J. Acad Child Adolesc. Psychiatry 38, 1999: 805–812.

2. Behauptung: „Ritalin® heilt ADHS."

Mit diesem Ansatz wurden in den USA Kinder mit hohen Dosen Ritalin® behandelt. Der Erfolg war mehr als fragwürdig, zumal höhere Dosen mit einem starken Anstieg der Nebenwirkungen einhergehen.

Nach den heutigen neurobiologischen Vorstellungen, wonach ADHS eine vererbte, genetisch festgelegte Störung des Hirnstoffwechsels ist (☞ 1.3 Ursachen), kann Ritalin® diese nicht auf Dauer heilen.

3. Behauptung: „Ritalin® beugt späterem Drogenmissbrauch vor und fördert die seelische Ausgeglichenheit."

Der schon erwähnte amerikanische Kinderarzt Lawrence Diller wertete Mitte der 90er Jahre für sein Buch „Running on Ritalin®" vorhandene Studien aus und fand – wenn lediglich Ritalin® als Behandlung durchgeführt wurde – keinen Effekt auf soziale Entwicklung, Schulversagen, Jugendkriminalität, Drogenmissbrauch, Arbeitslosigkeit oder auf die Fähigkeit, eine Ehe zu führen. Millstein et al. fanden 1998 in Art und Häufigkeit vergleichbare seelische Begleiterkrankungen wie Depressionen und Angststörungen oder Alkoholabhängigkeit bei mit Ritalin® behandelten ADHS-Patienten. 56 Prozent der untersuchten erwachsenen Patienten (149) hatten vier und mehr psychische Begleiterkrankungen, nur drei Prozent wiesen keine Komorbidität auf.

> **Diskussion**
> Es entsteht der Eindruck, dass der überspitzt formulierten These „Geben Sie Ihrem ADHS-Kind Ritalin®, sonst wird es drogenabhängig" (auch dies ein O-Ton) ein sich ausbreitendes Missverständnis zugrunde liegt: dass Ritalin® die einzig adäquate Therapie bei ADHS ist.

Belegt wird dieses Missverständnis häufig mit einer fehlerhaften Auslegung der MTA-Studie (Multimodal Treatment Study of Children with ADHD), die auf Betreiben des National Institute of Mental Health in den USA durchgeführt wurde.[60] Bei dieser Studie wurden 579 Kinder mit ADHS (20 % Mädchen) im Alter zwischen sieben und zehn Jahren verschiedenen Behandlungsformen (Verhaltenstraining, hausärztliche Betreuung, Monotherapie mit Ritalin®, Kombinationstherapie Verhaltenstraining/Ritalin®) randomisiert zugeteilt.

Vier Gruppen von Probanden wurden vier verschiedenen Therapieformen zugeführt:

---

[60] Conners CK et al.: Multimodal Treatment of ADHD in the MTA: An Alternative Outcome Analysis, J. of the American Academy of Child and Adolescent Psychiatry 40, 2001:159–167.

- Die erste Gruppe bekam ein intensives Verhaltenstraining.
- Die zweite Gruppe wurde mit Ritalin® in individuell gefundener, optimaler Dosierung behandelt. Bei den Kontrollterminen wurden „Ratschläge und Ermutigungen" durch die Untersucher gegeben.
- Die dritte Gruppe bekam eine Kombination aus Ritalin® und Verhaltenstraining.
- Als Kontrollgruppe galten Patienten, die hausärztlich betreut wurden.

Wenn Ritalin® keinen Effekt zeigte, wurde ein alternatives Stimulans oder ein Antidepressivum eingesetzt. Nach 14 Monaten Behandlung begann die Auswertung. In der zweiten Gruppe erhielten zu diesem Zeitpunkt 73 % der Kinder Methylphenidat, 10 % D-Amphetamin, 1 % Pemolin, 0,3 % Imipramin, 0,3 % Bupropion und die übrigen Probanden wegen zu starker Nebenwirkungen oder Verweigerung kein Medikament.

Erwartungsgemäß schnitt die Gruppe am besten ab, bei der Verhaltenstherapie und Medikament kombiniert wurden. Die Medikationsverteilung war vergleichbar, allerdings war weniger Ritalin® als Tagesdosis erforderlich (31 vs. 37 mg durchschnittliche Tagesdosis).

Der therapeutische Unterschied zu der „nur medikamentös" behandelten zweiten Gruppe war nicht so groß, wie erwartet. Diese Patienten erzielten bessere Ergebnisse als die „nur" verhaltenstherapeutisch behandelten.

Am schlechtesten schnitten die hausärztlich betreuten Patienten ab. Interessanterweise waren aber in dieser Gruppe ebenfalls mehr als 70 % mit Psychopharmaka behandelt worden!

Das Ergebnis der ADHS-Behandlung scheint also nicht nur vom Medikament, sondern auch von der Qualität der anderen therapeutischen Maßnahmen abhängig zu sein.

Zu ähnlichen Ergebnissen kam auch der amerikanische Kinderpsychiater James Satterfield, der in den 80er Jahren folgende Untersuchung durchführte:[61]

Mehr als hundert Jungen mit ADHS wurden in zwei Gruppen aufgeteilt.
- Die eine erhielt Ritalin® mit relativ kurzen Anweisungen.
- In der anderen Gruppe wurde ein multimodales Therapiekonzept angewendet, bei dem Patienten und Familie über verhaltenstherapeutische Maßnahmen informiert wurden.

Zu Beginn des Erwachsenenalters wurden beide Gruppen ausgewertet, wobei die Kombinationsgruppe signifikant weniger Konflikte mit dem Gesetz aufwies.

---

[61] Satterfield L et al.: Therapeutic Interventions to prevent Deliquency in Hyperactive boys. J. Am Acad Child Adolesc. Psychiatry 26, 1987:56–64.

Diese Diskussion um Ritalin® findet vor einem gesundheitspolitisch sehr brisanten Hintergrund statt. Ist ADHS wirklich eine so verbreitete Störung, wie vermutet wird, sind natürlich Argumente willkommen, die eine relativ einfache und „kostengünstige" medikamentöse Behandlung als medizinisch ausreichend darstellen. Allemal ist es einfacher, die Kinder chemisch ruhig zu stellen und funktionsfähiger zu machen, als auf ihre individuellen Nöte und Bedürfnisse einzugehen.

4. Behauptung: „Ritalin® macht nicht abhängig."

Für Ritalin® gilt, dass bei **bestimmungsgemäßem Gebrauch** bisher in der Fachliteratur keine Abhängigkeit nachgewiesen werden konnte. Hierfür spricht z. B., dass nach einem früher verbreiteten Behandlungskonzept in den großen Ferien bei Kindern die Ritalin®-Medikation abgesetzt wird, ohne dass Entzugserscheinungen auftreten. Ebenso gilt aber auch, dass für alle Amphetamine und ihre Derivate ein Suchtpotential belegt ist.

> **Position des Bundesministeriums für Gesundheit zur Anwendung von Methylphenidat**
> **Einerseits:** „Methylphenidat wirkt amphetaminartig und führt letztlich zu einer Konzentrationserhöhung von Dopamin im Gehirn. Dies wird als Voraussetzung und Predictor für das Missbrauchspotential von Substanzen angesehen."
> **Andererseits:** „Unter den Bedingungen einer qualifizierten multimodalen Therapie des ADHS besteht nach ersten Ergebnissen einer vom Bundesinstitut für Arzneimittel und Medizinprodukte geförderten Studie nicht die Gefahr, dass die behandelten Kinder einem erhöhten Missbrauchs- und Abhängigkeitsrisiko ausgesetzt sind. Allerdings sind eine Reihe von wissenschaftlichen Fragestellungen [...] noch unbefriedigend beantwortet."[62]

I Psychische Abhängigkeit und Arzneimittelmissbrauch

Was Kindern in den USA schon ab dem zweiten Lebensjahr vermittelt wird, ist die Einstellung „Mit Pille funktioniere ich" – eine Einstellung, die sich auch bei uns verbreitet hat: Bin ich zu dick, nehme ich einen Appetitzügler oder ein Medikament, das die Fettaufnahme reduziert, bin ich traurig, gibt es Stimmungsaufheller wie den „Bestseller" Prozac® in den USA, funktioniere ich im Bett nicht, nehme ich Viagra®, werde ich älter, nehme ich Hormon-

---

[62] Position des Bundesministeriums für Gesundheit zur Anwendung von Methylphenidat bei der Behandlung des Aufmerksamkeitsdefizit- und Hyperaktivitätssyndroms (ADHS) unter www.hyperaktiv.de/news/methylphenidat.htm

pflaster. Alarmierend ist, dass diese Grundhaltung, die in eine psychische Abhängigkeit führen kann, schon Kindern eingeimpft wird.

Neben der individuellen Suchtgefährdung des Patienten besteht jedoch noch eine andere Gefahr. Der Hersteller Novartis formuliert das so: „Bei nicht bestimmungsgemäßem Gebrauch hat Ritalin® ein stark ausgeprägtes psychisches Abhängigkeitspotential [...]. Es muss [...] die Möglichkeit des **Arzneimittelmissbrauchs** oder der **Drogenabhängigkeit** im Umfeld des Patienten beachtet werden."

Dies deckt sich mit den Erfahrungen der amerikanischen Drogenbehörde DEA und vielen Sozialarbeitern. Je häufiger Ritalin® verschrieben wird, desto häufiger kommt es auch für den nicht bestimmungsgemäßen Gebrauch in Umlauf. Laut DEA ist Ritalin® das meistgestohlene Medikament, häufig billiger als Ecstasy und andere Modedrogen. Vor Discos, auf Raves und bei der Love-Parade findet es seinen zweiten Markt. Es wird geschluckt, geschnupft oder aufgelöst gespritzt, teilweise mit tödlichen Folgen, da die Tabletten Talkum enthalten, was zu lebensgefährlichen Verstopfungen der Blutgefäße führen kann.

Viele Jugendliche erkennen überhaupt nicht, welches Gefahrenpotential in einer Tablette stecken kann, die der kleine Bruder bekommt, um besser aufzupassen.

5.6 Eigene Erfahrungen mit Ritalin®

Der Einsatz von Methylphenidat ist kritisch zu bewerten, die Indikation streng zu stellen. Dennoch gibt es Situationen, wo wir Eltern und Patienten zu einer Erprobung anraten, weil Ritalin® einen zusätzlichen positiven Effekt im Rahmen der therapeutischen Maßnahmen haben kann, z.B. bei einer hochgradig ausgeprägten Symptomatik mit massiver motorischer Hyperaktivität, deren Dekompensation zu schwer umkehrbaren sozialen oder schulischen Konsequenzen führen würde (☞ 3.4 Kombinationstherapie mit Methylphenidat).

Eine vorbestehende Medikation mit eruierbarem Benefit und wenigen Nebenwirkungen wird probatorisch meist ab dem dritten bis sechsten Monat schrittweise reduziert. Den Eltern wird angeraten, Kontakt zur Schule zu halten, ohne dass eine explizite Information der Lehrer über die Reduzierung erfolgt. So kann eine Über- oder Fehlinterpretation der normalen Verhaltensveränderungen vermieden werden.

Dosierung

Die **Dosierung** muss in jedem Fall individuell ermittelt werden. Methylphenidat hat keine sehr gute Bioverfügbarkeit. Bei Kindern liegt sie zwischen 10–50 %. Entsprechend hoch können die inter- und intraindividuellen Schwankungen der Plasmakonzentration sein.

Die **Wirkungszeit** liegt bei ein bis vier Stunden. Die Wirkung ist allerdings nicht abhängig vom Plasmaspiegel, es ergibt sich keine eindeutige Korrelation zum Körpergewicht.

Nach unseren Erfahrungen kommt deshalb auch ein Teil der Erwachsenen mit sehr geringen Dosen aus.

> **Hinweis**
> In Kombination mit Homöopathie und anderen therapeutischen Maßnahmen liegt in unserer Praxis die durchschnittlich erforderliche Dosierung bei 7,5–12,5 mg/Tag. Nur zwei Patienten bekamen bislang eine Dosierung von 36 mg in Form eines retardierten Präparats.

Einstellung

Die Einstellung mit Methylphenidat erfolgt schrittweise:
- Üblicherweise wird die Dosierung um jeweils 5 mg alle zwei bis drei Tage gesteigert, bis eine größtmögliche Wirkung mit vertretbaren Nebenwirkungen eintritt.
  In unserer Praxis wird die Dosierung pro Woche üblicherweise nur um 2,5 mg gesteigert, was seit der Einführung von Methylphenidat in 5-mg-Tabletten problemlos dosierbar ist.
- Aufgrund der geringen Halbwertszeit sehen die Eltern relativ wenig vom Medikationseffekt. Deshalb sollten die Lehrer um Mitarbeit und Dokumentation ersucht werden Es gibt Dokumentationsbögen, mit denen sich der Verlauf in der Schule darstellen lässt.[63]
- In der Einstellungsphase sollte das Medikament am Wochenende gegeben werden, damit die Eltern einen Gesamteindruck der Medikamentenwirkung bekommen.

Dokumentation

- Dokumentationsbögen zur Darstellung des zeitlichen Verlaufs, die von Lehrern schnell ausgefüllt werden können, lassen sich auch selbst erstellen (☞ Tab. 5-1).

---

[63] Kostenlos zu beziehen bei der Firma Medice Arzneimittel Pütter (Postfach 2063, 58634 Iserlohn, Tel.: (02371)937-0, www.medice.de).

Tab. 5-1: Beispiel für einen Dokumentationsbogen zur Verlaufsdarstellung						
Zielparameter	1. Stunde	2. Stunde	3. Stunde	4. Stunde	5. Stunde	6. Stunde
Mitarbeit						
Konzentration						
Verhalten gegenüber dem Lehrer						
Verhalten gegenüber den Mitschülern						
Material dabei						

- Da alle beteiligten Lehrer den Bogen ausfüllen sollten, lässt sich sowohl die Wirkungskurve als auch die emotionale Spannungen im Lehrer-Schüler-Verhältnis mit überprüfen: Hat der Schüler beim selben Lehrer unabhängig von der Zeit der Schulstunde immer negative Beurteilungen, ist hier weiter zu eruieren.
- Den Lehrern wird pro Tag ein Bogen zur Verfügung gestellt. Wenn möglich, übernimmt der Klassenlehrer die Koordination und Weitergabe des Bogens. Alternativ kann man auch den Schüler am Ende jeder Stunde bitten, sich den Bogen ausfüllen zu lassen. Dies hat den Vorteil des direkten Feedbacks für den Schüler, aber den Nachteil, dass negative Kommentare sich ungünstig auf die Motivation auswirken können.
- Patienten und Eltern werden gebeten, Nebenwirkungen zu dokumentieren.
- Auch wenn die Medikation nicht zwingend über das Wochenende erfolgen muss, ist dies in der Einstellungsphase sinnvoll, damit sich die Eltern ein umfassendes Urteil über die Wirkung machen können.

Rebound-Effekt

Ein sehr häufiges Phänomen ist der Rebound-Effekt (= überschießende Reaktion bei Absetzen eines Medikaments). Bei Nachlassen der Wirkung kommt es zu einer verstärkten Symptomatik – so, als ob die unterdrückte Energie geballt herauskommt. Aus diesem Grund ist der Einsatz von retardierten Präparaten oder einer zweiten, geringeren Dosis zu überlegen, um den Wirkspiegel langsamer absinken zu lassen. Die Lehrer sind auf das Rebound-Phänomen hinzuweisen, damit sie adäquat reagieren können.

> **Mark**
> Der zehnjährige Mark ist mit Leib und Seele Fußballer, mit feinmotorischen Aufgaben hat er allerdings Schwierigkeiten. Zur Behandlung des ADHS bekommt er morgens 10 mg Methylphenidat. In der fünften Stunde ist von der Wirkung nicht mehr viel zu spüren. Genau jetzt hat er „Technisches Werken". Die Lehrerin soll ihm Häkeln beibringen. Nach einigen Versuchen fliegen Häkelgarn und Nadeln unter lautem Schimpfen auf den Boden. Die Lehrerin erklärt Mark nochmals geduldig das Vorgehen, aber trotz aller Mühe gelingt Mark nichts. Nachdem er noch einige Male lauthals seine Frustration verkündet hat, ermahnt ihn die Lehrerin. Mark springt auf und will die Klasse verlassen. Als die Lehrerin sich ihm in den Weg stellt, rennt er zum Fenster und will da hinaus. Nur mit Mühe kann ihn die Lehrerin daran hindern. Für die Lehrerin ist das Verhalten nicht erklärbar, da er am Vortag in einer früheren Unterrichtsstunde durchaus bereit war, sich mit dieser Aufgabe konstruktiv, wenn auch nicht erfolgreicher, auseinander zu setzen.

Bei auftretendem Rebound-Effekt verschärft sich auch der eventuell vorbestehende „Hausaufgabenkrieg" (☞ 4.2.1). Häufig wird deshalb für die Hausaufgaben noch eine Wiederholungsdosis gegeben, die meist niedriger ist als die morgendliche. Dadurch kann es jedoch zu einem veränderten Verhalten, z.B. vermehrte Aggression oder Affektlabilität in Freizeit oder bei Aktivitäten im Sportverein kommen. In einigen Fällen wird deshalb für diese Bereiche noch einmal das Medikament gegeben. Es ist aber zu beachten, dass der Schlaf bei einer Gabe nach 16 Uhr deutlich beeinträchtigt werden kann.

Tricks

Während der Einstellungsphase kann man randomisiert **Placebogaben** dazwischenschalten. Zu diesem Zweck gibt es optisch identische Placebos.[64] Auf diese Weise lässt sich für die Eltern nachvollziehbar dokumentieren, ob Methylphenidat wirklich im Einzelfall einen Effekt zeigt, der deutlich über der Placebowirkung liegt. Nach unseren Erfahrungen lässt sich nur in 30–40 Prozent der Fälle der Medikamenteneffekt als überlegen darstellen. Insgesamt ist während der Beobachtungsphase meist ein Rückgang der dokumentierten Verhaltensauffälligkeiten zu verzeichnen.

Retardiertes Methylphenidat ist mittlerweile auch in Deutschland zugelassen. Allerdings sind z.B. bei Concerta® mit mindestens 18 mg die Dosierungen für viele Patienten zu hoch. Das Pfalzklinikum für Psychiatrie und Neu-

---
[64] Zu beziehen bei der Firma Medice, vgl. Fußnote 63.

rologie in Bad Klingenmünster hatte über positive Erfahrungen mit einer Eigenrezeptur berichtet, bei der nur 10 mg verwendet wurden, die mit einem Quellstoff, dem Softisan retardiert werden. Diese positiven Erfahrungen decken sich mit unseren Beobachtungen. Rezeptiert wird dies auf dem BTM-Rezept z. B. unter „Ritalin® 10 mg, retardiert mit Softisan; Kapseln".

Begleitmedikation

Besondere Vorsicht ist bei der gleichzeitigen Gabe von **Antiepileptika** geboten, da Methylphenidat den Abbau dieser Substanzen hemmen kann. Hier ist unter Bestimmung des Wirkspiegels die Dosis eventuell zu reduzieren.

Auch die übrigen Wechselwirkungen nach Herstellerangaben wie z. B. mit Guanethidin, Phenylbutazon, MAO-Hemmern oder Sympathomimetika sind zu beachten.

Nebenwirkungen

Neben den oben aufgeführten allgemeinen Nebenwirkungen (☞ 5.4) haben wir bei unseren Patienten folgende gravierendere Ereignisse unter Ritalin®-Gabe beobachtet:
- **Phobische Reaktionen:** in einem Fall plötzlich eskalierte Furcht vor Hunden (gute Auflösung der Angst unter *Stramonium* C 200).
- **Aggressive Reaktionen:** 14-jähriger, mit 40 mg vorbehandelter Patient. Die Einstellung erfolgte seitens eines Kinder- und Jugendpsychiaters mit Hinweis auf das Körpergewicht ohne individuelle Dosisfindung. Der Patient wurde im Elternhaus so aggressiv gegen Familienangehörige, dass er mit der Polizei in die Kinder- und Jugendpsychiatrie eingewiesen wurde. Dort wurde von Ritalin® auf Dipiperon® umgestellt. In unserer Praxis wurde die Medikation abgesetzt. Eine zweimalige Gabe von *Stramonium* C 200 und M machten jede weitere Medikation überflüssig.
- **Depressive Verstimmungen**, die so ausgeprägt waren, dass die Medikation beendet werden musste.

Erfolge

Die eindrücklichsten Erfolge erzielt die Stimulanzien-Behandlung **bei Erwachsenen**, wenn sie situativ bei besonderen Anforderungen und nicht als Dauermedikation eingesetzt wird (☞ 2.4, 3.7 ADHS im Erwachsenenalter).

Bei Kindern wird in erster Linie die motorische Hyperaktivität reduziert und damit die soziale Akzeptanz gesteigert. In einigen Fällen ließ sich auch eine deutliche Steigerung der schulischen Leistungen erzielen. Dies ist jedoch bei den von uns getätigten Verordnungen nicht das Primärziel. Im Vordergrund stehen stets die Verringerung des störungsbedingten Leidensdrucks und die Erreichbarkeit des Kindes für andere therapeutische Maßnahmen.

Andere Wirkstoffe

Methylphenidat ist das in Deutschland am häufigsten verwendete Präparat mit einem relativ gut bekannten Nutzen- und Nebenwirkungsprofil. Es gibt noch eine Reihe weitere Präparate, die zur Behandlung von ADHS eingesetzt werden:
- D-L-Amphetamin-Saft®
- Pemolin®
- Fentyllin®
- Antidepressiva wie Imipramin® oder Desipramin®
- Neuroleptika wie Pipamperon®

In der Praxis spielen sie wegen geringerer Verträglichkeit und höherer Nebenwirkungen allerdings eine so geringe Rolle, dass auf ihre ausführliche Darstellung in diesem Rahmen verzichtet wird.

6
Anhang

6 Anhang

6.1 Serviceadressen

6.1.1 Selbsthilfeorganisationen

Hilfe bei akuten Fragen zum Thema ADHS oder bei der Suche nach Ärzten und Therapeuten findet man bei den zahlreichen gut informierten Selbsthilfeorganisationen in Deutschland, Österreich und der Schweiz.

Selbsthilfegruppen Deutschland

Bundesverband Aufmerksamkeitsstörung/ Hyperaktivität e.V.

Postfach 60
91291 Forchheim
Tel.: (09191) 3 48 74
Fax: (09091) 3 48 74
E-Mail: BV-AH@t-online.de
Homepage: www.bvah.de
Ein aktuelles Verzeichnis der Regionalgruppen gibt es auf Anfrage bei der Geschäftsstelle.

Bundesverband Arbeitskreis Überaktives Kind e.V. (BAÜK)

Postfach 410724
12117 Berlin
Tel.: (030) 85 60 59 02
Fax: (030) 85 60 59 70
E-Mail: bv.auek@t-online.de
Homepage: www.auek.de

AdS e.V., Elterninitiative zur Förderung von Kindern mit Aufmerksamkeitsdefizit-Syndrom mit/ ohne Hyperaktivität

Postfach 1165
73055 Ebersbach
Tel.: (07163) 28 55
E-Mail: ads-ev@z.zgs.de
Homepage: www.s-line.de/homepages/ads

Juvemus, Vereinigung zur Förderung von Kindern und Erwachsenen mit Teilleistungsschwächen e.V.

Obergraben 25
56567 Neuwied
Tel.: (02631) 5 46 41
E-Mail: info@juvemus.de
Homepage: www.juvemus.de

Elterninitiative zur Förderung von Kindern, Jugendlichen und Erwachsenen mit AufmerksamkeitsDefizitSyndrom mit/ohne Hyperaktivität

Im Tiefentobel 28
Postfach 1165
73055 Ebersbach
Tel.: (07161) 9202 25
Fax: (07161) 92 02 26
E-Mail: geschaeftsstelle@ads-ev.de
Homepage: www.ads-ev.de

Nicht alle der über 400 Selbsthilfegruppen sind in den großen Elterninitiativen organisiert. Über folgende übergeordnete Stellen kann man weitere Adressen erfragen:

NAKOS (Nationale Kontakt- und Informationsstelle zur Anregung und Unterstützung von Selbsthilfegruppen)

Albrecht-Achilles-Straße 65
10709 Berlin

Tel.: (030) 8 91 40 19
Fax: (030) 8 93 40 14
E-Mail: nakos@gmx.de
Homepage: www.nakos.de

Deutsche Arbeitsgemeinschaft Selbsthilfegruppen e. V.

Friedrichstraße 28
35392 Gießen
Tel.: (0641) 9 94 56 12
Fax: (0641) 9 94 56 19

Selbsthilfegruppen Österreich

Arbeitgruppe zur Förderung von Personen mit AD/HS und Teilleistungsschwächen (ADAPT)

Landstr. Hauptstraße 84/4
A-1030 Wien
Tel.: +43-(0) 6-765 16 56 87 (Mailbox)
E-Mail: verein–adapt@yahoo.com
Homepage: www.adapt.at
Adressen der regionalen Selbsthilfeverbände in Österreich.

Service und Information für Gesundheitsinitiativen und Selbsthilfegruppen im Gesundheits- und Sozialbereich (SIGIS)

Fond Gesundes Österreich
Mariahilfer Straße 176/8
A-1150 Wien
Tel.: +43-(0) 1-895 04 00
Fax: +43-(0) 1-895 04 00-20
E-Mail: gesundes.oesterreich@fgoe.org
Homepage: www.fgoe.org/sigisi.htm

Selbsthilfegruppen Schweiz

ELPOS (Dachverband der regionalen Elternvereine für Kinder und Jugendliche mit leichten psychoorganischen Funktionsstörungen)

Dezentrale Organisation, Regionalvereine
Homepage: www.elpos.ch

Stiftung KOSCH (Koordination und Förderung von Selbsthilfegruppen in der Schweiz)

Laufenstraße 12
CH-4053 Basel
Tel.: +41-(0) 61-3 33 86 01
Fax: +41-(0) 61-3 33 86 02
E-Mail: gs@kosch.ch
Auskunft über Selbsthilfegruppen:
Tel.: (0848) 81 08 14
Selbsthilfeforen: www.beobachter.ch/selbsthilfe
Homepage: www.kosch.ch

6.1.2 Fachseiten im Internet

www.kinderpsychiatrie-kinderpsychotherapie.de

Berufsverband der Ärzte für Kinder- und Jugendpsychiatrie und Psychotherapie in Deutschland e.V. (BKJPP)
Bundesarbeitsgemeinschaft der Leitenden Klinikärzte für Kinder- und Jugendpsychiatrie und Psychotherapie e.V. (BAG)
Arbeitskreis Kinderpsychiatrie im Internet (ASKII)

www.dgkjp.de/
Deutsche Gesellschaft für Kinder- und Jugendpsychiatrie, Psychosomatik und Psychotherapie e.V.

www.ncbi.nlm.nih.gov/PubMed/
Wissenschaftliche Fachartikel über MEDLINE

http://askeric.org/
Pädagogische Datenbank mit vielen Artikeln über ADHS

www.kinderpsychiater.org/linksads.htm
Kommentierte Links zu ADHS

Leitlinien

www.uni-duesseldorf.de/WWW/AWMF/ll/kjpp-019.htm
Leitlinien der kinder- und jugendpsychiatrischen Fachverbände BAG, BKJPP und DGKJP zu Diagnose und Behandlung von hyperkinetischen Störungen

www.ag-adhs.de/public/ag-adhs/leitlinie.html
Leitlinien der Arbeitsgemeinschaft ADHS der Kinder- und Jugendärzte

www.dimdi.de/de/klassi/diagnosen/icd10/htmlamtl/fr-icd.htm?gf90.htm
Die diagnostischen Leitlinien nach ICD-10

Ritalin

Fachforen
www.dr-oehler.de/Stimulantien-Ritalin.htm
www.paediatrica.de/dat-med/ads.htm
www.bkjpp.de/forum/for199/stnrital.htm
www.adhs.ch/add/akos.htm

Laienforen
www.adhs.ch/
www.hyperaktiv.de/
www.hypies.com/

Tipps für Lehrer

Deutschsprachige Seiten
www.zappelphilipp.de/lehrer1.htm
www.juvemus.de
www.dr-oehler.de/HKS-Kinder.htm
www.hyperaktiv.de/

Englischsprachige Seiten
www.chadd.org/
www.addwarhouse.com
www.additudemag.com/
www.nlm.nih.gov/medlineplus/attention-deficitdisorderwithhyperactivity.html

6.1.3 Elterntraining

Triple P Deutschland

PAG Institut für Psychologie AG
Triple P Deutschland
Nordstraße 22
48149 Münster
Tel.: (0251) 51 89 41
Fax: (0251) 20 07 92 00
E-Mail: info@triplep.de
Homepage: www.triplep.de
Adressen von Trainern und Beratern; Broschüren, Arbeitsbücher und Videos.

Triple P Schweiz

Institut für Familienforschung und -beratung
Universität Fribourg
Avenue de la Gare 1

CH-1700 Fribourg
E-Mail: triplep@unifr.ch
Homepage: www.triplep.ch, www.unifr.ch/iff

Schweizerischer Bund für Elternbildung SBE

Zeltweg 21a
CH-8032 Zürich
E-Mail: sonja.rüegg@bid.zh.ch
Webseite: www.elternbildung.ch

THOP

Literatur

arznei-telegramm: Parkinson-Syndrom als Langzeitfolge von Methylphenidat (Ritalin® u. a.). Nr. 1, 2002:33, S.16

Döpfner M, Lehmkuhl G, Schürmann S: Das Therapieprogramm für Kinder mit hyperkinetischem und oppositionellem Problemverhalten (THOP) – Aufbau und Einzelfall-Evaluation. Zeitschrift für Kinder- und Jugendpsychiatrie und Psychotherapie 24, 1996:145–163

Döpfner, M, Schürmann S, Lehmkuhl G: Elternberatung, Elternanleitung, Elterntraining. Themenheft Aufmerksamkeitsdefizit-/Hyperaktivitätsstörungen. Kindheit und Entwicklung 5, 1996:124–128

Döpfner M, Schürmann S, Frölich J, Quast C, Wolff Metternich T, Lehmkuhl, G: THOP – das Therapieprogramm zur Behandlung von Kindern mit hyperkinetischem und oppositionellem Problemverhalten. Kindheit & Entwicklung 6, 1997:230–246

Döpfner M, Schürmann S, Lehmkuhl G: Wackelpeter und Trotzkopf. Hilfen für Eltern bei hyperkinetischem und oppositionellem Verhalten. Beltz PVU, Weinheim 1999

Döpfner M: Hyperkinetische Störungen, in: Lehrbuch der klinischen Kinderpsychologie, hrsg. v. Petermann F, 4. Aufl. Hogrefe, Göttingen 2002

Internet-Links

http://home.wtal.de/baumgartner.mhp/fach/hao.pdf
http://elternkompetenz.de/index2.htm

6.1.4 Homöopathie

Ärztliche Organisationen

Deutscher Zentralverein homöopathischer Ärzte e.V (DZVhÄ)

Am Hofgarten 5
53113 Bonn
Tel.: (0228) 242 533-0
Fax: (0228) 242 533-1
E-Mail: info@dzvhae.de
Homepage: www.homoeopathy.de/

ÖGHM Österreichische Gesellschaft für Homöopathische Medizin

Mariahilferstr. 110
A-1070 Wien,
Tel.: +43-(0) 1-5267575
Fax: +43-(0)1-52675754
E-Mail: sekretariat@homoeopathie.at
Homepage: www.homoeopathie.at/ueberuns/

SVHA Schweizerischer Verein Homöopathischer Ärztinnen und Ärzte

Sekretariat SVHA
Dorfhaldenstrasse 5
CH-6052 Hergiswil
Tel.: +41-(0) 41-630 07 60
Fax: +41-(0) 41-280 30 36
E-Mail: vrenigreising@csi.com

Weiterbildungsordnung Homöopathie für Ärzte

www.bundesaerztekammer.de/30/Weiterbildung/03MWBO/MWBOC/Homoeopathie.html

Aktuelle (Muster)Weiterbildungsordnung der Bundesärztekammer

Heilpraktiker

VKHD Verband klassischer Homöopathen Deutschlands e.V.

Thränstr. 29
89077 Ulm
Tel.: (0731) 9 31 40 40
Fax: (0731) 9 31 40 41
Homepage: www.vkhd.de/

BKHD Bund Klassischer Homöopathen Deutschlands e.V.

Vogelbeerenweg 4
85551 Kirchheim
Tel.: (089) 9 03 23 84
Fax: (089) 9 04 48 31
E-Mail: info@bkhd.de
Homepage: www.bkhd.de/
Mitgliedervereine des BKHD:

DGKH Deutsche Gesellschaft für Klassische Homöopathie

www.dgkh-homoeopathie.de

SHS Samuel Hahnemann Stiftung

www.samuel-hahnemann-stiftung.de

HF Homöopathie-Forum e.V.

www.homoeopathie-forum.de

CVB Clemens von Bönninghausen-Gesellschaft für Homöopathik

www.cvb-gesellschaft.de

Similila Berufsverband für Heilpraktiker

www.similila-homoeopathieschule.de

Berufsverband für Heilpraktikerinnen

www.lachesis.de

Akademie für Homöopathie

Grubmühlerfeldstr. 14 a+b
82131 Gauting
Tel.: (089) 89 99 96-0
Fax (089) 89 99 96-10
E-Mail: info@homoeopathie-akademie.de
Homepage: www.homoeopathie-akademie.de/akademie.htm

Patienteninformationen

Bundesverband Patienten für Homöopathie e.V. (BPH)

Burgstraße 20
37181 Hardegsen
Tel.: (05505) 10 70
Fax: (05505) 95 96 66
E-Mail: BPH-Mail@t-online.de
Homepage: www.bph-online.de

NATUR UND MEDIZIN e.V.

Fördergemeinschaft der Karl und Veronica Carstens-Stiftung
Am Deimelsberg 36
45276 Essen
Tel: (0201) 5 63 05-70
Fax: (0201) 5 63 05-60
E-Mail: kontakt@naturundmedizin.de
Homepage: www.naturundmedizin.de

6.2 Literaturverzeichnis

Barkley R: Report: ADHD. Psychiatric Times, Vol. 13, 1996:6–7

Bonath T: ADHS, in: Homöopathie in der Kinder- und Jugendmedizin, hrsg. v. Pfeiffer H, Drescher M, Hirte M. Elsevier/Urban & Fischer, München 2004

Bradley C: Benzedrine and Dexedrine in the treatment of Childrens Behaviour Disorders. Pediatricol. 5, 1950:24–37

Bradley C: The Behaviour of Children receiving Benzedrine. American Journal of Psychiatry, Vol. 94, 1937:577–585

Brandeis D: Psychophysiologie der hyperkinetischen Störungen, in: Hyperkinetische Störungen bei Kindern, Jugendlichen und Erwachsenen, hrsg. v. Steinhausen HC. Kohlhammer, Stuttgart 2000

Bundesministerium für Gesundheit: Position zur Anwendung von Methylphenidat bei der Behandlung des Aufmerksamkeitsdefizit- und Hyperaktivitätssyndroms (ADHS): www.hyperaktiv.de/news/methylphenidat.htm

Conners CK et al.: Multimodal Treatment of ADHD in the MTA: An Alternative Outcome Analysis. J. of the American Academy of Child and Adolescent Psychiatry 40, 2001:159–167

Corman L: Der Schwarzfuß-Test. Reinhard, München 1977

Diller L: Decreasing the Controls on Stimulants, a Reconsideration. California Pediatrician, Fall 1995

Diller L: Running on Ritalin. Bantam Press, London 1998

Döpfner M et al.: Therapieprogramm für Kinder mit hyperkinetischem und oppsitionellem Problemverhalten (THOP), 2. Aufl. Beltz PVU, Weinheim 1998

Döpfner M, Lehmkuhl G, Heubrock D, Petermann F: Diagnostik psychischer Störungen im Kindes- und Jugendalter, Hogrefe, Göttingen 2003

Döpfner M, Lehmkuhl G: ADHS-Report 16 (Köln 2004)

Döpfner M, Schürmann S, Lehmkuhl G: Wackelpeter und Trotzkopf. Hilfen für Eltern bei hyperkinetischem und oppositionellem Verhlaten. Beltz PVU, Weinheim 1999

Drescher M: Fallaufnahme, in: Homöopathie in der Kinder- und Jugendmedizin, hrsg. v. Pfeiffer H, Drescher M, Hirte M. Elsevier/Urban & Fischer, München 2004

Drug Enforcement Administration (DEA), Drug and Chemical Evaluation Section, Office of Diversion Control: Methylphenidate, a Background Paper (1995)

Drug Enforcement Administration (DEA), Drug and Chemical Evaluation Section, Office of Diversion Control: Petition for Rulemaking to reclassify Methylphenidate from Schedule II to Schedule III, Methylphenidate Review Document (1996)

Düss L: Fabelmethode. Heft 4 der Studien zur diagnostischen Psychologie. 3. Aufl. Institut Psycho-Hygiene, Biel 1976

Esser G, Kohns U: Basisdiagnostik für umschriebene Entwicklungsstörungen im Vorschulalter, Video-Fortbildung in der Kinderheilkunde und Jugendmedizin. Teleforum Kinderarzt 13 (3/2000)

Gainetdinov RR, Wetsel WC, Jones SR et al.: Role of serotonin in the paradoxical calming effect of psychostimulants on hyperactivity. Science 283, 1999:397–402

Geukens A: Homöopathische Praxis, Vol. 2. Texte zum Seminar (CD-ROM)

Gienow P: Homöopathische Miasmen: Die Psora/Die Sykose. Sonntag, Stuttgart 200/2003

Grudzinski T v, Vint P (Hrsg.): Der Neue Clarke, Bd. 1–10. Silvia Stefanovic, Bielefeld1990–1996

Haas G: Neurobiologische Durchgangssyndrome im frühen Säuglingsalter. Paed. Prax. 27, 1983:585–588

Hahlweg K: Prävention von kindlichen Verhaltensstörungen. „Bevor das Kind in den Brunnen fällt.", in: Zentrale Entwicklungsstörungen bei Kindern und Jugendlichen, hrsg. v. Deutsch, W, Wenglorz M. Klett-Cotta, Stuttgart 2001

Hahlweg K, Kessemeier Y: Erwiderung auf kritische Stellungnahmen zum „Positiven Erziehungsprogramm" Triple P, in: Beratung Aktuell. Zeitschr. für Theorie und Praxis der Beratung, 3-2003:158–177

Hahnemann S: Organon der Heilkunst. Neufassung der 6. Auflage. Hrsg. von Josef M. Schmidt. Elsevier/Urban & Fischer, München 2003

Hallowell EM, Ratey J: Zwanghaft zerstreut. Rowohlt, Hamburg 1997

Handen B et al.: Efficacy of Methylphenidate among Preschool Children with developmental Disabilities and ADHD. J. Am Acad Child Adolesc. Psychiatry 38, 1999: 805–812

Häßler F: Verhaltensbeobachtung bei hyperkinetischen Störungen, in: Hyperkinetische Störungen bei Kindern, Jugendlichen und Erwachsenen, hrsg. v. Steinhausen HC. Kohlhammer, Stuttgart 2000

Hechtman L: Attention Deficiency Disorders, in: Do they grow out of it? Longterm Outcomes of Childhood Disorders. Hechtman ed. American Psychiatric Press 1996:17–38

Heubrock D, Petermann F: Aufmerksamkeitsdiagnostik. Kompendien, Psychologische Diagnostik, Bd. 2, Hogrefe , Göttingen 2001

Heudens-Mast H: Leitfaden zum heilenden homöopathischen Heilmittel, Bd. 1: Hyperkinese. Kristina Lotz, Ergoldsbach 2003

Hüther G, Bonney H: Neues vom Zappelphilipp. Walter, Düsseldorf 2002

International Narcotics Control Board: Report of the UN International Narcotics Control Board, 1994 UN Publications (1995)

Klosinski G: Das 10 Wünsche Fantasie-Spiel. Gedanken und Erfahrungen zum projektiven Fragen am Beginn des therapeutischen Dialogs mit Kindern und Jugendlichen. Acta paedopsychiat 51, 1988:164–171

Knehr E: Konfliktgestaltung im Scenotest, 2. Aufl. Reinhardt, München 1974

Krause KH, Krause J: Increased striatal dopamine transporter in adult patients with ADHD: effects of methylphenidate as measured by single photon emission computed tomography. Neuroscience letters 285, 2000:107–110

Krowatschek D, Hengst U: ADS und AD/HS in der Schule, in: Bindung, Selbstregulation und ADS, hrsg. v. Klein M, Klein J. Modernes Lernen, Dortmund 2003

Lahey B et al.: Psychopathology in the parents of children with conduct disorder and hyperactivity. J. Am Acad Child Adolesc. Psychiatry 27, 1988:163–170

Lauth G, Linderkamp F: Diagnostik und Therapie von Aufmerksamkeitsstörungen; in: Hyperkinetische Störungen bei Kindern, Jugendlichen und Erwachsenen, hrsg. v. Steinhausen HC. Kohlhammer, Stuttgart 2000

McGee R: Factor structure and correlates of ratings of inattention, hyperactivity and antisocial behaviour in a large sample of 9-year old children from the general population. J Cons Clin Psychology 53, 1985:480–490

Merrow J: Reading, Writing and Riatlin. New York Times, Oct.21, 1995, p. 15

Michelsson K, Stenman S (Hrsg.): The Many Faces of Attention-Deficit/Hyperactivity Disorder. Acta Gyllenbergiana II, The Signe and Ane Gyllenberg Foundation, Helsinki 2001

Millstein RB, Wilens TE, Biederman J, Spencer TJ: Presenting ADHD symptoms and subtypes in clinically referred adults with ADHD. Journal of Attention Disorders, Vol. 2, 1998:159–166

Morrison R: Handbuch der homöopathischen Leitsymptome und Bestätigungssymptome. Kai Kröger, Groß Wittensee 1995

MTA Cooperative Group: A 14 month randomized clinical trial of treatmentstrategies for attention deficit/hyperactivity disorder. Archives of General Psychiatry, Vol. 56, 1999:1073–1096

Nash, EB: Leitsymptome in der homöopathischen Therapie, 19 Aufl. Haug, Stuttgart 2004

Neuhaus C: Hyperaktive Jugendliche und ihre Probleme, Urania Ravensburger, Berlin 2000

Perman E: Speed in Sweden. New England Journal of Medicine, Vol. 283, 1970:760–762

Pfeiffer H, Drescher M, Hirte M: Homöopathie in der Kinder- und Jugendmedizin, Elsevier/Urban & Fischer, München 2004

Porrino LJ, Rapoport JL et al.: A naturalistic assessment of the motor activity of hyperactive boys. I. Comparison with normal controls. GenPsychiatry 40, 1983:681–687

Rapp D: Ist das Ihr Kind? Promedico, Hamburg 2000

Rauchfleisch U: Kinderpsychologische Tests, 3. Aufl. Thieme, Stuttgart 2000

Resch F: Was Kindern zusteht: Bedingungen einer kindgerechten Welt, in: Bindung, Selbstregulation und ADS, hrsg. v. Klein M, Klein J. Modernes Lernen, Dortmund 2003

Resnick RJ: Die verborgene Störung – ADHS bei Erwachsenen. Klett-Cotta, Stuttgart 2004

Ross DM, Ross SA: Hyperactivity Research, Theory and Action. Wiley, New York 1976

Rothenberger A, Döpfner M: ADHS-Report 9 (Köln 2002)

Ruf-Bächtiger L: Frühkindliches, psychoorganisches Syndrom – POS, ADS, 4. Aufl. Thieme, Stuttgart 2003

Ruf-Bächtiger L, Baumann T: Entwicklungsstörungen – ADS/ADHD/POS –

das diagnostische Inventar (CD-ROM, Vers. 3.0). Thieme, Stuttgart 2003

Samuel: Keynotes, in: Encyclopaedia Homoeopathica. Literatur-Zusatzsoftware RADAR (Vers. 8.0)

Satterfield L et al.: Therapeutic Interventions to prevent Deliquency in Hyperactive boys. J. Am Acad Child Adolesc. Psychiatry 26, 1987:56–64

Schubert I et al.: Methylphenidat bei hyperkinetischen Störungen, Verordnungen in den 90er Jahren. Deutsches Ärzteblatt, Heft 9, 2. März 2001.

Seideneder A: Mitteldetails, Similimum, Ruppichteroth 1997

Stadtbildstelle Nürnberg: Aufmerksamkeitsgestörte Kinder im Unterricht. Video (1997)

Steinhausen HC: Klinik und Konzepte der hyperkinetischen Störung, in: Hyperkinetische Störungen bei Kindern, Jugendlichen und Erwachsenen, hrsg. v. Steinhausen HC. Kohlhammer, Stuttgart 2000

Steinhausen HC: Psychische Störungen bei Kindern und Jugendlichen, 5. Aufl. Urban & Fischer, München 2002

Swanson J et al.: Effect of Stimulant Medication on Children with Attention Deficit Disorder. A Review of the Reviews. Exceptional Children, Vol. 60, 1993:17–38

Taylor E, Sandberg S et al.: The Epidemiology of Childhood Hyperactivity, Maudsley Monographs 33. Oxford University Press, Oxford 1991

Ullman R, Ullmann J: Ritalin-Free Kids, Prima Health, Rocklin 1996

Vithoulkas G: Essenzen. Sylvia Faust, Höhr-Grenzhausen 1990

Vithoulkas G: Materia Medica Viva, Bd. I–IX. Burgdorf, Göttingen 192–2002

Weiss B, Laties V: The enhancement of human performance by Caffeine and the Amphetamines. Pharmacol. Reviews, Vol. 14, 1962:1–36

Wender PH: Attention-deficit hyperactivity disorder in adults. Oxford University Press, New York-Oxford, 1995

Wender-Utah-Kriterien für ADHS im Erwachsenenalter, adaptiert nach den Leitlinien der DGPPN, hrsg. v. Roth-Sackenheim C (2003)

Zeannah C et al.: Activity level and behaviour style in young children. J. Child Psychol Psychiat 26, 1985:717–725

Ziler H: Der Mann-Zeichen-Test in detail-statistischer Auswertung, in: Rauhfleisch U: Kinderpsychologische Tests. 3. Aufl. Aschendorffsche Verlagsbuchhandlung, Münster 1997

6.3 Stichwortverzeichnis

A

Abhängigkeit, Methylphenidat/
 Ritalin® 298–299
Aktivitätsniveau 41
Aktometer-Messung 41
Amphetamine 286–287
Anamnese 43, 49–92, 82
Ängstlichkeit, soziale 97
Angststörung 95–99, 107
Arzneimittel
– Aufmerksamkeitsdefizit mit Angst/
 Depression 208–209
– Aufmerksamkeitsdefizit/Entwick-
 lungsverzögerung 181–182
– Hyperaktivität, motorische 127–129
– Verhalten, oppositionell-aggressives
 163–166
Arzneimittelbilder, Differenzierung
 140–141, 157, 162, 172–173,
 179–180, 190–191, 200, 227–229,
 239, 245, 251
Arzneimittelwahl 112–117
Asperger-Syndrom 102
Ätiologie 16–35
Aufmerksamkeit 8–10
Aufmerksamkeitsdefizit
– mit Angst/Depression 208–229
– mit Entwicklungsverzögerung
 181–207
Aufmerksamkeitsmangel 27
– s.a. Aufmerksamkeitsdefizit
Ausdauer, Zeichentest 56
Autismus 100–101

B

Befundmitteilung 86–88
Begleiterkrankungen 106–108
Behandlung 109–258
Behandlungskonzept 89–92, 230
Belohnung, Motivationssteigerung 266
Bindungsstörung 103

D

d2-Test 74–76
DAT (Dopamintransporter) 17
Daueraufmerksamkeit 9
DEA (Drug Enforcement Administra-
 tion), Ritalin® 288
Definition, ADHS 3
Dekompensation 25, 29, 31
Depression 99, 107
Diadochokinese, Diagnostik 81
Diagnosekriterien
– ADHS im Erwachsenenalter 48
– ICD-10 5–8
Diagnostik 37–108, 229–230
Diät 21–22
Diktat 67–68
DISYPS-KJ (Diagnostisches System
 psychischer Störungen – Kinder und
 Jugendlicher) 44–45
Dopamin 17, 18, 289
– -Transporter s. DAT
Dosierung, Ritalin® 295, 300
Dysfunktion, Minimale Cerebrale
 s. MCD

E

EEG, Diagnostik 40
Einbeinhüpfen/Einbeinstand,
 Diagnostik 79–80
Eltern
– -Gespräch, Anamnese 84
– -Tagebuch, Verlaufskontrolle 256

– Tipps zum Umgang mit ADHS-Kindern 259–284
– -Training, Triple P 273–277
Elternarbeit 90, 260–263
Entwicklungsstörungen, tief greifende 100–103
Epidemiologie 16
Ergotherapie 89
Erstmanifestation 30
Erwachsenenalter, ADHS 48, 229–255
Erziehung
– Elterntraining Triple P 273–277
– Tipps zum Umgang mit ADHS-Kindern 259–284
Essensmodalitäten 83

F

Familie
– Aufgabenteilung 278
– Geschwisterrivalität 271
– Konflikte 28
Familienbeziehung, Zeichentest 57
Feingold-Diät 21
Fersengang, Diagnostik 78
FFB-HKS s. Fremdbeurteilung Hyperkinetische Störungen
Finger-Boden-Abstand, Diagnostik 78
Fingeropposition, Diagnostik 81
Follow-up 256–258
Fragebogen, Diagnostik 44–45, 83, 84
Fremdbeurteilung Hyperkinetische Störungen (FFB-HKS) 44
Frühzeichen 24–25
Frustrationstoleranz, Zeichentest 56

G

Gangbild, Diagnostik 77
Gemütssymptome 114
Geschwisterrivalität 271–273
Grundbedürfnisse, kindliche 35
Grundlagen 1–35

H

Hausaufgaben 264–268, 282
Heilpädagogik 90–91
Heilung 110–111
– Hindernisse 117–121
HKS (Hyperkinetisches Syndrom) 3
Hyperaktivität 10, 25–26, 93–94, 127–162
– s.a. Überaktivität

I

ICD-10 5–8, 13, 23
– Angststörungen 97–98
– Bindungsstörungen 103
– Entwicklungsstörungen, tiefgreifende 100–103
Impfpass, Anamnese 85
Impulsivität 10
– ICD-10 6
Intelligenzminderung 105

K

Kandidaten-Gene, ADHS 20
Kasuistiken
– ADHS im Erwachsenenalter 230–255
– Aufmerksamkeitsdefizit mit Angst und/oder Depression 209–229
– Aufmerksamkeitsdefizit mit Entwicklungsverzögerung 183–207
– Hyperaktivität, motorische 130–162
– Verhalten, oppositionell-aggressives 166–180
Komorbidität 106–108
Komplikationen, perinatale 22
Krankheit, chronische 110

L

Langsitz, Diagnostik 79
Langzeitanwendung, Ritalin® 294

6.3 Stichwortverzeichnis

Lehrer
– -Schüler-Beziehung   33, 291
– Tipps zum Umgang mit ADHS-Kindern   281–283
Leistungsdruck, schulischer   35
Lesetest   69
Liniengang, Diagnostik   79
Loben, Motivationssteigerung   280
Logorrhö   s. Mitteilungszwang

M

Manie   108
Mann-Zeichen-Test   60
MCD (Minimale Cerebrale Dysfunktion)   3, 79–81
Medikamente
– Einstellung, Ritalin®   300–302
– Missbrauch, Ritalin®   296, 298–299
Medikinet®   295
Methylphenidat   17–18
– Kombinationstherapie   121–122
– s.a. Ritalin®
Miasma   116–117
Mitteilungszwang (Logorrhö)   268–169
Mittelwahl   s. Arzneimittelwahl
Mobbing, Schule   32
Motivationssteigerung
– Belohnung   266
– Loben   280
– Verstärkung, positive   283
Motorik, Zeichentest   56
Mundmotorik, Diagnostik   81
Mutter-Kind-Verhältnis   26–27, 264, 291

N

Nachgespräch, Anamnese   83–92
Nebenwirkungen, Ritalin®   293–294, 303
Nosode   118–119

P

Pädagoge/Pädagogik   s. Lehrer/Erziehung
Patientenprotokoll, Verlaufskontrolle   257
Phobie   97
Phosphat-Überempfindlichkeit   21
POS (Psychoorganisches Syndrom)   3
Positionsversuch, Diagnostik   80
Psychogenie, ADHS   25–35
Psychomotorik   89
Psychostimulans   s. Methylphenidat bzw. Ritalin®
Psychotherapie   89
Punkteplan
– Hausaufgaben   265
– Zu-spät-kommen   268

R

Rebound-Effekt, Ritalin®   301
Rechentest   69
Reizfilterschwäche   10, 11, 24
Repertorium   123–125
Rett-Syndrom   101
Ritalin®   198, 285–304
– Kombinationstherapie   121–122
– s.a. Methylphenidat

S

Satzergänzungstest   73
Schule   29, 51
– Leistungsdruck   35
– Mobbing   32
– Tipps für Lehrer zum Umgang mit ADHS-Kindern   281–283
Schulzeugnis, Anamnese   85
Selbsteinschätzung, Anamnese   54
Serotonin   18
Sozialverhalten, gestörtes   103–104, 107

Studien, klinische
- Diagnostik, apparative 38–39
- Koffein und Amphetamine 286–287
- Kombinationstherapie bei ADHS 296–298
- Störung, neurochemische 17–18

Symptome, Bewertung 112–115

Syndrom
- Asperger 102
- Rett 101

T

Teilleistungsschwäche 31, 70, 90

Testverfahren
- d2-Test 74–76
- Diktat 67–68
- Film-Nacherzählung 71–72
- Lesetest 69
- Mann-Zeichen-Test 60–66
- psychologische 45–46
- Rechentest 69–70
- Satzergänzungstest 73–74
- Zahlenverbinden 72–73
- Zeichentest 55–59

THOP (Therapieprogramm zur Behandlung von Kindern mit hyperkinetischem und oppositionellem Problemverhalten) 277–277

Ticstörung 99, 108

Transmittersysteme, Störung der 17–18

Trauma, perinatales 23

Tipps, Umgang mit ADHS-Kindern 259–284

Triple P 273–277

U

U4-Heft, Anamnese 85

Überaktivität 102
- ICD-10 6
- s.a. Hyperaktivität

Überforderung, schulische 105

Umwelttoxine 21–22

Unaufmerksamkeit, ICD-10 5–6

Unruhe, motorische 282

Unterforderung, schulische 105

Untersuchung, körperliche 43, 76–82

V

Verfahren, bildgebende 38–39

Verhalten, oppositionell-aggressives 163–180

Verhaltensbeobachtung 41–42, 43–44

Verlaufskontrolle 256–258

Verstärkung, positive 283

Videodokumentation, Verhaltensbeobachtung 41–42, 43–44

Vigilanz 9

Vorbefunde, Anamnese 85

Vorgespräch, Anamnese 49

W

Warnzeichen
- ADHS im Erwachsenenalter 48, 230
- ADHS im Vorschulalter 47–48
- Angststörung 96
- Depression 99

Wender-Utah-Kriterien, ADHS im Erwachsenenalter 48, 230

Wirkung, Ritalin® 289–292

Z

Zahlenverbindungstest 72

Zehengang, Diagnostik 78

Zeichentest 55–66

6.4 Homöopathisches Arzneimittelverzeichnis

A

Aconitum, Aufmerksamkeitsdefizit mit Angst/Depression   208
Agaricus   57, 71, 245
– Hyperaktivität, motorische   127, 151, 155
Ambra grisea   50
– Aufmerksamkeitsdefizit/Entwicklungsverzögerung   181, 185, 189
Anacardium   180
– ADHS im Erwachsenenalter   234, 238
– Verhalten, oppositionell-aggressives   163
Antimonium crudum   157
Aranea ixobola,
– Verhalten, oppositionell-aggressives   163
Argentum nitricum, Aufmerksamkeitsdefizit mit Angst/Depression   210
Arsenicum album
– Aufmerksamkeitsdefizit mit Angst/Depression   219, 226
– Hyperaktivität, motorische   127

B

Barium carbonicum   72
– Aufmerksamkeitsdefizit/Entwicklungsverzögerung   181, 184, 187
Belladonna
– Verhalten, oppositionell-aggressives   163
Bismuthum, Aufmerksamkeitsdefizit mit Angst/Depression   208
Bufo rana, Aufmerksamkeitsdefizit/Entwicklungsverzögerung   181

C

Calcium carbonicum   72, 180, 190, 200, 229
Calcium phosphoricum
– Hyperaktivität, motorische   127
– Verhalten, oppositionell-aggressives   163
Calcium-Salze   56
– Hyperaktivität, motorische   127
Capsicum
– Verhalten, oppositionell-aggressives   164
Carcinosinum   51, 56, 57, 180, 245
– ADHS im Erwachsenenalter   234, 237
– Aufmerksamkeitsdefizit mit Angst/Depression   210, 218, 223
– Hyperaktivität, motorische   159
Causticum   228
Chocolade   140
– Hyperaktivität, motorische   135
Cina
– Verhalten, oppositionell-aggressives   164
Copaiva, ADHS im Erwachsenenalter   247, 249
Crotalus horridus, Aufmerksamkeitsdefizit mit Angst/Depression   208

F

Ferrum metallicum
– Verhalten, oppositionell-aggressives   164

H

Helleborus   191, 200
– Aufmerksamkeitsdefizit/Entwicklungsverzögerung   182

Hyoscyamus 57, 72, 141
- Verhalten, oppositionell-aggressives 164, 166, 171

I

Iodum 251

K

Kalium bromatum
- Hyperaktivität, motorische 128

L

Lachesis 83
Lycopodium 162, 228
- Hyperaktivität, motorische 128
- Verhalten, oppositionell-aggressives 175, 178
Lyssinum
- Verhalten, oppositionell-aggressives 165

M

Magnesium carbonicum
- Verhalten, oppositionell-aggressives 165
Medorrhinum
- Hyperaktivität, motorische 128
- Verhalten, oppositionell-aggressives 172

N

Natrium carbonicum 141
Natrium muriaticum 180, 251
- ADHS im Erwachsenenalter 248
Natrium sulphuricum, Aufmerksamkeitsdefizit mit Angst/Depression 208
Nux vomica
- Verhalten, oppositionell-aggressives 173

O

Onosmodium, ADHS im Erwachsenenalter 253, 254
Opium 56, 72, 157, 162, 191, 245
- Aufmerksamkeitsdefizit/Entwicklungsverzögerung 203
Ozonum, Aufmerksamkeitsdefizit/Entwicklungsverzögerung 182

P

Phosphorus 50, 51, 56, 57, 71, 190, 193, 227, 245
- ADHS im Erwachsenenalter 232
- Aufmerksamkeitsdefizit/Entwicklungsverzögerung 182, 198

S

Sepia 251
Silicea 50, 190
Staphisagria 251
Stramonium 72, 141, 229, 303
- Verhalten, oppositionell-aggressives 165, 173
Sulphur 50, 51, 56, 57, 72, 179, 200
- ADHS im Erwachsenenalter 242
- Hyperaktivität, motorische 129, 144, 147

T

Tarentula hispanica
- Hyperaktivität, motorische 129
- Verhalten, oppositionell-aggressives 166
Thuja 180, 200
- Aufmerksamkeitsdefizit/Entwicklungsverzögerung 182
Tuberculinum 50, 51, 56, 71, 157, 162
- Hyperaktivität, motorische 129

V

Veratrum album
- Hyperaktivität, motorische 129, 135, 139
- Verhalten, oppositionell-aggressives 173

Z

Zincum
- Hyperaktivität, motorische 129

Phasen der Entwicklung (nach Steinhausen, 2002)

	Säuglingsalter	Zweites Lebensjahr	Kleinkindalter	Mittlere Kindheit	Jugendalter
zentrales Thema	Phase der Bindung	Motiv der Autonomie	Phase der Ausformung der Grobmotorik, der Sprachdifferenzierung, des Spiels, der Identifikation, der Gewissensentwicklung, der Geschlechtsidentität	multiple Einflüsse aus Elternhaus, Schule, Gleichaltrigengruppe und Medien	biologisches Wachstum und sexuelle Reifung; zentrale psychologische Themen: Identität, Sexualität, Autorität
motorische Entwicklung	Sitzen, Stehen, Gehen mit Unterstützung	freies Gehen	zunehmende Körperbeherrschung		
Sprachentwicklung	Plaudern, erste Worte	Sprachverständnis, Entwicklung von Wortschatz und Zweiwortsätzen, Beginn des Fragealters	Zunahme des Wortschatzes, Lernen grammatikalischer Strukturen, sog. Physiologisches Stammeln		
Entwicklung der Wahrnehmung	Sehen, Hören				
soziale Entwicklung	Lächeln, Fremdeln, Zuwendung	Befolgen einfacher Anweisungen, Äußerung von Bedürfnissen, erste Ansätze von Gruppenfähigkeit	Identifikation mit Eltern und Geschwistern, Entwicklung von prosozialem und gruppenbezogenem Verhalten: Kindergartenfähigkeit	Orientierung an und Austausch mit Eltern, Lehrern und Gleichaltrigen	Gruppen- und Paarbildung, Ablösung von den Eltern
Spiel	Funktions- und Tätigkeitsspiel		Phantasiespiel, Neugierverhalten, Rollenspiel		
Sauberkeitsentwicklung		Entwicklung von Stuhlsauberkeit			
geistige Entwicklung		sensomotorisches Stadium		Stadium der konkreten Operationen (Konzept- und Regelbildung)	
Persönlichkeitsentwicklung			Geschlechtsrolle und -identität, Affektlabilität, Geschwisterrivalität	internale Verhaltenssteuerung (Gewissen)	Wahrnehmung sexueller Bedürfnisse, Aufnahme sexueller Beziehungen, emotionale Labilisierung
Problembereiche	Behinderungen und Missbildungen, Deprivationsstörungen, Entwicklungsstörungen	Deprivationsstörungen, Entwicklungsstörungen, Schlafstörungen	externalisierte und internalisierte Störungen, Ess- und Schlafstörungen, Entwicklungsverzögerungen	Störungen des Sozialverhaltens, emotionale Störungen, psychosomatische Reaktionen, Zwangsstörungen, Ticstörungen, Lern- und Leistungsstörungen	Delinquenz, Drogenabhängigkeit, Affektstörungen, Suizidalität, Angststörungen, psychische Störungen mit körperlicher Symptomatik, Zwangsstörungen, Schizophrenie

Notizen

Notizen